KATRIN REICHELT | DAGMAR UHL

DIE 9 GROSSEN FRAUENMITTEL DER HOMÖOPATHIE

INHALT

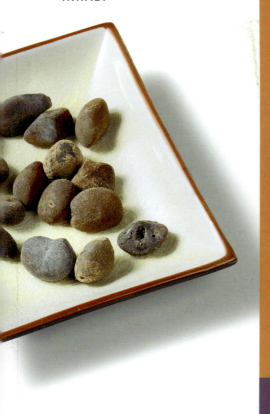

Die weisen Frauen   6

Mélanie Hahnemann   8
Dr. Margarete Steinbach   14
Dr. Veronica Carstens   20
Dr. Barbara Nath-Wiser   26
Catherine R. Coulter   32

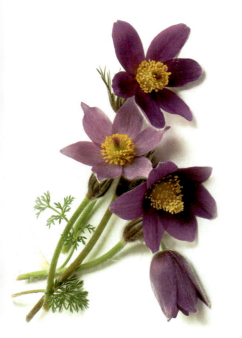

Die 9 großen Frauenmittel   38

Das Geheimnis der 9 Pforten   40
Natrium muriaticum   46
Staphisagria   54
Ignatia   62
Pulsatilla   70
Arsenicum album   78
Silicea   86
Sepia   94
Platin   102
Lachesis   110

Moderne Frauen und Homöopathie 118

Julia Scherf 120
Elisabeth von Wedel 121
Alexandra von Rehlingen 123
Marianne M. Raven 124
Irina von Schönburg 126
Eva-Maria Zurhorst 127
Ulrike Aulbach 129
Alexandra Rietz 130

Prof. Dr. Ingrid Gerhard
zum Thema Kinderwunsch 132
Der Babytest 136

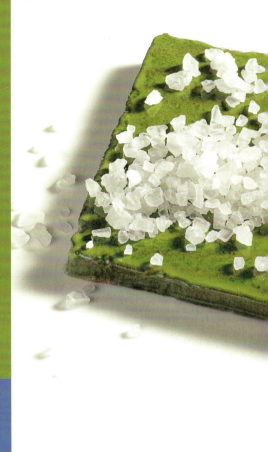

Praxis Frauenhomöopathie
was, wann, wie oft, wofür 138

Was Sie über Homöopathie wissen sollten 140
Kopfschmerzen und Migräne 150
Erkrankungen der Brüste 154
Gestörtes Bauchgefühl 158
Probleme mit dem Rücken 162
Blasen- und Nierenleiden 166
Störungen des Verdauungssystems 170
Beschwerden im Unterleib 174
Stimmungsschwankungen 178
Schwangerschaft und Geburt 182

Anhang 186
Bücher und Adressen 186 • Register 187 • Impressum 192

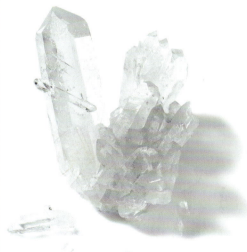

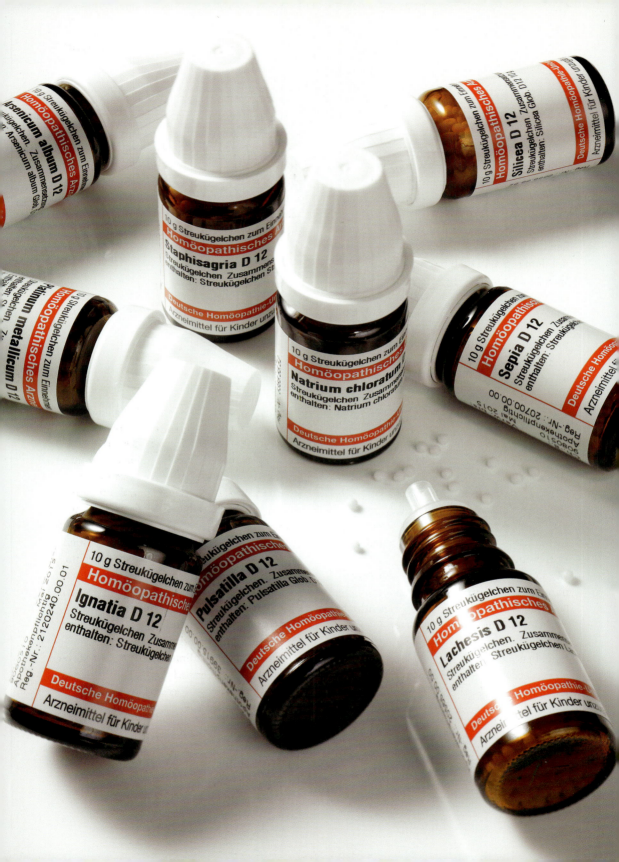

EIN WORT ZUVOR

SCHON IMMER hatten Frauen eine ganz besondere Beziehung zum Thema Heilung. In den vergangenen Jahrtausenden haben sie damit die etablierte Medizin unzählige Male herausgefordert – zu bestimmten Zeiten so sehr, dass sie ihre oft unkonventionelle Weisheit mit Armut, Ächtung, wenn nicht sogar mit dem Leben bezahlt haben. Ihre besondere Gabe, die Hintergründe hinter dem Vordergründigen zu sehen; ihre Bereitschaft, sich mit diesen Zusammenhängen auseinanderzusetzen, hat uns zu diesem Buch inspiriert.

Wir haben das geheime Wissen historischer und moderner Homöopathinnen und Anwenderinnen rund um die Erde für Sie gesammelt. Wir trafen dabei auf äußerst eigenwillige Frauen, die alles andere als konventionelle Wege gehen. Keine Messmethode dieser Welt vermag ihre Empathie und ihren Mut auch nur annähernd abzubilden.

„Die einzige Arznei", hat Hahnemann gesagt, „ist die ‚Medizin der Erfahrung'." Es hat sich gezeigt: Nichts, was wir bis heute kennen, kann dabei die weibliche Intuition ersetzen, ihren Instinkt an Präzision übertreffen. Der Körper lügt nie.

Würden Frauen ihm so bedingungslos vertrauen, wie er es verdient, wären vermutlich 80 Prozent ihrer Probleme relativ leicht zu behandeln. Sie wären meist in kurzer Zeit gelöst. Oder besser noch: Sie würden gar nicht erst entstehen.

Der Grund, warum Homöopathie in den letzten Jahrzehnten ganz besonders bei Frauen und Müttern eine derartige Renaissance erlebt, liegt unter anderem in genau dieser Erkenntnis begründet: Es geht auch sanft und wir dürfen auf dem Weg unserer inneren Stimme vertrauen. Homöopathie vertritt eine Medizin, die auf eine sehr weibliche Art und Weise Empfindung und Missempfindung wahrnimmt, sie ernst nimmt und als Wegweiser zur Heilung versteht. Sie widersetzt sich entschieden dem Versuch, Symptome einfach zu unterdrücken.

»*Wir sehen die Dinge nicht, wie sie sind, wir sehen sie so, wie **wir** sind.*«

ANAIS NIN (1903 – 1977)

Mit ihrer tief gehenden Nachdrücklichkeit spricht Samuel Hahnemanns Heilmethode Millionen Frauen aus der Seele. Die neun großen Frauenmittel der Homöopathie unterstützen sie auf ihrem bisweilen noch immer steinigen Weg. Diese neun sind nicht nur bewährte Helfer in Lebenslagen, denen nahezu jede Frau im Laufe der Jahre begegnet – in sich selbst, in ihrer Familie, bei ihren Freundinnen. Diese ganz besonderen Arzneien schenken ihr auch die innere Kraft, um Herausforderungen mit Mut und Stärke zu begegnen. Im Praxisteil dieses Buches wird ihr Spektrum um jeweils drei homöopathische Mittel für neun wichtige weibliche Schwachpunkte erweitert.

Dies ist ein Buch für Frauen, deren Herz durch die Homöopathie erwacht ist – und für all jene, die ihr den Weg geebnet haben.

Katrin Reichelt und Dagmar Uhl

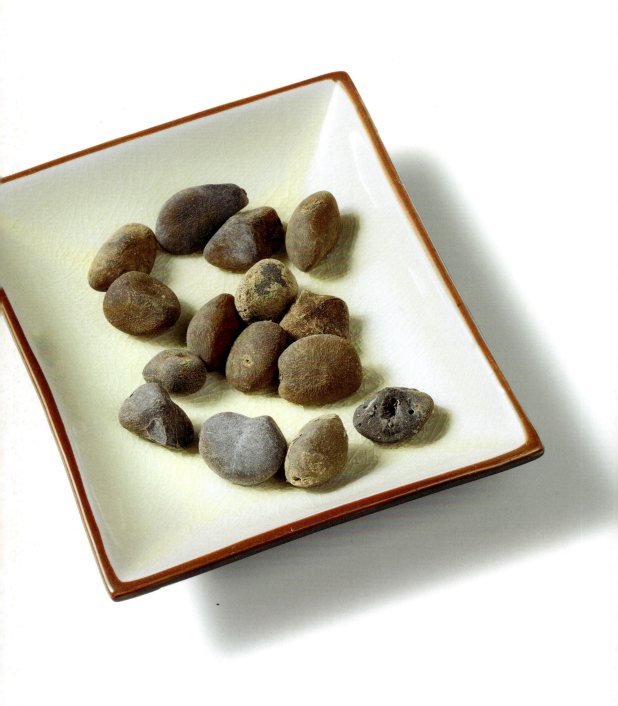

Kapitel 1

DIE WEISEN FRAUEN

Seit Samuel Hahnemann am Ende seines Lebens seine große Liebe Mélanie fand, sind zahllose Frauen ihren Spuren gefolgt. Berühmte Homöopathinnen – aber auch solche, deren Namen nur ihre Patienten kennen. Die Frauen, die wir hier vorstellen, sind die Heilerinnen der Moderne: außergewöhnlich in ihren Lebenswegen, unerschrocken in ihrem Anspruch, richtungsweisend in ihrem ganzheitlichen Denken. Sie haben ein Stück weit die Welt verändert.

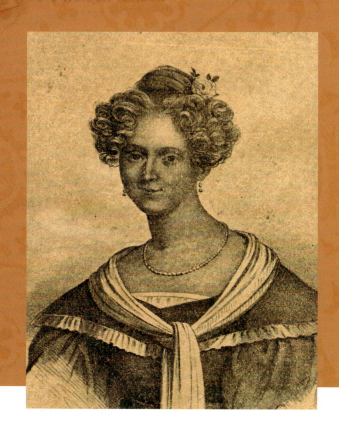

»Diese Männer glauben, weil sie Doktoren seien, etwas von der ärztlichen Wissenschaft und der Heilung von Krankheiten zu verstehen. In Wirklichkeit verstehen sie gar nichts.«

Mélanie Hahnemann

(2.2.1800 – 27.5.1878) MALERIN, DICHTERIN & HOMÖOPATHIN

DIE BEZIEHUNG ZWISCHEN Müttern und Töchtern – vieles ist darüber geschrieben worden: über ihre Liebe zueinander, aber auch über ihre Eifersucht und das Bestreben, sich voneinander abzugrenzen. Mütter, die ihre Töchter als Konkurrentinnen bekämpfen, treiben sie nicht selten in die Arme der Väter. So war es auch bei Mélanie Hahnemann. Das Leben dieser jungen Frauen wird von der ewigen Suche nach der schützenden Liebe eines älteren Mannes geprägt, der ihnen die Geborgenheit gibt, die sie als Kind in der Obhut ihrer Mütter nicht empfinden konnten. Ohne diesen besonderen familiären Hintergrund wären sich die junge Comtesse Marie-Mélanie d'Hervilly und der 79 Jahre alte Arzt und Apotheker, Dr. Christian Samuel Hahnemann aus Köthen, vielleicht niemals begegnet. Sie waren so unterschiedlich wie Sonne und Mond, und ihre Lebensläufe schienen keinerlei Berührungspunkte zu haben. Doch wer will sagen, nach welchen Gesetzen zwei Menschen zueinander finden? Von Beginn an versetzte die elegante homöopathische Praxis, die das ungleiche Paar nicht einmal ein Jahr nach der ersten Begegnung eröffnen sollte, ganz Europa in erregte Diskussionen. So ist es bis heute: Wo Homöopathie ist, da ist auch Widerspruch.

An einem kühlen, etwas nebeligen Herbsttag des Jahres 1834 nahm die Geschichte von Hahnemanns Heilmethode eine Wende, die nicht einmal er selbst sich hätte ausmalen können. Vor seinem Haus in der Wallstraße 47 in Köthen, in dem er mit zwei seiner längst erwachsenen Töchter, Charlotte und Luise, lebte, hielt eine Postkutsche. Nach einer 15-tägigen und nicht ungefährlichen Reise quer durch Europa hatte diese ihr Ziel gefunden. Der Kutsche entstieg eine junge Dame, das blonde Haar und die sehr weibliche Figur unter Männerkleidern verborgen. Sie war allein gekommen, ohne die damals übliche Begleitung eines Mannes oder einer Anstandsdame.

BESUCH AUS PARIS

Mélanie d'Hervilly war eine hoch kultivierte und angesehene Malerin und Dichterin aus Paris. Sie war 34 und sie lebte allein. Das klassische Rollenmodell, wonach junge Mädchen zu Hause unterrichtet und anschließend verheiratet wurden, entsprach in keiner Weise ihren Vorstellungen vom Leben. Sie hatte Medizin studieren wollen. Doch noch nie war einer Frau der Zugang zu einer Universität in Frankreich gewährt worden. Also verdiente Mélanie stattdessen Geld durch ihre Kunst … abgesehen davon, dass sie einer uralten und sehr wohlhabenden französichen Adelsfamilie entstammte und jährlich aus ihren Ländereien über 100.000 Francs Einkommen bezog. Sie verschaffte sich dennoch Zugang zu den Seziersälen, um – wie auch Michelangelo oder Leonardo da Vinci vor ihr – die Anatomie des Menschen zu studieren.

Mélanies Bilder waren exquisit genug, um im Pariser Louvre ausgestellt zu werden. Doch seit drei Jahren litt sie an solchen Schmerzen im Unterbauch, dass sie keinen Pinsel mehr heben konnte, geschweige denn weitere ihrer viel gerühmten Portraits malen.

> »Wähle, um sanft, schnell, gewiss und dauerhaft zu heilen, in jedem Krankheitsfalle eine Arznei, welche ein ähnliches Leiden für sich erregen kann, als sie heilen soll!«
>
> DR. CHRISTIAN SAMUEL HAHNEMANN (1755 – 1843)

Hahnemanns Methode begann, sich durch die weitgefächerten gesellschaftlichen Beziehungen von Dr. Frederick Hervey Foster Quin (1799 – 1878), einem englischen Homöopathen, gerade in Frankreich herumzusprechen. Homöopathie erschien Mélanie als die letzte Rettung. Sie war sehr krank und ihre beiden liebsten Freunde waren zuvor gestorben, ohne dass ein Arzt ihnen hätte helfen können. Hahnemanns „Organon der rationellen Heilkunde", dessen 4. Auflage sie auf Französisch gelesen hatte, traf sie, wie Millionen Frauen nach ihr, mitten ins Herz. Natürlich erklärten Mélanies Freunde sie für vollkommen verrückt, als sie beschloss, die weite Reise zu ihm anzutreten. Doch sie *musste* diesen Mann treffen!

EIN LEBEN FÜR DIE HOMÖOPATHIE

Mélanie kam zu einem Zeitpunkt an, als im Hause Hahnemann nur wenig Freude und viel Wehmut herrschten. Der Mann, der den Menschen die Homöopathie geschenkt hatte, lebte zurückgezogen nach dem Tod seiner ersten Frau. Von seinen elf Kindern waren nur die besagten zwei Töchter um ihn. Doch er empfing noch Patienten, trotz seines hohen Alters. Freunde und Kollegen kamen und testeten an sich selbst Hahnemanns Arzneien: Belladonna, Arsenicum, Aconitum, Pulsatilla. Sein Leben drehte sich, auch nach fast 40 Jahren, immer noch nahezu ausschließlich um die Heilmethode, die er durch Zufall entdeckt hatte.

ENTDECKUNG MIT LANGZEITFOLGEN

Um sein Einkommen für seine große Familie etwas aufzubessern, hatte Hahnemann, der fünf Sprachen fließend sprach, 1789 ein Buch des schottischen Arztes Prof. Dr. William Cullen übersetzt. Er war dabei auf die Wirkung der damals bereits bekannten Chinarinde gestoßen, die gegen Malaria eingesetzt wurde. Sie war es, die den homöopathischen Gedanken ins Rollen brachte. Weil Hahnemann, dem die Brachialmethoden seiner Zeit zuwider waren – Klistiere, Brechmittel, Aderlässe, giftige Arzneien –, Cullens Aufzeichnungen über die Wirkung der Chinarinde nicht schlüssig erschienen, unternahm er über mehrere Tage Selbstversuche: Er verdünnte den Wirkstoff und notierte die Symptome, die bei ihm nach dessen Einnahme auftraten. Er stellte fest, dass diese Erscheinungen den Symptomen der Malaria glichen. Nach sechs Jahren weiterer Versuche mit anderen Wirkstoffen – sowohl an sich selbst als auch an seinen Kindern sowie einigen seiner Schüler – formulierte er 1796 die These, dass es möglich sein müsse, mit einer Arznei, die am Gesunden Symptome erzeugt, die gleichen Symptome bei einem Kranken zu heilen. Seine Ähnlichkeitsregel war geboren (siehe auch Seite 141).

Samuel Hahnemann genoss den Ruf, jähzornig zu sein, ungeduldig und leidenschaftlich. Er war ebenso genial wie kompromisslos. Seine Lehre oder keine Lehre: Wer von seiner Vorgehensweise abwich, verscherzte sich seine Gunst. Homöopathie hatte bereits Einzug gehalten in den höchsten Kreisen. Dichter und Maler, Politiker, Komponisten und Wissenschaftler waren auf Hahnemanns Theorien aufmerksam geworden und hatten selbst Erstaunliches mit der Homöopathie erlebt. Die Bedeutung seiner Entdeckungen hatte bereits nahezu alle europäischen Länder erreicht. Doch er war noch lange nicht zufrieden. Und nur wenige seiner Schüler waren ihm gut genug: zum Beispiel sein enger Freund Clemens von Bönninghausen oder sein ehemaliger Student in Leipzig, Constantin Hering. Aber ein Nachfolger? Nein. Und nun: Mélanie.

EIN AUSSERGEWÖHNLICHES PAAR

Sie fegte in sein Leben wie ein frischer Frühlingswind, auf der Suche nach dem Meister, dem Heiler und dem Vater in einer einzigen Person. Sie kannten sich drei Tage, als er sie um ihre Hand bat. Mélanie zögerte keinen Augenblick. Die heimlichen Briefe, die sie sich zusteckten, standen sich trotz der 45 Jahre Altersunterschied an Leidenschaft in nichts nach. „Niemals habe ich jemanden so sehr geliebt wie Sie", schrieb er ihr auf Französisch, und sie antwortete ihm: „Kein anderer Mann wird je seine profane Hand nach mir ausstrecken, kein anderer Mund je meinen Mund küssen. Ich schwöre Ihnen ewige Liebe und Treue."
In ihren Briefen schrieb sie auch vom Martyrium ihrer Kindheit: dem abgöttisch geliebten und dennoch schwachen Vater, Joseph Comte d'Hervilly, bei dem Hahnemann ganz formell schriftlich um Mélanies Hand anhielt; von der Mutter, Marie-Josèphe Gertrude Heilrath, die ihre heranwachsende Tochter zunehmend so sehr um ihre jugendliche Schönheit beneidete, dass sie ihr Kind auf grausamste Weise tyrannisierte, grün und blau schlug und schließlich

sogar versuchte, Mélanie zu erstechen. Statt seine Tochter zu verteidigen, schaffte der Comte Mélanie aus dem Haus und brachte sie bei einem mit der Familie befreundeten Maler unter: Guillaume Gillion-Lethière. Er war ihr großes Glück in ihrem unvorstellbaren Unglück: Unter seiner liebevollen Anleitung wurde sie zu einer bemerkenswerten Künstlerin. Er war einer der beiden Freunde und Gönner, der gerade gestorben war, bevor sie sich zu Hahnemann nach Köthen aufmachte.

AUF NACH FRANKREICH!

Natürlich hielten Mélanie und Samuel ihre Beziehung geheim. Welch ein Skandal in der 6000-Seelen-Stadt Köthen! Bis zur Hochzeit im Januar 1835 wussten nicht einmal Hahnemanns Töchter, was er im Begriff war zu tun. Die Frauen zogen alle Register, um ihre mögliche Stiefmutter, die jünger war als sie selbst, zu vertreiben. Sie wollten ihren Vater für sich und mit ihm ihre materielle Sicherheit. Vergeblich. Hahnemann schenkte seinen Kindern schließlich sein gesamtes Vermögen, um sie von Mélanies selbstloser Liebe und ihren ehrbaren Absichten ihm gegenüber zu überzeugen. Im Juni 1835 brach das ungleiche Paar auf nach Paris. Hahnemann war selig. Er würde seine Frau begleiten, schrieb er seinem Freund Bönninghausen; er habe gute Kontakte und die besten homöopathischen Schüler dort würden ihn bereits ungeduldig erwarten. Im Gepäck hatten sie ein Portrait, das Mélanie dank Hahnemanns homöopathischer Hilfe von ihm malen konnte – ihre Schmerzen, deretwegen sie nach Köthen gekommen war, schienen nahezu verschwunden. Die Postkutsche, mit der sie acht Monate zuvor angekommen war, trug sie nun in ihr neues, gemeinsames Leben in Frankreich.

DIE PRAXIS AM JARDIN DU LUXEMBOURG

Innerhalb kürzester Zeit stellte sich Hahnemanns Plan, ein ruhiges, beschauliches Leben mit Mélanie zu genießen, als unhaltbar heraus. Ihre Wohnung in der Rue de Madame 7 wurde innerhalb weniger Wochen zum Mekka der chronisch Kranken in Paris. In Köthen hatte Mélanie bereits Einblick in Hahnemanns ledergebundene Krankenjournale – über 1800 Bücher – gewonnen. Nun schrieb sie selbst auf, was die Patienten, die in langen Kutschenschlangen vor der Tür warteten, an Symptomen beklagten. Sie war Assistentin und Sekretärin zugleich; sie notierte alle Details. Mélanie wurde zur ersten Schülerin Hahnemanns, die im direkten Kontakt mit den Patienten aus seiner Hand die Homöopathie erlernte. „Ich habe 50 Jahre einen Mann gesucht", schrieb er einem Freund, „und habe ihn erst in einer Frau gefunden." Er selbst benannte Mélanie schon nach kürzester Zeit als seine Nachfolgerin. Während sie seine Lehre in jede Zelle ihres Körpers aufsog, schwelgte er in der Kultur, die sie ihm unablässig bot. Theater, Freunde, Soireen: Er war nach eigener Aussage der glücklichste Mann dieser Welt.
Er ließ die Welt wissen, dass sie die „eifrigste Schülerin der homöopathischen Heilkunst sei", und seinem Schüler und Freund Constantin Hering in Amerika berichtete er, dass Mélanie bereits an diversen armen Patienten, die sie regelmäßig behandelte, glänzende Heilungen von chronischen Krankheiten vollbracht habe.

PATIENTEN AUS GANZ EUROPA

Die Hahnemanns zogen in ein erheblich größeres Haus in der Rue de Milan 1. Die Außenseitermethode war zur ersten Wahl der Aristokratie und Diplomatie geworden; doch auch Patienten aus allen anderen sozialen Schichten fanden homöopathische Hilfe bei dem außergewöhnlichen Paar. Während sie unzählige Fälle behandelten, gewannen sie immer neue Erkenntnisse. Mélanie notierte jedes Wort ihres Lehrers: in Journalen, aber auch im bereits gedruckten „Organon". Ihre und Hahnemanns Handschriften verwoben sich miteinander, so wie auch ihre Leben nicht mehr voneinander zu trennen waren. Sie probierten unterschiedliche Potenzen – Hahnemann benutzte überwiegend Globuli bei seinen Patienten – und zunehmend gingen sie dazu über, Sulfur als erste klärende Arznei anzuwenden und anschließend das Symptom zu behandeln, das unter dieser äußeren Schicht auftauchte … um dann wieder Sulfur zu geben und das nächste auftauchende Symptom abzuwarten. Häufiger als zuvor begann Hahnemann nun, die Mittel entsprechend den sich verändernden Symtomen zu wechseln, während er zuvor ein Mittel gab und die ganze Wirkung abwartete, bevor er ein nächstes verordnete. Er entwickelte die C-Potenzen, bei denen für eine sogenannte C1 ein Wirkstoff im Verhältnis 1:100 mit einem Alkohol-Wasser-Gemisch verdünnt und anschließend 10-mal verschüttelt wird (mehr dazu auf Seite 144). Mélanie verinnerlichte dabei jeden seiner Schritte. Die ganze Zeit war sie dabei von Neidern umringt: Sie missgönnten ihr, dass sie dem Meister so nahe war; wie sehr er sie verehrte; ihre Heilerfolge und das tiefe Verständnis der Homöopathie, das sie entwickelt und in ihre gesellschaftliche Einflusssphäre getragen hatte.

Schon damals lagen sich die unterschiedlichen homöopathischen Gesellschaften mit der Politik darüber in den Haaren, ob Homöopathie nun wirke oder nicht. Doch die Debatten konnten dem Paar nichts anhaben – auch nicht Mélanie, die ja keine Ärztin war. Doch das sollte sich bald ändern.

MÉLANIE STELLTE DIE FRAGEN

Hahnemann saß hinter seinem großen Schreibtisch, während seine Frau unter seiner Aufsicht Patienten befragte. Er muss geahnt haben, dass er für die Zukunft ihrer medizinischen Karriere bald Sorge tragen musste – für den Fall, dass er sie eines Tages nicht mehr schützen konnte. Er schrieb an Constantin Hering in Amerika und erbat für Mélanie ein Diplom als homöopathische Ärztin.

Seit 1836 hatte sie bereits allein behandelt, und das war nach der französischen Gesetzgebung im besten Falle halblegal. Das Diplom von der Allentown Homeopathic Academy, die von Hering in den USA gegründet worden war, traf schließlich im Jahr 1840 ein. Sie hatte von diesem Zeitpunkt an noch drei Jahre an Hahnemanns Seite, um alles von seiner Lehre in sich aufzunehmen. Dann, im Frühjahr 1843, erkrankte er an einer Bronchitis. Anders als in all den Jahren zuvor erholte er sich diesmal nicht. Er trug seiner Frau auf, die Praxis zu übernehmen. Sie lehnte erschrocken ab: Sie, eine Frau – die Ärzte würden sie hassen! Er antwortete ihr: „Was kümmert dich das? Tu einfach, was ich will."

NACH DER LIEBE EIN TRÄNENMEER

Am 2. Juli 1843 starb Samuel Hahnemann in ihrem gemeinsamen Schlafzimmer. Sie waren allein. In den letzten Augenblicken seines Lebens nahm er Mélanie das Versprechen ab, auf seinen Grabstein schreiben zu lassen „Non inutilis vixi" – „Ich habe nicht unnütz gelebt." Für Stunden war Mélanie wie gelähmt, nachdem er seine letzten schmerzhaften Atemzüge getan hatte. Sie erwirkte die Erlaubnis, dass sie ihn neun Tage lang, als einbalsamierten Leichnam, im Haus behalten durfte. Niemand erfuhr bis dahin, dass er gestorben war.

Am 11. Juli brachte sie ihren Mann, nur begleitet von seiner Tochter Amalie und Enkel Leopold, endlich im Morgengrauen zum Friedhof in Montmartre. Die winzige Familienabordnung war zuvor nach Paris geeilt, um bei ihrem sterbenden Vater und Großvater zu sein. Doch erst kurz vor seinem Tod gewährte ihnen Mélanie den Zutritt, um Abschied nehmen zu können. Damit beschwor sie so viel Hass herauf, dass sie ihres Lebens nie wieder richtig froh werden sollte. Leopold Süß, der Enkel, sollte sie von nun an unbarmherzig verfolgen, weil sie Hahnemanns Anhängern einen würdevollen Abschied verwehrt hatte.

DIE RADIKALE WENDE

Mélanie begann einige Wochen nach Hahnemanns Tod, genau nach seinen Anweisungen zu praktizieren. An ihrer Seite waren zwei befreundete Ärzte, die sie bei der Behandlung zahlloser Patienten unterstützten, sowie Charles Lethière, Sohn ihres einstigen Kunstlehrers und von Beruf Apotheker. Auf der Grundlage von Herings Diplom ließ die Homöopathin sich Visitenkarten drucken: Madame Hahnemann, Doktor der homöopathischen Medizin. Doch am Heiligabend des Jahres 1848 wurden die hochfliegenden Pläne jäh gestoppt: Ein Pariser Gericht erhob Anklage gegen sie, weil sie sowohl als Ärztin als auch als Apothekerin illegal gearbeitet hatte. Ihr Anwalt zog alle Register und argumentierte, wie segensreich die Arbeit von Mélanie für die Armen und Kranken gewesen sei und dass schließlich auch Jesus keine ärztliche Lizenz gehabt habe, um Lazarus von den Toten aufzuwecken! Doch anders als in Deutschland musste man in Frankreich Mediziner sein, um Homöopathie auszuüben. Ihr US-Diplom, half ihr nicht weiter. Sie wurde verurteilt: 100 Francs und dazu das Verbot, zu praktizieren. Von diesem Moment an konnte Mélanie nur noch heimlich Patienten behandeln. Ihr Glück schien sie endgültig verlassen zu haben: Ein Erbstreit konnte nie beigelgt werden, obwohl die Familie bereits großzügigst abgefunden worden war und auf alle Ansprüche verzichtet hatte. Dazu entbrannte eine verbitternde Auseinandersetzung über eine neue, sechste Auflage von Hahnemanns „Organon", die seine letzten neuen Erkenntnisse beinhalten sollte. Mélanie besaß die alleinigen Rechte. Doch sie wurden ihr von allen Seiten streitig gemacht. Und Hahnemanns Enkel war nur einer ihrer zahllosen Widersacher, die ihr die Entscheidung über Hahnemanns Aufzeichnungen nicht gönnten.

Bis heute gibt es keine Abschrift von dem Werk – ein Buch, in dem Hahnemanns und Mélanies Notizen so ineinanderfließen, dass sie, kaum zu entziffern, in diesem Werk für immer vereint sind.

EINE LETZTE GÖTTLICHE KOMÖDIE

Doch das traurige Schicksal von Hahnemanns Witwe sollte sich noch einmal wenden: 1871 nahm König Wilhelm von Preußen in Versailles den Titel des Deutschen Kaisers an, nachdem er die Franzosen im Krieg besiegt und mehrere Gebiete annektiert hatte. Mélanie erhielt erstmalig die Anerkennung als Ärztin aufgrund ihres Homöopathie-Diploms. Sie war 72 Jahre alt. Ihr blieben sechs Jahre, um sich zumindest ein wenig an diesem Triumph zu erfreuen. Dann starb sie 1878 – wie Hahnemann an einem Lungenkatarrh, aber allein. Sie wurde neben ihm begraben.

1840 hatte er geschrieben: „Ich wüsste nicht, wann in meinem Leben ich mich je glücklicher und gesünder gefühlt habe als in Paris, in dem liebevollen Umgang mit meiner theuren, theuren Mélanie …" Nach 35 Jahren Trennung war sie nun endlich wieder bei ihm.

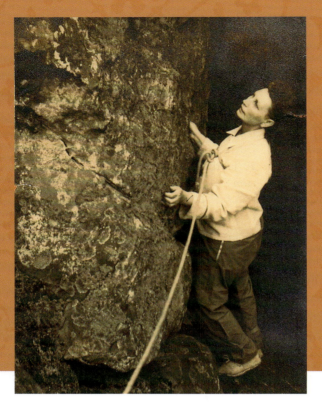

»Ein Leben in Langeweile? Das ist das Schrecklichste, was ich mir vorstellen kann.«

Dr. Margarete Steinbach

(13.9.1897 – 28.2.1994) ÄRZTIN UND HOMÖOPATHIN

UNTER DEN GROSSEN Homöopathinnen Deutschlands spielt Dr. Margarete Steinbach eine ganz und gar außergewöhnliche Rolle. Sie war nicht nur die älteste praktizierende Ärztin Deutschlands, wenn nicht sogar der Welt: Noch in ihren letzten Lebenstagen behandelte die 96-Jährige ihre Patienten am Telefon. Sie war zugleich auch eine extravagante Frau, bekannt für ihre spektakulären Hüte. Von Jugend an schien sie mehrere Leben gleichzeitig zu leben, entschlossen, das auszukosten, was ihr an Gaben geschenkt war.

Als das Kaiserreich 1918 unterging, war sie ein Teenager. Der erste Weltkrieg hatte die Unbeschwertheit ihrer Jugend zerstört. Sie erlebte die Diktatur der Nazizeit und die anschließende Diktatur der DDR. All das berührte und beeinflusste sie. Doch nichts davon brach offenbar ihren unendlich freien Geist. Eine biegsame Stärke geht von ihrer Biografie aus, eine nicht enden wollende Neugier, die unbeirrte Entschlossenheit, keinen Augenblick ihres Lebens zu vergeuden. Zwischen Kunst und Wissenschaft verankert, schöpfte sie beides bis auf

Dr. Margarete Steinbach

den Grund aus, Konventionen missachtend, Nutzloses hinter sich lassend – ein lebendiger Entwurf gelungener Homöopathie.

Sie hat sich selbst nie die Zeit genommen – und sie vermutlich auch nicht gehabt –, die Beobachtungen aus ihrer reichhaltigen Erfahrung mit Patienten niederzuschreiben. Dass ihre Geschichte dennoch nicht gänzlich verloren ging, ist in großem Maße ihrer Schwester Lieselotte zu verdanken. Selbst hochbetagt, trug die Jüngere von beiden alles Wissenswerte über die von ihr verehrte Margarete zusammen. Auf diese Weise entstand 1997 anlässlich des 100. Geburtstages eine wunderbare Ausstellung über das Leben von Dr. Margarete Steinbach.

Am 13. September 1897 wurde die spätere Ärztin – die eigentlich gar nicht Medizin studieren wollte – in Sonderburg geboren, einer kleinen dänischen Stadt, die zu jener Zeit zu Schleswig-Holstein gehörte. Sie war die älteste Tochter eines Agrarwirts und Beamten und verlebte ihre Kindheit auf dem großen landwirtschaftlichen Familienanwesen. Später zog die Familie nach Hamburg und Margarete besuchte dort ein Gymnasium. In ihrem Wunsch, Architektin zu werden, Häuser zu bauen, Stoffe und Möbel zu entwerfen, drückten sich bereits ihr künstlerisches Talent und ihre Begeisterung für Gestaltung aus. Und auch ihr Freigeist und die starke Eigenständigkeit ihrer Persönlichkeit waren zu diesem Zeitpunkt schon sichtbar.

AUFBRUCH IN EIN NEUES ZEITALTER

Eine Architektin? Entsprechend den bürgerlichen Werten der wilhelminischen Zeit waren Margaretes Eltern von dem Berufswunsch ihrer Tochter nicht gerade angetan. Die Gesellschaft war im Wesentlichen dem klassischen Rollenmodell der Kinder-Küche-Kirche-Karriere von Frauen verpflichtet, erheblich sexuell verklemmt und wenig geneigt, junge Mädchen von der elterlichen Kette zu lassen. Und es galt als unschicklich für eine Frau, einen derartigen Männerberuf wie „Architektin" zu ergreifen! Überhaupt wurden Frauen erst mit Beginn des 20. Jahrhunderts zögerlich auf Hochschulen zum Studium zugelassen. Doch andererseits war das Deutschland der wilhelminischen Zeit in Wirtschaft und Naturwissenschaften extrem erfolgreich. Die Gesellschaft war trotz oder vielleicht gerade wegen der starren preußischen Werte im Aufbruch. In diese Zeit hinein, in der eine starke Kritik gegen die Hohlheit des Militärs, die bürgerliche Moral und die Politik des Kaiserreichs laut wurde, lebte die junge Margarete.

»Für die Medizin hatte ich nicht für einen Pfennig Lust«

DR. MARGARETE STEINBACH

Sie arrangierte sich mit de.n Wünschen ihrer Eltern und studierte schließlich Medizin mit dem Schwerpunkt Chirurgie in Hamburg, Berlin und Leipzig von 1918 bis 1924. Eigentlich fand sie die Vorlesungen der Philosophie und Philologie weitaus spannender. Doch sie war tatsächlich zur Ärztin geboren, wie sich schon sehr bald zeigen sollte. In Leipzig kam sie erstmals mit der Homöopathie in Kontakt. Spätestens dann muss ihr Interesse für diesen Beruf geweckt worden sein. Sowohl Samuel Hahnemann als auch der Apotheker Willmar Schwabe hatten dort gewirkt, wo nun Margaretes Karriere ihren Anfang nahm. Hahnemann hatte ab 1812 Homöopathie-Vorlesun-

DIE WEISEN FRAUEN

gen an der Universität Leipzig halten dürfen und Schüler um sich gesammelt. Dr. Willmar Schwabe wiederum, der von der Homöopathie begeisterte Pharmazeut und Produzent homöopathischer Urtinkturen, hatte in Leipzig im Jahre 1871 die erste homöopathische Apotheke gegründet – die „Homöopathische Central-Apotheke zum Samuel Hahnemann" –, der noch viele weitere folgen sollten. Im selben Jahr begründete er in der Stadt auch eine private Poliklinik, in der Kranke ambulant behandelt und homöopathische Ärzte ausgebildet wurden. Er betrieb außerdem einen Verlag, der sowohl medizinisch-wissenschaftliche Fachwerke als auch Werke zur Homöopathie verlegte.

DIE WIEGE HOMÖOPATHISCHER ARZNEIEN

In Leipzig erschien 1872 auch das von Schwabe verfasste *Pharmacopoea Homoeopathica Polyglottica,* ein Standardwerk der homöopathischen Pharmazie, das schnell weltweit Anerkennung fand. Er war der Gründungsvater der heutigen Deutschen Homöopathie-Union (DHU), dem größten und traditionsreichsten Hersteller homöopathischer Einzelmittel. Sein Verlag gab außerdem die noch heute existierende „Allgemeine Homöopathische Zeitung" heraus. Im Homöopathischen Zentralverein waren bereits homöopathisch praktizierende Ärzte organisiert. Darüber hinaus gab es die homöopathischen Laienvereine, deren Mitglieder sich über die Wirkung homöopathischer Arzneien austauschten und selbst behandelten. Diese Laienvereine waren ein weltweit einzigartiges Phänomen. In ihnen organisierten sich Interessierte der Homöopathie. Zwischen 1870 und 1933 existierten über 400 davon im damaligen Deutschen Reich. Die Vereine verfügten über Vereinsapotheken, aus denen die Mitglieder kostenlos Heilmittel entnehmen konnten, und Literatur, welche die homöopathische Behandlung von Krankheiten für Laien beschrieb („Homöopathische Hausarztliteratur", erschienen ab 1820). Diese Aneignung von Heilwissen und die Fortbildungen, die auf Eigeninitiative beruhten, bewegten sich am Rande der Legalität – oder sogar jenseits davon. Denn das Zubereiten von Medikamenten durch Laien stand in vielen Ländern des Deutschen Reichs als „Kurpfuscherei" unter Strafe. Sachsen war neben Württemberg, Preußen und Baden eines der Länder, in denen diese Vereine, die auch Geselligkeit unter den Mitgliedern pflegten, am weitesten verbreitet waren. Und so kam es, dass die angehende junge Ärztin in Leipzig überaus fruchtbaren Boden für ihr Interesse an der Homöopathie vorfand. Ob sie sich ihr Wissen im Selbststudium angeeignet hatte oder Unterricht erhielt, ist nicht bekannt.

UND DANN DIE LIEBE DAZU...

In Leipzig traf Margarete auch ihren zukünftigen Mann, Karl Steinbach, der dort Neurologie studierte. Nach Abschluss ihres Studiums im Jahr 1924 zogen die beiden frisch verheiratet in die Geburtsstadt ihres Mannes, nach Chemnitz. Margarete, 27 Jahre jung, eröffnete sogleich ihre erste Praxis in der gemeinsamen Wohnung des Paares. Sie bestand lediglich aus einem Behandlungsraum, Flur und Treppenhaus dienten als Wartezimmer. Zu Beginn kamen all die Kranken zu ihr, deren Leiden – wie zum Beispiel Hautkrankheiten oder Rheuma – seit Jahren nicht geheilt werden konnten. So beschrieb sie selbst die Anfänge ihrer Tätigkeit. Sie behandelte ihre Patienten von Beginn an nach den Grundsätzen der Homöopathie und verabreichte vor allem Naturheilmittel und homöopathische Arzneien. Wo andere Ärzte längst aufgegeben hatten, verzeichnete Marga-

Dr. Margarete Steinbach

rete Behandlungserfolge … so auch bei einem Jungen, der sich infolge einer Mittelohrentzündung eine Blutvergiftung zugezogen hatte. Seine Rettung Mitte der 20er-Jahre sprach sich herum und füllte ihr Wartezimmer. Mehrfach musste die junge Ärztin mit ihrer Praxis umziehen, um dem rapide anwachsenden Patientenstrom gerecht werden zu können. Nur zwei Jahre nach der Gründung behandelte sie bis zu 200 Patienten täglich, darunter auch viele Künstler und Industrielle aus Chemnitz.

ÄRZTIN UND ARZNEI UNTER EINEM DACH

Zehn Jahre später, Mitte der 30er-Jahre, zog sie in das Zentrum von Chemnitz, in die Innere Klosterstraße. In der neuen Praxis gab es drei Wartezimmer, und die Löwen-Apotheke im Erdgeschoss des Hauses bot ausdrücklich homöopathische Arzneimittel an. Oft arbeitete sie bis spät in die Nacht, um alle Patienten zu behandeln. Doch das war ihr längst nicht genug. Neben ihrer umfangreichen Praxistätigkeit erlernte Margarete Steinbach sieben Sprachen, die sie fließend beherrschte: Dänisch, Deutsch, Französisch, Englisch, Russisch, Tschechisch und Ungarisch. Im hohen Alter kam sogar noch Chinesisch hinzu.
Sie verfügte über ein hervorragendes Gedächtnis, dessen Erhaltung ihr von größter Wichtigkeit war. Im Hause der Steinbachs gab es festgelegte Wochentage, an denen die Eheleute nur Englisch oder nur Französisch sprachen! Ihre Weltoffenheit zeigte sich nicht nur durch ihr umfangreiches Universalwissen, sondern auch durch die vielen Reisen, die sie unternahmen: in die USA, nach Afrika und Frankreich – das Land, das nach ihren eigenen Worten ihre zweite Heimat wurde. Sie hatte keinen Respekt vor dem Alter in dem Sinne, dass sie

sich beizeiten zur Ruhe setzte. Sie ritt ungeachtet ihrer Jahre, spielte Tennis, und mit über 80 Jahren führte sie noch Seilschaften in der sächsischen Schweiz. Das Bergsteigen hatte sie ihrem Mann zuliebe begonnen … nun, nach seinem Tod, setzte sie es fort. Auch ein gebrochenes Bein nach einem Sturz auf der Kellertreppe in hohem Alter konnte sie nicht davon abbringen. Den behandelnden Arzt fragte sie zu seiner Verblüffung: „Wann kann ich denn wieder mit dem Bergsteigen beginnen?"
Sie spielte Klavier, nahm Gesangsunterricht, komponierte, schrieb, malte und zeichnete – so wie ihr Mann, der eigentlich Maler hatte werden wollen. Durch all das bewahrte sie ihre Jugendlichkeit in Körper und Wesen und folgte einem der wichtigsten Gesetze des Universums: Je mehr sie sich verströmte, umso mehr schien sie sich zu erneuern.

DAS GEHEIMNIS EINES LANGEN LEBENS

Man fragt sich unweigerlich, wie eine solche Fülle in nur einem Leben Platz haben kann – selbst dann, wenn dieses Leben 96 Jahre währt. Es ist die Fülle, die auch in Hahnemanns Leben zu finden ist und bei all den Menschen, von denen in diesem Buch die Rede ist. Es scheint, als würden sie alle aus einer gemeinsamen geheimen Quelle schöpfen: Homöopathie.
Die Besucher der Ausstellung, die das Schlossbergmuseum Chemnitz Margaret Steinbach zwei Jahre nach ihrem Tod widmete, waren in der Mehrzahl ehemalige Patienten. Sie waren zum Teil – und trotz ihres hohen Alters – von weit her angereist. Dies hing nicht nur mit Margarete Steinbachs besonderen Fähigkeiten und Behandlungserfolgen zusammen, sondern auch damit, was für ein Mensch sie war: lebensfroh, agil und präsent. Allein das Zusam-

mentreffen mit dieser Frau, die dem Leben und seiner Fülle so tief verpflichtet schien, muss für ihre Patienten eine heilende Wirkung gehabt haben. Sie vermochte mit ihrer eigenen Begeisterung auch die Begeisterung ihrer Patienten für das Leben zu wecken. Es ist nicht unwahrscheinlich, dass allein die Begegnung mit dieser außergewöhnlichen Frau die Selbstheilungskräfte ihrer Patienten in Gang setzte.

DIE KLARHEIT DES HERZENS

Margarete Steinbach war ganz und gar gebildete Dame des gehobenen Bürgertums. Sie war von zierlicher Gestalt und großer Beweglichkeit und sie besaß einen feinen Humor. Ihre Kleidung war elegant und ihre Vorliebe für große Hüte legendär. Genauso wie fortschreitendes Alter für sie kein Grund war, mit weniger Intensität zu leben, so waren es auch nicht die Lebensumstände. Sie führte ihr Leben vergleichsweise unbeeindruckt von Krieg oder politischen Systemwechseln. Sie tat schlicht das, was sie als richtig und wichtig empfand. Als ihre Praxis 1945 ausgebombt wurde, praktizierte sie in ihrer als Notbehelf zur Praxis umgestalteten Garage. Am Ende des Krieges engagierte sie sich in der medizinischen Versorgung der Chemnitzer Bürger. Und sie scheute auch nicht davor zurück, Abtreibungen bei Frauen vorzunehmen, die von russischen Besatzern vergewaltigt worden waren. Dazu gehörten Mut und Entschlossenheit. Zwar war sie ausgebildete Chirurgin, aber keine Gynäkologin – und zudem war Abtreibung strafbar. Als man sie schließlich zur Rede stellte, vertrat sie mit Klarheit ihr Handeln und wurde nicht belangt.

Im Nachlass der Schriftstellerin Regina Hastedt aus Chemnitz befindet sich eine nicht veröffentlichte Erzählung über ihre Begegnungen mit Dr. Steinbach. Unter anderem beschreibt sie die Situation der unmittelbaren Nachkriegszeit, als sie 1947 mit hohem Fieber schwerstkrank im Bett lag. Die meisten Ärzte waren in die Westzone ausgereist. Und die wenigen, die geblieben waren und deren Praxis nicht zerbombt worden war, hatten viel zu viele Patienten zu versorgen, um außerdem noch Kranke in ihren Wohnungen aufzusuchen. Dennoch stand Margarete Steinbach eines Tages plötzlich an Hastedts Bett, elegant gekleidet in einen Gabardinemantel, auf dem Kopf – einen großen Hut. Sie lächelte die Patientin zuversichtlich an. Margarete diagnostizierte nach sehr vielen Fragen und dem aufmerksamen Befühlen der Glieder schweren Gelenkrheumatismus. Noch während der Konsultation stieg der Vater der Patientin auf sein Fahrrad und fuhr durch das zerstörte Chemnitz zu den zum Teil weit auseinander liegenden Apotheken. Er trug sein Rad immer wieder über noch nicht geräumte Trümmer. Unbedingt wollte er die von der Ärztin empfohlenen homöopathischen Tropfen von Dr. Hahnemann und die biochemischen Tabletten von Dr. Madaus für seine Tochter besorgen. Es waren, so die Autorin, mindestens zehn verschiedene Mittel, die ihr helfen sollten, von der schweren Krankheit geheilt zu werden. Als Erstes bekam Regina Hastedt fünf Tropfen Rhus toxicodendron D4 – und die Wirkung war in ihren eigenen Worten so: „Ich werde nie vergessen, wie diese fünf Tropfen meine Beine, die wie für sich ohne meinen Körper lebten und sich unruhig bewegten, ganz langsam stille wurden und wieder ‚anwuchsen'."

WARUM NICHT EIN WENIG EXTRAVAGANT?

Ab Mitte der 1960er-Jahre – sie war nun Rentnerin – war es Dr. Steinbach erlaubt, in den Westen zu reisen. Sie hielt dort ein- bis zweimal im Jahr eine einwöchige Sprechstunde in

München ab. Patienten reisten aus ganz Deutschland, aber auch aus Paris und Rom an, um sie zu konsultieren. Ihr behandelnder Arzt berichtete, dass sie von einer ihrer Reisen mit einem Hut zurückkehrte und ihm erzählte, sie habe ihr gesamtes Honorar in Höhe von 400 DM für ihn ausgegeben. Das war eine große Summe an Geld in der damaligen DDR! Doch genauso, wie sich Margarete einen Hut kaufte, weil er ihr gefiel, gab sie im Westen ihr Honorar für homöopathische Arzneien aus, die sie bei der Deutschen Homöopathie-Union einkaufte. Sie war von der Qualität der Produkte des VEB Leipziger Arzneimittelwerk nicht mehr überzeugt und erwarb die besseren, aber auch teureren Medikamente aus ihren privaten Mitteln, um ihre Patienten im Osten in bestmöglicher Weise zu versorgen.

EINE WANDELNDE DATENBANK

Ihr hervorragendes Gedächtnis und ihre hohe Intelligenz machten Margarete Steinbach zu einer wandelnden homöopathischen Datenbank. Bei einer konstitutionellen Behandlung sind – neben den körperlichen Symptomen und den akuten Auslösern einer Erkrankung – auch umfangreiche Kenntnis besonderer Gewohnheiten sowie körperlicher oder emotionaler Befindlichkeiten des Patienten von großer Wichtigkeit für die Mittelfindung. Die gesamte Biografie, beginnend mit den ersten gesundheitlichen Störungen in der Kindheit, hilft einem Homöopathen, sich ein Bild von der Persönlichkeit des Patienten, von seinen Stärken und seinen Schwachstellen zu machen. Die Ärztin behielt trotz ihres immens großen Patientenstamms viele dieser Informationen zu einzelnen Patienten im Kopf. Hinzu kam, dass sie aufgrund der vielen Jahre ihrer Tätigkeit Familien über mehrere Generationen behandelte und auch die familiären Zusammenhänge präsent hielt. So formten sich ererbte Vorgeschichte und erworbene Störungen zu einem konstitutionellen homöopathischen Mittelbild. Um ihr Gedächtnis fit zu halten, memorierte sie auch mit 96 Jahren noch immer jeden Abend vor dem Schlafen für zehn Minuten Texte auf Latein, Englisch oder Französisch. Sie trieb auch eisern Sport: Auf ihrem Dachboden hatte sie eine Reckstange, an der sie sich jeden Tag aushängte, um der Stauchung der Rückenwirbel entgegenzuwirken (sie empfahl diese tägliche Übung auch ihren Patienten). Ihr genügten bereits wenige Stunden Nachtschlaf, und sie war eine ausgesprochene Gegnerin des Kaffeetrinkens, denn sie hielt dieses Getränk für äußerst schädlich. Sie tauschte sich nur mündlich mit Kollegen aus. Bekannt ist, dass sie nichts von der positiven Kraft der Erstverschlimmerung (siehe Seite 146) nach Gabe eines Mittels hielt. Erstverschlimmerung bedeutete für sie, dass es sich um das falsche Mittel handeln müsse.

RIGOROS DEM LEBEN VERPFLICHTET

Ihre Gesundheitsrezepte waren bisweilen, nun, sagen wir eigenwillig – so wie auch über ihre Persönlichkeit gesagt wird, sie sei kapriziös gewesen: „Täglich einen guten Tropfen, keinen Sekt, sondern Champagner." Eigene Kinder hatte Margarete Steinbach nicht, aber dafür war sie Patin von 44 Mädchen und Jungen. Ihre Patienten waren ihre große Familie. Margarete Steinbach starb so, wie sie auch gelebt hatte – in Hingabe an ihre Arbeit und ihre Patienten, die sie in den letzten Wochen ihres Lebens vom Bett aus per Telefon behandelte. Ihre Praxis führte sie über 69 Jahre lang. Nachdem sie das Rentenalter erreicht hatte, hielt sie zwar nicht mehr täglich Sprechstunde, doch sie wies auch keinen Patienten ab und war die älteste praktizierende Ärtin Deutschlands.

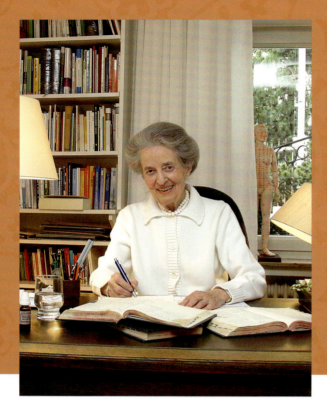

»… dann trat etwas ein, was ich im Rückblick wie ein Wunder ansehe.«

Dr. Veronica Carstens

(*18.6.1923) ÄRZTIN UND HOMÖOPATHIN, BEGRÜNDERIN DER KARL UND VERONICA CARSTENS-STIFTUNG

HINTER JEDEM ERFOLGREICHEN Mann steht eine starke Frau. Hinter dem 5. deutschen Bundespräsidenten, Prof. Dr. Karl Carstens, stand Zeit seines Lebens eine Partnerin, die den Stellenwert der Homöopathie für immer geprägt hat: Dr. Veronica Carstens. Gemeinsam gründete das Paar die Karl und Veronica Carstens-Stiftung. Zusammen mit der angegliederten Fördergemeinschaft Natur und Medizin wurde diese zum Symbol komplementärer Medizin in Deutschland (siehe Seite 22). Steter Tropfen höhlt den Stein: Sanftmütig und klar hat sich die homöopathische Ärztin den Weg gebahnt durch die versteinerten Institutionen der Medizin. Ihre unerfüllte Sehnsucht nach Kindern hat sie in etwas verwandelt, das heute allen Müttern und allen Kindern in Deutschland zugute kommt: die Möglichkeit, komplementäre Heilmethoden nicht nur in Zigtausenden von Arztpraxen, sondern auch in Universitätskliniken zu nutzen. Man müsste ihren Namen für immer in Stein verewigen: Dr. Veronica Carstens ist für die moderne Homöopathie das, was Astrid

Dr. Veronica Carstens

Lindgren für die Literatur der Kinder war und Mutter Teresa für die Ärmsten der Welt. Frauen wie ihr gehört die Ewigkeit.

Zu einer Zeit, in der die Homöopathie im besten Fall als Außenseitermedizin verunglimpft wurde, in einer Ära, in der Öko noch ein Schimpfwort war, gab es eine, die ihre Stimme unverbrüchlich für Samuel Hahnemann erhob: Dr. Veronica Carstens.

Aus homöopathischer Sicht kann man viel von Pulsatilla (ab Seite 70) in dieser besonderen Frau entdecken: die Urmutter mit dem unermesslich großen Herzen, die alle Menschen unter ihre Fittiche nimmt. Sie erinnert an Melanie Wilkes – die stille, bescheidene Heldin aus dem Roman „Vom Winde verweht"; eine Heldin, die unfähig und auch nicht willens war, sich irgendetwas Böses in dieser Welt auch nur vorzustellen. Auch die Art, wie die First Lady bereitwillig im Schatten des Präsidenten (von 1979 – 1984) stand und ihn gerade dadurch überstrahlte, erinnert an die Wesenszüge dieser großen Frauenarznei. Und nicht zuletzt ist es typisch für eine Pulsatilla-Frau, dass es schließlich ihr Mann war, der ihr vorschlug, was sie sich am allermeisten im Leben wünschte: gemeinsam die Anerkennung der Naturheilkunde durch die Schulmedizin voranzutreiben und die Wirkungsweise der Homöopathie in der Tiefe zu erforschen.

GEBURT EINER IDEE ÜBER DEN WOLKEN

Das Ehepaar saß anlässlich eines Staatsbesuchs in Peking in einem Flugzeug, unter sich die atemberaubende Kulisse der verschneiten Gebirge des Himalaya. „Wenn wir da eine Bauchlandung machen, würde uns niemand finden", sinnierte er. „Wir sollten bald mal unser Testament machen", entgegnete sie. Sie begannen, gemeinsam zu überlegen, wer sie eines Tages beerben sollte. Da Veronica und Karl Carstens keine Kinder haben konnten, entstand die Frage: Wer würde ihren Nachlass bekommen? Was sollten sie ihrer Nachwelt statt eines Kindes schenken?

»Wir entschieden uns auf Anregung meines Mannes für eine Stiftung zur Förderung der Naturheilkunde.«

DR. VERONICA CARSTENS

„Wir könnten verfügen", sagte der Bundespräsident, „dass mit unserem Nachlass zwei bis drei Studien zum Nachweis der Wirksamkeit von Naturheilkunde durchgeführt werden. Damit wäre ein Anfang gemacht." Das Ehepaar einigte sich auf diese Idee.

VON DEN MUSEN GEKÜSST

Es scheint ein Gesetz des Universums zu sein, dass – kaum, dass der richtige Gedanke formuliert ist – die Musen von allen Enden der Erde herbeieilen, um der Inspiration Flügel zu verleihen. Für die Ärztin und Homöopathin vollzog sich nun das, was sie selbst im Rückblick als ein kleines Wunder ansieht. In Meckenheim hatte sie 1968 eine internistische Fachpraxis gegründet, die auf Homöopathie und Naturheilkunde ausgerichtet war. Nun, als Frau des Präsidenten, wurde sie zusätzlich Schirmherrin der Deutschen Multiple Sklerose Gesellschaft, der UNICEF Deutschland und des Müttergenesungswerkes sowie der Deutschen Altershilfe. Und natürlich wurde sie regelmäßig in Talkshows herumgereicht, die gerade stark in Mode kamen. Die Moderatoren

DIE WEISEN FRAUEN

befragten die First Lady immer wieder nach ihrem Interesse an der Naturheilkunde. „Eher resigniert im Angesicht der Lage habe ich mehrfach erwähnt, dass wir zumindest für die Zeit nach unserem Tode vorgesorgt und die Forschung angestoßen hätten." Ohne großartige Hoffnungen in eine grundlegende Veränderung zu setzen, erzählte sie von der Homöopathie. Sie sprach über die sanfte, ganzheitliche Wirkung. Sie erwähnte Heilerfolge. Und sie erntete zunehmend Schlagzeilen mit ihrer Denkweise. Das Ergebnis traf Dr. Veronica Carstens dennoch vollkommen überraschend: Tausende von Briefen brachen über sie herein. Menschen aus ganz Deutschland wollten die Stiftung unterstützen, boten Geld und Hilfe an, wollten sogar Mitglied der Stiftung werden. Doch das war aus rechtlichen Gründen nicht möglich.

DIE MEDIZIN LEISE REVOLUTIONIERT

Also rief das Paar 1983 eine sogenannte Fördergemeinschaft für Erfahrungsheilkunde, „Natur und Medizin", ins Leben. Das war der Schritt, der den Durchbruch brachte. Fast 35.000 Mitglieder haben die Idee bis heute mit mehr als 30 Millionen Euro unterstützt und getragen. Der größte Teil fließt in Forschungsprojekte der Stiftung.

Genau genommen hat Veronica Carstens die gesamte deutsche Medizin auf leise Weise revolutioniert. Und heute steht sie mit ihren 87 Jahren mittendrin, zerbrechlich und stark zugleich. Selbst die größten Hasstiraden gegen Homöopathie konnten ihrer Vision nicht die Kraft rauben.

WANDEL AN DEN UNIVERSITÄTEN

Veronica Carstens lernte ihren späteren Mann 1943 kennen, nachdem sie, 19 Jahre jung, gerade ihr Medizinstudium in Freiburg begonnen hatte. Es war trotz des Krieges eine Zeit voller Glück für sie. Wie viele junge Frauen ihrer Generation wurde sie nach dem Physikum 1944 als Lazarettschwester beim Deutschen Roten Kreuz eingezogen. Sie war 20, als sie den gut aussehenden Juristen Dr. Karl Carstens kennenlernte. Sie war 21, als sie ihm ihr Jawort gab. Erst sein Tod 1992 trennte die beiden wieder voneinander.

Nach der Hochzeit wollten sie eine Familie gründen, hofften auf Kinder. Es stellte sich heraus, dass sich dieser Wunsch nicht erfüllen würde, ein großer Schmerz für sie beide – der Schmerz, der im Laufe der Jahre zum Segen für viele andere Menschen werden sollte. 1956 nahm Veronica Carstens ihr Medizinstudium wieder auf. Im Alter von 37 Jahren schloss sie es schließlich mit Staatsexamen und Promotion ab. Als Dr. Veronica Carstens nach ihrer internistischen Fachausbildung ihre eigene Praxis eröffnete, hatte sie sich ganz und gar der Naturheilkunde verschrieben, allen Methoden voran Hahnemanns Homöopathie.

> **Info**
>
> **Komplementäre Medizin**
>
> Unter komplementärer Medizin versteht man den gleichzeitigen Einsatz von schulmedizinischen Maßnahmen und flankierenden naturheilkundlichen Heilverfahren, um Heilung und Eigenregulation des Patienten optimal zu unterstützen.

NICHTS SCHIEN UNMÖGLICH

Um zu verstehen, vor welchem Hintergrund die Ärztin ihren ungewöhnlichen Weg beschritt, muss man sich in diese Zeit zurückversetzen: Ende der 1960er-Jahre hatte eine neue Schulmedizin einen absoluten Höhepunkt erreicht, während Heilsysteme wie Homöopathie, Akupunktur oder Ayurveda, die mit ihrem ganzheitlichen Ansatz heute die Medizinlandschaft grundlegend beeinflussen, nicht einmal eine Nebenrolle spielten. Lebensbedrohliche Krankheiten – Diphtherie, Tetanus, Polio, Pocken – waren mit Impfungen erfolgreich eingedämmt worden. Mithilfe des Penicillins ließen sich bakterielle Infektionen beherrschen, und Kinder wurden zu Millionen bei den geringsten Anzeichen von Halsschmerzen damit behandelt. Cortison schien die Antwort auf entzündliche Prozesse, unter anderem an Haut und Gelenken, zu sein und dazu eine wirkungsvolle Waffe gegen Allergien. Die Dringlichkeit, nach den Ursachen zu fragen, hatte sich dadurch erledigt, dass man in der Lage war, diverse Symptome zum Verschwinden zu bringen, das heißt: sie zu unterdrücken und damit aus dem Blickfeld von Arzt und Patient zu entfernen. Dass sie nach Absetzen der Arzneien häufig an gleicher oder anderer Stelle wieder auftauchten, oft schlimmer als zuvor, bewerteten die Ärzte als eine neue Krankheit, die mit der Therapie zuvor nichts zu tun hätte.

DER BEGINN EINER FEINDSCHAFT

Dr. Christiaan Barnard hatte in Südafrika gerade das erste Herz transplantiert. Auch wenn sein Patient, Louis Washkansky, nur 18 Tage überlebte: Dieser Durchbruch schien nahezu alle Vorstellungskraft zu sprengen und ließ in der Folge viele Experten der neuen Medizinergeneration auf alle traditionellen Heilverfahren höhnisch herabgrinsen. Das Credo der Universitäten lautete: keine persönliche Beziehung zwischen Arzt und Patient. Was zuvor menschliche Augen gesehen und bewertet hatten, durchdrangen nun technisch immer ausgefeiltere Röntgengeräte und 1971 die erste Computertomografie (CT). Kräuterheilkunde, Schröpfen, Kneipp'sche Güsse, Ernährungstherapie? All das erschien geradezu antiquiert im Angesicht der neuen Möglichkeiten. Doch der größte Konflikt war dieser: Alles, was nicht mit den bis dato bekannten Messmethoden nachgewiesen werden konnte, galt der neuen modernen Medizin als nicht aussagekräftig. In den 1960er- und 1970er-Jahre entwickelte sich eine Feindschaft, die bis heute nicht wirklich beigelegt ist: die Feindschaft zwischen Erfahrung und dem technisch Mach- und Nachweisbaren.

DER SANFTE WEG

Auch wenn Dr. Carstens immer eine Befürworterin der Kombination von Schulmedizin und biologischen Heilverfahren war: In ihrer Praxis verschrieb sie unbeirrt Belladonna & Co. Mit Sorge beobachtete sie, dass sich trotz größter Fortschritte nicht nur schwerste Erkrankungen wie Krebs, Diabetes oder Multiple Sklerose der Heilung widersetzten, sondern auch nicht lebensbedrohliche Erkrankungen, wie zum Beispiel Migräne oder chronische Leberentzündung. Sie konnte sich „des Eindrucks nicht erwehren, dass … ganz andere Wege beschritten werden müssen und dass das Arsenal der Natur noch nicht ausreichend befragt wurde".

Mit ihrer Stiftung hielt sie endlich ein Instrument in der Hand, natürliche Heilverfahren und ihre Erfolge zu erforschen und sie, falls sie sich als nützlich erwiesen, in die schulmedizinische Versorgung zu intergrieren. Die (noch)

DIE WEISEN FRAUEN

First Lady reiste durch die Republik, um Universitäten für ihre Vision zu gewinnen. Sie hatte die Ärzte von morgen im Auge, die aus ihrer Sicht von Anfang an mit einer ganzheitlichen Denkweise vertraut gemacht werden sollten. Die Carstens-Stiftung unterstützte Stipendien, studentische Arbeitskreise und Doktorarbeiten zu biologischen Heilverfahren. An den Hochschulen begann sich ein Wandel abzuzeichnen: Studenten begriffen, dass sie mit einer einseitigen schulmedizinischen Betrachtung den Bedürfnissen ihrer Patienten in Zukunft nicht gerecht werden konnten. Sie verließen den Pfad der Verächtlichmachung, den sich allerdings noch heute sogenannte „aufgeklärte" Medien und Mediziner leisten, ohne wissenschaftlich begründen zu können, wie welches der Verfahren nun tatsächlich (nicht) funktioniert.

„Einmal im Jahr luden wir die Leiter der studentischen Arbeitskreise ein, zusammen mit den besten Lehrern auf dem Gebiet der Homöopathie. Ich habe selten in meinem Leben eine solch engagierte Gruppe junger Leute gesehen. Ich werde das nie vergessen", erinnert sich Dr. Carstens.

DIE ERSTEN HOMÖOPATHIE-AMBULANZEN

Das Leben sollte ihr weiterhin gewogen bleiben: Verschiedene Universitäten fragten an, ob die Carstens-Stiftung ihnen beim Aufbau von homöopathischen und naturheilkundlichen Ambulanzen behilflich sein könne; ob sie ihnen im stationären Bereich sowohl fachlich als auch finanziell zur Seite stehen würde. In Heidelberg enstand eine naturheilkundliche Ambulanz in der Frauenklinik. Die Universitätsklinik Freiburg richtete zum einen eine Ambulanz in der Inneren Medizin ein, zum anderen eine inzwischen landesweit bekannte Ambulanz für Umweltmedizin. In Hofheim im Taunus entstand in der Klinik, die zur Universität Frankfurt gehört, eine psychiatrische Ambulanz und in Jena die naturheilkundliche Ambulanz der Onkologischen Klinik – mit Sicherheit die erste in Europa, wenn nicht sogar der Welt. Auch die Ludwig-Maximilians-Universität in München schloss sich in der Kinderheilkunde mit einem ambulanten und einem stationären Modellprojekt an, das in Europa als richtungsweisend gilt.

Bei vielen Projekten arbeitet die Carstens-Stiftung mit der Klinik für Naturheilkunde und Integrative Medizin in Essen-Mitte zusammen, ebenso mit dem Lehrstuhl für Naturheilkunde an der Universitätsklinik Duisburg-Essen. Das Netzwerk, von Karl und Veronica Cars-

> **Info**
>
> **Eine Leidenschaft für Okoubaka**
>
> Veronica Carstens ist eine passionierte Verfechterin des Einsatzes von Okoubaka als homöopathisch aufbereitete Arznei. In den letzten zehn Jahren hat die Rinde des westafrikanischen Urwaldbaumes (siehe Seite 171) in der Homöopathie zunehmend an Bedeutung gewonnen.
>
> Dr. Carstens verschrieb das Mittel konsequent bei den Folgen von Vergiftung durch Umweltchemikalien, Nahrungsmittelunverträglichkeiten sowie gegen die Folgen einer Chemotherapie bei Krebs.

Dr. Veronica Carstens

> **Info**
>
> **Schwerpunkte der Forschung**
>
> Die Schwerpunkte der Carstens-Stiftung sollen dafür sorgen, dass eines Tages die Homöopathie zum festen Bestandteil medizinischer Versorgung in Deutschland wird, auch in den großen Kliniken.
> Die Ziele der Stiftung: **Grundlagenforschung** zur Wirkung homöopathischer Arzneimittel; **klinische Studien** zur Erforschung der Wirksamkeit; **Nachwuchsförderung** für eine neue Ärztegeneration; **Dokumentation** der Forschungsmethodik und der Homöopathie; **geschichtlich-philosophische** Erforschung der Homöopathie und ihrer Protagonisten.

tens über den Wolken erträumt, hatte zunehmend festen Boden unter den Füßen gewonnen.

FORSCHUNG UND ANWENDUNG

2008 überreichte Veronica Carstens der Berliner Charité einen Scheck über 1 Million Euro für eine Stiftungsprofessur. Die engagierten Spezialisten im Mekka der Schulmedizin hatten sich seit Jahren dafür starkgemacht, naturheilkundliche Verfahren in die klinische Versorgung zu integrieren. Unter dem Leiter des Instituts für Sozialmedizin, Epidemiologie und Gesundheitsökonomie, Prof. Dr. Stefan Willich, waren umfassende Studien an Tausenden von Patienten durchgeführt worden. Darin hatte sich der überwältigende Nutzen der Homöopathie auch und gerade bei chronischen Erkrankungen gezeigt, ebenso wie auch der Nutzen anderer biologischer Heilverfahren. Willich sieht die endlose Debatte um die Wirksamkeit der Homöopathie ganz pragmatisch: „Dass wir heute noch nicht genau wissen, wie sie funktioniert, besagt lediglich, dass wir noch nicht die richtige Messmethode gefunden haben."

Prof. Dr. Claudia Witt, die Expertenkonferenzen für Komplementärmedizin ins Leben gerufen hat, will erreichen, dass sich jeder Teilnehmer mit den Spezialgebieten des anderen auseinandersetzt – in der Homöopathie zum Beispiel mit Grundlagen- und klinischer Forschung sowie mit Fallberichten. Auf diese Art des vernetzten Denkens hatte Veronica Carstens gehofft, als sie die Stiftung mit ihrem Mann aus der Taufe hob. Es ist das Baby, das sie nicht hatte und das nun so groß geworden ist, dass die universitäre Seite in der ganzen Welt Standards zu setzen beginnt.

1998 wurde der KVC Verlag gegründet. Dort werden die Ergebnisse aus den Förderprojekten, Doktorarbeiten sowie Fachliteratur für Ärzte und Therapeuten veröffentlicht. Ein Teil der Stiftung wurde durch die größte Naturheilkunde-Bibliothek in Europa bereichert. Für Laien gibt es die Zeitschrift „Natur und Medizin" mit ihrem Leitfaden „Koko" (Kompass Komplementärmedizin). Sie bietet verständliche Informationen über alternative Heilverfahren und ihre Grenzen.

Veronica Carstens hat ein Lebenwerk geschaffen, von dem noch viele Generationen nach ihr profitieren werden. Es ist ihr Geschenk an das Leben.

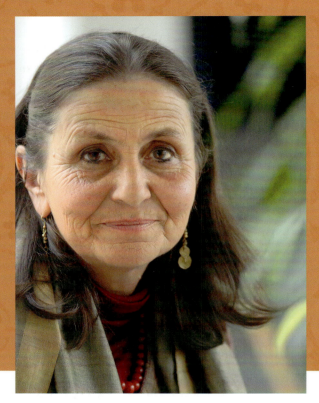

»Man soll sich
nicht fürchten
vor Schritten
ins Ungewisse.«

Dr. Barbara Nath-Wiser

(* 28.2.1949) ÄRZTIN UND HOMÖOPATHIN

VON FERNE SAH Dr. Barbara Nath-Wiser, wie sich eine kleine Delegation von Menschen der schmalen Brücke näherte, die ihre homöopathische Klinik in Rakkar mit dem Kloster des blutjungen XVII. Karmapa Ogyen Trinley Dorje am Fuße des Himalaya verbindet. Seine Heiligkeit ließ anfragen, ob sich die Ärztin aus Österreich vorstellen könne, die tibetischen Nonnen zu behandeln, die über die eisigen, 6000 Meter hohen Pässe zwischen Tibet und Nepal nach Indien geflüchtet waren; Frauen, die ihre Heimat, ihre Familien, ihr Kloster verlassen hatten, die mit den Folgen von Folter, von unermesslicher Angst, Vergewaltigung, Erschöpfung, Erfrierungen und verzehrendem Heimweh kämpften. Dr. Barbara Nath-Wiser versprach einen Versuch. Sie hatte Medizin in Österreich studiert, Homöopathie bei einem der namhaftesten Experten der Welt gelernt – Prof. Dr. Mathias Dorcsi. Fünf Jahre hatte sie ein Hospital in Dadh im indischen Kangra District geleitet und nun schon seit Jahren ihre eigene Klinik. Ihre Erfahrung war also beträchtlich. Und im spirituellen Epi-Zentrum

Dr. Barbara Nath-Wiser

der Geschichte spielt Barbara Nath-Wisers Klinik eine ganz besondere Rolle für die Frauen und Kinder.

Inmitten der Tausende von Jahren alten Traditionen des tibetischen Buddhismus drückt Barbara Nath-Wiser der Region ihren ganz persönlichen Stempel auf. Sie kam nach dem Abschluss ihres Medizinstudiums in Wien nach Indien, auf der Suche nach einer Yoga-Ausbildung und voller Neugier auf diese geheimnisvolle Welt. Mit 100 Dollar im Rucksack ließ sie ihre besorgte Mutter mit einem Versprechen zurück: „In einem halben Jahr bin ich wieder da." Es kam natürlich anders.

DIE STUDENTIN UND DER YOGI

Der Strom der Touristen auf der Suche nach Erleuchtung hatte 1977 einen vorläufigen Höhepunkt erreicht. Damals verschlug das Leben die 28-Jährige nach Dharamsala. In dieser Stadt in den Vorbergen des Himalayas betet der Dalai Lama seit seiner Flucht aus Tibet 1959 um die Heimkehr seines Volkes. Fasziniert von der indischen Kultur, begann Barbara, die Musik des Landes zu studieren. An der Musikschule von Pandit Desh Bandu, für die diese Region berühmt war, nahm ihr Leben eine schicksalhafte Wende: Er stellte sie Krishan Nath Baba vor. „Er war ein Sadhu, ein heiliger Mann und ein wundervoller Sänger. Er lebte unter einem Baum in einem Dorf in der Nähe – Sidhbari. Ich habe ihn regelmäßig besucht, um Gesang zu lernen." Ein Lexikon half den beiden bei der Verständigung. Ihre Tante aus Karlsruhe schickte wöchentlich zehn Mark und sorgte so fürs Überleben. Am Ende der Gesangsausbildung, 1978, war Baba, 30 Jahre älter als seine junge Schülerin, mit ihr verheiratet – eine Ehe, die in Dharamsala für Empörung sorgte. Die anderen Schüler des Yogis beschuldigten die Europäerin, den Meister von seinem spirituellen Weg abgebracht zu haben. Und auch Barbaras Familie zeigte keine Begeisterung. Doch nachdem die kleine Tochter Annapurna 1979 in Benares geboren wurde, einer der heiligen Städte am Ganges, ging das Paar ungeachtet der offensichtlichen Ablehnung nach Österreich.

»Das Wichtigste ist, dass man immer wieder weiter lernt ... für die eigene Entwicklung!«

BARBARA NATH-WISER

Es ist schwer vorstellbar, wie ein indischer Heiliger sich um ein Baby kümmert und den Haushalt in Wien führt, während seine junge Ehefrau ihr Krankenhauspraktikum an der Universitätsklinik absolviert und ihr Studium fortsetzt. Doch so war es.

In unserer westlichen Kultur ist uns die Idee zutiefst fremd, dass eine Liebesbeziehung, erst recht eine spirituelle Lehrer-Schüler-Beziehung – geschweige denn beides gleichzeitig! –, das Vehikel zu etwas sein kann, das ohne diese Verbindung niemals möglich geworden wäre. In Indien dagegen ist eine solche Herangehensweise ein natürlicher Teil der spirituellen Tradition.

„In dieser Zeit in Wien", sagt Barbara Nath-Wiser, „habe ich viele Dinge gelernt, von denen ich wusste, dass sie mir in Indien nützlich sein würden." Homöopathie war eines dieser Dinge: In Indien hatte Hahnemanns Medizin schon zu seinen Lebzeiten einen festen Stellenwert in der gesundheitlichen Versorgung. Im internationalen Vergleich hat sie dort eine einzigartige Entwicklung genommen und ist weiter verbreitet als in jedem anderen Land der Erde.

Baba-ji, wie Barbara ihren Ehemann nannte, war nicht nur ein fürsorglicher Vater für Annapunra und Söhnchen Shankar, der zwei Jahre später geboren wurde. Der Yogi kümmerte sich auch liebevoll um Barbaras psychisch kranken Bruder.

ZURÜCK NACH INDIEN

Doch dann, 1984, wurde er selbst sehr krank: „… so krank, dass er in seiner Heimat sterben wollte."

Die junge Familie kehrte also nach Indien zurück und ließ sich in Rakkar nieder, wo der Yogi viele Jahre gelebt hatte. „Ich begann nun, ernsthaft Hindi zu lernen, die Sprache der Region."

Info

Auszeichnungen

2004 wurde Dr. Barbara Nath-Wiser mit dem „Two Wings Award" ausgezeichnet. Dieser Preis – eine Bronzefigur des Bildhauers Martin Müller – wird für Entwicklungsprojekte verliehen, die sich für die Verbesserung der Lebensbedingungen und die Aus- und Weiterbildung von Frauen einsetzt. 2005 wurde sie im Rahmen der Initiative „1000 Frauen für den Friedensnobelpreis" für diese Ehrung nominiert.

Dr. Barbara, wie sie von all ihren Patienten genannt wird, begann, an drei Tagen in der Woche im tibetischen Delek-Spital in Dharamsala zu arbeiten. So wurde sie nicht nur mit den typischen Erkrankungen der Region vertraut; sie bekam auch einen umfassenden Einblick in die unterschiedlichen Methoden, diese zu behandeln. Wenig später wurde ihr der Job als leitende Ärztin in dem Hospital in Dadh angeboten, zu dem sie jeden Tag 15 km mit dem Bus fahren musste – und wieder zurück. Wer je in einem solchen Bus gefahren ist, der weiß, dass der Komfort in etwa dem eines Leiterwagens entspricht. Doch endlich bekam sie die Chance, auf die sie gewartet hatte: sich für die ärmsten Einheimischen zu engagieren, die nur wenig Zugang zu Gesundheitsversorgung und Behandlung hatten.

Mit ihrem Aktionsradius erweiterte sich auch ihre Vorstellung davon, wie man eventuell eine eigene Ambulanzstation einrichten könnte. Sie hatte kaum Fuß gefasst in diesem Gedanken, als ihr Mann 1986 starb. Annapurna war sieben Jahre alt, der kleine Shankar fünf. Und mit diesem Verlust waren ihre Zukunftspläne erst einmal auf Eis gelegt.

BABA-JIS MAGIE ÜBER DEN TOD HINAUS

Nichts deutete darauf hin, dass ihr Traum von einer eigenen ganzheitlichen Klinik mit dem Schwerpunkt Homöopathie und Akupunktur tatsächlich Wirklichkeit werden könnte. „Ohne Unterstützung konnte ich meinen Job nicht einfach aufgeben."

Doch gleichzeitig wurden die Bedingungen in dem Krankenhaus, in dem sie fast fünf Jahre gearbeitet hatte, immer unerfreulicher. „Ich ging schließlich zu einem tibetischen Lama, der mir riet, ein Tararitual zur Beseitigung von Hindernissen durchführen zu lassen." Gleichzeitig warnte er die Ärztin: Diese Art von Ritualen seien in der Lage, eine unvorhersehbare, beträchtliche Eigendynamik zu entwickeln! Wie sich herausstellen sollte, hatte er nicht übertrieben: Innerhalb weniger Tage wurde Dr. Barbara vom Krankenhaus gekündigt – was ihr ersparte, ihren bereits geschriebenen eigenen Kündigungsbrief abzuschicken. Das Schreiben traf bei ihr an einem Samstag ein. „Zufällig" war sie an diesem Tag mit einer Freundin, die ebenfalls in der Region lebte, zu einem Wochenendausflug verabredet. „Zufällig" stellte diese Freundin Dr. Barbara noch am selben Tag eine Schlüsselperson der österreichischen Hilfsorganisation CARE-Österreich vor. „Zufällig" hatte diese wiederum Querbindungen zur österreichischen „Aktion Regen" – einer Hilfsorganisation, die sich in Indien im humanitären Bereich engagiert. Ein schwedischer Fotograf und Freund erbot sich, auf die Schnelle Fotos von Dr. Barbara bei ihrer Arbeit zu machen, damit sie sich mit ihrem Hilfsprojekt bei der „Aktion Regen" bewerben konnte. Und eine Bekannte half ihr dabei, schnellstmöglich eine Stiftung ins Leben zu rufen.

Mit all dem in der Hand nahm Dr. Barbara Kontakt auf zur Gründerin von „Aktion Regen", Gerlinde Weingaertner. Und innerhalb kürzester Zeit wurde die Organisation der Hauptsponsor, der Barbara Nath-Wiser bis heute bei ihren großen Projekten in Indien unterstützt. So viel zum Thema Zufall.

DIE ERSTE EIGENE KLINIK

1989 sollte ihr ganz besonderes Jahr werden. Sie gründete – zur Erinnerung an ihren Mann und auch zu seiner Ehre – die Krishan Nath Baba Memorial Trust Clinic. Zunächst richtete Dr. Barbara dafür eine Ambulanz in ihrem eigenen Haus ein. Und zugleich hob sie das Nishtha Rural Health Education & Environment Project aus der Taufe, das „Dach" über der Klinik. Die Stiftung widmet sich maßgeblich der Aufklärung über Gesundheits-, Hygiene- und Umweltfragen und unterstützt entsprechend die ländliche Bevölkerung. Insbesondere Frauen kommen hierher, um sich über Gesundheitsvorsorge zu informieren und um ihre Kinder zur Welt zu bringen. Und später kommen die Kinder, weil sie hier immer eine Mahlzeit finden.

An Dr. Barbaras Seite sind Ram, der einstige Apotheker aus dem Krankenhaus in Dadh, und die nepalesische Ärztin Dr. Kusam Thapa, die sie persönlich in allopathischer und homöopathischer Medizin ausgebildet hat, ebenso in Akupunktur. Die beiden Frauen arbeiten nun schon lange Seite an Seite in einer wunderschönen, wenn auch kleinen Klinik, welche die Architektin Didi Contractor (ob dies tatsächlich ihr echter Name ist, wurde nicht überliefert) mit umweltfreundlichen Materialien aus der Region und mithilfe von Spendengeldern gebaut hat.

Viermal im Jahr fliegt Dr. Barbara nach Europa, um Gelder für ihre Projekte zu sammeln. Zu ihrem Team hat sich Suresh gesellt, ein einstiger Schieferarbeiter: „Er ist ein sehr geschickter Klinikassistent und außerdem zuständig für die Anfertigung von Kräuterarzneien." Und wenn ein Patient oder eine Patientin stationär aufgenommen werden muss, dann steht auch dafür ein Zimmer zur Verfügung. Bis zu vier Patienten finden darin Platz, und Dr. Barbara wohnt gleich nebenan. Von ihrem Haus bis zum Krankenbett sind es nur zwei Minuten.

Es ist wahrlich kein Wunder, dass im Lauf der Jahre das Vertrauen in die Fähigkeiten der homöopathischen Ärztin kontinuierlich gewachsen ist.

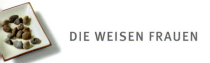

DIE WEISEN FRAUEN

DAS ETWAS ANDERE ZAHLUNGSSYSTEM

Das Team hat sich eine ganz besondere Strategie für die meist bitterarmen Patienten überlegt: „Wir haben sie in vier Gruppen eingeteilt", sagt Dr. Barbara, „A, B, C und D. Patient A hat ein einigermaßen passables Einkommen und bezahlt etwa 3 Euro für die Behandlung." Patient B, etwas weniger vermögend, wird mit 2 Euro zur Kasse gebeten. Patient C, meist Tagelöhner – sie machen den größten Teil der Klinik-Klientel aus – kann sich vielleicht gerade noch 20 Cent für eine Behandlung leisten. Und Gruppe D – tibetische Flüchtlinge, Wandermönche und Gastarbeiter aus Indien und Nepal – wird umsonst behandelt.

„Manchmal", sagt sie, „ist es wegen der Sprache schwer, eine homöopathische Anamnese zu machen, den Menschen anschließend ein paar Kügelchen unter die Zunge zu legen und ihnen zu sagen: ‚Kommen Sie in einem Monat wieder.'" Doch genau diesen Fall hat Prof. Dorcsi in seiner Ausbildung nach „bewährten Indikationen" bedacht. „Wir gehen oft nach den ganz vordergründigen körperlichen Symptomen und setzen vorwiegend die großen Polychreste ein (siehe Seite 145), die diverse Beschwerden abdecken."

Wenn es an der Verständigung hapert, dann ruft Dr. Barbara manchmal ihre Putz- und Haushaltshilfe als Dolmetscherin zu Hilfe. Denn selbst wenn sie fließend Hindi spricht – an den Dialekten scheitert sie bisweilen.

MIT MITFÜHLENDER TATKRAFT

Und dennoch gibt es diese universelle Sprache der Homöopathie, die der Ärztin auch weiterhalf, als die tibetischen Nonnen nach der Anfrage durch das Kloster in ihr Behandlungszentrum kamen.

Es ist nur ein kurzer Fußweg von Dr. Barbaras Nishtha Klinik zu der tantrischen Universität Gyuto in Sidbhari. Dieses Kloster stellte der Dalai Lama dem jungen Karmapa – er ist das heftig umstrittene Oberhaupt der ältesten Tulku-Linie des tibetischen Buddhismus und wird als lebender Buddha verehrt – als Residenz zur Verfügung. Mit seinem Gelöbnis zur „mitfühlenden Tatkraft" bescherte der junge Mönch Dr. Barbara eine große Herausforderung: die Behandlung der Nonnen, die oft nach jahrelangem Leid in Konzentrationslagern den Weg

---

Info

Bewährte Indikationen

Die Verschreibung homöopathischer Mittel nach „bewährten Indikationen" wurde bereits von Hahnemann erwogen und von dem österreichischen Professor Dr. Matthias Dorcsi in seiner Wiener Schule weiterentwickelt. Sie finden besonders in der klinischen Medizin Anwendung: Dorcsi hat festgestellt, dass sich die immer gleichen Mittel bei den immer gleichen Beschwerden immer wieder aufs Neue bewährt haben, etwa Gelsemium bei Kopfschmerzen, die vom Nacken aufsteigen, oder Aconitum bei Schock. Auf dieser Vorgehensweise fußt auch die Selbstmedikation.

Dr. Barbara Nath-Wiser

über die gefährlichen und von den Chinesen bewachten Pässe zwischen Tibet und Nepal geschafft hatten und nun hier angekommen waren.
Wie kann Homöopathie ihnen helfen? „Sie brauchten Ignatia gegen das Heimweh und Capsicum, das ein typisches Emigrantenmittel ist." Natrium muriaticum half ihnen gegen den tiefen Kummer in ihrer Seele. Sulfur war ein weiteres Mittel, das wegen der verschiedensten Hautsymptome infrage kam und oft als reinigende Arznei eingesetzt wird.

ZUSAMMENARBEIT MIT DEN FRAUEN

Nicht nur die Nonnen, auch die Frauen in der Region vertrauen der Ärztin. Sie bauen auf Dr. Barbaras Rat bei der Vorbeugung und Behandlung von Krankheiten. Sie suchen ihre Hilfe auch bei psychologischen Problemen in der Familie, von denen häusliche Gewalt als Folge von Alkoholismus nur eines ist. Die Ärztin baut dabei auf den Rat und das Wissen einer pensionierten Psychologieprofessorin aus Shimla.
Familienplanung ist ein weiteres wichtiges Thema: Mithilfe einer besonderen Kette der „Aktion Regen" lernen die Frauen in Seminaren und Workshops durch verschiedenfarbige Perlen ihren Zyklus kennen und die fruchtbaren Tage zu berechnen. Sie erfahren von den Möglichkeiten, eine Schwangerschaft zu verhüten. Die Mütter werden darüber aufgeklärt, wie wichtig Ernährung für ihre Kinder ist und dass diese sich ohne nährstoffreiche Mahlzeiten nicht nur körperlich nicht entwickeln können, sondern auch nicht geistig. Ein Mitarbeiter, Padam Nath, hat ein spezielles Programm für die Kleinen ausgearbeitet. Auf dem Weg zur und von der Schule in Sidhbari warten auf sie in Dr. Barbaras Klinik zwei Mahlzeiten, eine morgens und eine mittags.

EIN STÄNDIGES KOMMEN UND GEHEN

Auch Unterstützer des Zentrums schauen regelmäßig vorbei. Der Bayerische Rundfunk hat 2009 für seine Serie „Lebenslinien" einen Film gedreht: „Barbara, die Frau des Yogi". Aus 40 Stunden Dreharbeiten wurden 45 komprimierte und faszinierende Minuten. Und homöopathische Ärzte kommen zu Dr. Barbara, um sich aus- und fortbilden zu lassen sowie für gemeinsame homöopathische Arzneimittelprüfungen (siehe Seite 143). „Einmal haben wir eine Arznei geprüft, die hier wächst und die man dann am Sterbebett gibt, wenn ein Patient unter extremen Ängsten leidet. Während wir also diese Arznei prüften und bei einigen Probanden zunehmend Furcht vor dem Tod und Angst, loszulassen, auftauchten, begannen plötzlich Geier über uns zu kreisen. 15 Jahre lang hat sie niemand mehr in dieser Region hier gesehen! Sie waren gänzlich verschwunden, obwohl sie enorm wichtig für das Ökosystem sind – nachdem sie verschwunden waren, fraß niemand mehr das Aas. Und nun, während wir die Arznei prüften, die unmittelbar mit dem Tod zu tun hat und all die damit verbundenen Gefühle hervorruft, sammelten sie sich auf den Bäumen und schienen uns zuzusehen. Das war unglaublich!"
Seit 2003 können junge Österreicher ihr soziales Jahr bei der Nishtha-Stftung absolvieren. Aus Dharamsala und Sidhbari kommen Reisende, die in den Klöstern den Unterweisungen der Mönche lauschen. Dr. Barbara ist zu einer der wichtigsten Anlaufadressen für medizinische Versorgung in der Region geworden. Während ihr Zentrum in Rakkar sich vollständig etabliert hat, schaut sie immer wieder nach der nächsten Herausforderung: die Gesundheit der Frauen in den umliegenden Landgemeinden weiter zu verbessern. „Es kostet nicht viel …"

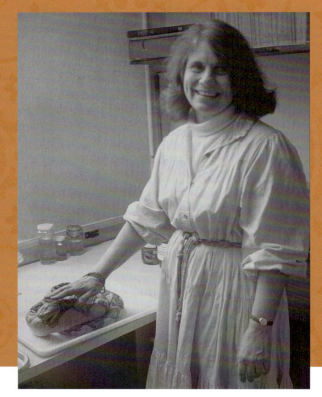

»Alles, was ich über Homöopathie zu sagen habe – was wert ist, gesagt zu werden –, habe ich in meinen Büchern geschrieben.«

Catherine R. Coulter

(*1934) HOMÖOPATHIN UND LEHRBUCHAUTORIN IN ARLINGTON/USA

DIE COULTER: WENN MÄNNER ein „Die" vor den Namen einer Frau setzen, dann bedeutet dies in der Regel Ehrfurcht: Sie weiß mehr. Sie ist geheimnisvoll, unerreicht. Eine Sehnsucht schwingt in diesem „Die", ein Verlangen, das sich nicht erfüllen wird. Die Dietrich. Die Monroe. Und in der Homöopahie: Die Coulter.

Homöopathen sind bisweilen eigenwillige Zeitgenossen. Sie hüten ihr Wissen wie den Heiligen Gral. Eifersüchtig bewachen sie ihre Methoden und Verschreibungen. Es hat lange gedauert, bis aus Catherine R. Coulter, Studentin mit einem Abschluss in englischer Literaturwissenschaft an der berühmten Columbia University in New York, „die Coulter" wurde, zu der die Experten bis heute aufblicken. In keiner ernsthaften homöopathischen Bibliothek dürfen ihre Portraits fehlen. Sie stehen neben „dem Boericke", „dem Kent" – jenen Lehrbüchern über Hahnemanns Medizin, die der Homöopathie den Weg in unsere Zeit gebahnt haben. Doch anders als alle anderen Lehrmeister vor ihr hat Catherine R. Coulter

Catherine R. Coulter

den homöopathischen Mittelbildern Leben eingehaucht – mithilfe berühmter Figuren der Weltliteratur.

Als junge Studentin ahnte Catherine R. Coulter noch nicht, dass ihre Leidenschaft für die großen Dichterinnen und Denker vergangener Jahrhunderte – Charles Dickens, Henry James, Emily Brontë, Jane Austen oder Mark Twain – sie und mit ihr die Welt der Homöopathie insgesamt eines Tages zu einer völlig neuen Sichtweise von Hahnemanns großen Heilmitteln inspirieren würde.

VON DER PATIENTIN ZUR AUSBILDERIN

Ihre Liebe zu seiner Methode begann wie die Millionen anderer Frauen auch: Anfang der 1960er-Jahre – sie hatte gerade ihr Studium abgeschlossen – reiste die junge Catherine mit ihrem Mann, dem Simultandolmetscher und Medizinhistoriker Dr. Harris L. Coulter (1932 – 2009) in die Ferien nach Frankreich. Sie hatte ihn an der Columbia University kennengelernt. Eine Bekannte empfahl ihr während des gemeinsamen Urlaubs, sich wegen ihrer Allergie doch einmal an einen Homöopathen zu wenden.

„Dieser Homöopath", erzählt Ulrike Kessler, die sämtliche der Coulter-Bestseller ins Deutsche übersetzte, „machte eine gründliche Anamnese und bat sie, am nächsten Tag wiederzukommen."

Als Catherine zum Termin erschien, gab er ihr eine Reihe von Arzneien und erklärte, er habe sich erst noch mit einem Herrn namens Dr. Kent aus den USA beraten müssen. Sie war tief beeindruckt: So ein teures Telefonat in die Staaten, und das nur für eine Allergie … Bevor sie in ihre Heimat zurückkehrte, fragte sie bei dem französischen Arzt an, ob sie die Adresse dieses wundersamen Dr. Kent wohl haben dürfe. Er verneinte barsch: „Sie können ihn nicht kontaktieren. Er ist seit 1916 tot." Seine Reaktion vermittelte Catherine R. Coulter einen ersten Eindruck davon, wie Homöopathen ihre Quellen gegen vermeintliche Eindringlinge verteidigen. Und es sollte beileibe nicht ihr letzter sein.

Auch ihr nächster Versuch, dem Geheimnis dieser sanften Medizin auf die Spur zu kommen, scheiterte an der gleichen Hürde: Elizabeth Wright-Hubbard (1896 – 1967), eine namhafte Homöopathie-Autorin, praktizierte in New York ganz in der Nähe der Coulter-Wohnung. Als Catherine die Expertin jedoch nach Buchempfehlungen fragen wollte, weigerte sich Wright-Hubbard, überhaupt mit ihr zu sprechen. Die Sekretärin dagegen war ein wenig aufgeschlossener: „Schauen Sie hier … dies ist der Boericke, eine Materia Medica."

> *»Der Verschreiber muss sich …*
> *der Materia medica …*
> *mit der Empfindsamkeit und*
> *Vorstellungskraft eines Poeten nähern.«*
>
> CATHERINE R. COULTER

In diesem Buch sind die Ergebnisse aller relevanten Arzneimittelprüfungen (mehr dazu ab S. 143) zusammengefasst. Für Catherine war die Lektüre der Beginn einer lebenslangen Liebe. Mit Boerickes Lehrbuch hielt sie erstmalig ein Grundlagenwerk in der Hand, das es ihr ermöglichte, zumindest ihre Familie mit Homöopathie zu behandeln. Dass es sich bei dem geheimnisvollen Dr. Kent ebenfalls um ein Buch handelte, genauer gesagt: um *das Reper-*

DIE WEISEN FRAUEN

Info

James Tyler Kents Repertorium

In Kents Nachschlagewerk werden sämtliche geistigen, seelischen und körperlichen Beschwerden eines Patienten systematisch anhand ihrer Symptome – geordnet von Kopf bis Fuß – mit homöopathischen Arzneien in Verbindung gebracht, die für die Behandlung der Beschwerden infrage kommen. Die Arznei mit den meisten „Treffern" ist am Ende oft die, die dem Zustand des Patienten am ähnlichsten ist: das „Simile" Hahnemanns (mehr dazu auf Seite 142 und 143).

---

torium der Homöopathie schlechthin, erfuhr sie erst drei Jahre später.

HOMÖOPATHIE UND WELTLITERATUR

Vielleicht ist es dieser Verschlossenheit der damaligen Homöopathen gegenüber der jungen Literaturwissenschaftlerin zu verdanken, dass Catherine R. Coulter ihr Wissen heute auf so großzügige Weise mit der Welt teilt. Ihre Lehrbücher lassen auf jede nur erdenkliche Weise Nähe mit menschlichen Schwächen zu. Ihr Einfühlungsvermögen in die Nöte und Abgründe der Seele, die sich auch in der gesamten Weltliteratur widerspiegeln, schaffen genau den richtigen Abstand, um sich selbst unaufhörlich wiederzuerkennen. *Sherlock Holmes, Huckleberry Finn, Stolz und Vorurteil* – Coulters Beispiele, in denen sie sowohl die Tragik als auch die großartig beschriebene Situationskomik mit den passenden homöopathischen Arzneien kombiniert, funktionieren wie eine Erkenntnisfabrik: „Das kenn ich!" „Oh ... das hab ich auch schon erlebt!" „Ach du meine Güte, das bin ja ich!" Sie geht nicht den Weg des Geheimnisses, den so viele Homöopathen noch immer beschreiten – sie geht den der Offenbarung und taucht dabei tief hinab in die Essenz des Menschen. Das Gefühl des Alleinseins mit den eigenen Problemen verflüchtigt sich im Angesicht ihrer Bilder. Man sitzt mit ihr, metaphorisch gesprochen, in den Rängen des großen Theaters der Welt – und lacht und leidet mit den Darstellern auf den unterschiedlichsten Bühnen des Lebens.

ZU HAUSE BEI CATHERINE R. COULTER

Doch so offen ihr Herz für die tief liegenden Wahrheiten von Krankheit und Heilung auch ist – so verschlossen ist Catherine R. Coulter, wenn es um ihr persönliches Leben geht: Es ist nahezu unmöglich, eine Vorstellung von der privaten Welt der berühmten Homöopathin zu gewinnen. Dass wir dennoch einen Blick auf ihre nähere Umgebung werfen konnten, verdanken wir ihrer deutschen Übersetzerin. „Als ich sie kennenlernte, war ich tief beeindruckt, wie bescheiden sie ist, wie differenziert. Auf ihrem Schreibtisch in ihrem winzigen Schreibstübchen unterm Dach steht heute noch eine Originalausgabe von Kent, zusammen mit ihrer ersten Materia Medica von Boericke, sowie Bogers ‚Synoptic Key'."
Erst seit diesem Jahr gibt es in dem riesigen, uralten Holzhaus in Arlington – einem kleinen

Catherine R. Coulter

Ort mit New-England-Charme in der Nähe von Boston – einen Computer. „Sie schreibt von Hand. Dann wird alles abgetippt mit all den Querverweisen zu den ähnlichen Mitteln. Ich habe gedruckte Seiten von ihr gesehen, in denen sie Wort für Wort akribisch umstellt, bis eine Situation vollkommen zutreffend dargestellt ist."

Ulrike Kesslers Augen nahmen uns mit in Catherine R. Coulters Wohnzimmer. Nur zwei in blau-grünem Seidenmuster bezogene Sessel aus dem 19. Jahrhundert stehen vor einem kleinen Kamin. Auf einem Konzertflügel daneben komponiert Catherines Tochter Marian; und gemeinsam mit ihrer Mutter haben Marian und ihre Schwester Elizabeth einen Verlag gegründet, um die Coulter-Bücher nun selbst in die ganze Welt zu verschicken. Sohn Alexander hat den Titel ihres „Krebs"-Buches illustriert.

Es gibt nichts Überflüssiges in diesem Haus, kein Bild an der Wand, nicht einmal mehr ein Buch. Dafür eine kleine, wirkungsvoll in Szene gesetzte Hahnemann-Büste. Es existiert nur ein einziges bekanntes Foto von Catherine R. Coulter – circa 40-jährig, mit dunklem, schulterlangem, etwas lockigem Haar, einer kleinen, etwas kompakten Statur und einem ungemein sympathischen Lächeln.

In der Küche mit den schwarz-weißen Bodenfliesen wurden wir durch Kesslers Erzählungen stumme Zeugen davon, wie Catherine fürsorglich einen köstlichen Salat, Pellkartoffeln und einen Quark-Dip zubereitete, und dabei von ihrer Arbeit erzählte. „Als Ausbilder ist man wie ein Gärtner", sagte sie zu ihrer Übersetzerin, die inzwischen selbst seit vielen Jahren praktiziert und unterrichtet. „Die Auszubildenden sind die Pflänzchen. Bei manchen muss man eine kleine Stütze einbauen; manche brauchen mehr Dünger, manche weniger."

DAS NEUE BUCH

Das minimalistische Haus erscheint wie der stille, ein wenig kühle Gegenpart zu den lebendigen und farbenprächtigen Gestalten, welche „die Coulter" in ihren Büchern auferstehen lässt … die vollkommen schlichte Bühne für all die homöopathischen Szenenbilder, die sich vor ihren Augen im Laufe ihres Lebens abgespielt haben. Nichts verschleiert die Essenz der Mittelcharaktere, welche die Homöopathin so tief durchdringt. Nach ihrem quirligen Familienhaus mit all seinen Büchern, in dem sie früher mit ihren Kindern lebte, ist dieser Ort nun die Oase. Hier nehmen ihre Gedanken Gestalt in einem neuen Buch an, das sich ihrem Lebenswerk – der Ausbildung von Homöopathen – widmet.

DAS ERSTE BUCH

Als Ulrike Kessler 1988 der erste Band von Coulters „Portraits homöopathischer Arzneimittel" zur Übersetzung angeboten wurde, war sie gerade frischgebackene Heilpraktikerin. „Ich habe mich immer für Sprachen interessiert, Englisch, Französisch, aber Coulters erstes Buch konnte ich nicht lesen – ich konnte es einfach nur übersetzen. Ich saß im Urlaub mit einem Langenscheidt-Wörterbuch am Campingtischchen und habe versucht, diese großartige, differenzierte Sprache ins Deutsche zu übertragen. Es hat ein Jahr gedauert." Sie begann, zu ihrem besseren Verständnis die englischsprachige Literatur zu lesen, auf die die amerikanische Homöopathin so gern in ihren Beispielen verweist. „Nach dem ersten Band, der vom Fleck weg ein Bestseller war, bin ich an die Hahnemann Clinic in Berkeley/Kalifornien gegangen, um dort ein Praktikum zu machen." Mit dieser Gruppenpraxis von Homöopathen, die 1974 gegründet worden war, hatte es eine besondere Bewandtnis.

DIE WEISEN FRAUEN

AUFBRUCH IN EIN NEUES ZEITALTER

Rückblende in die 1960er-Jahre. Am Horizont dämmerte die amerikanische Hippiekultur herauf, während der Stern der Homöopathie als alternative Medizin unaufhaltsam zu sinken schien.

„Damals gab es so gut wie keine Literatur und kaum Studenten", so Ulrike Kessler. „Die alte Garde an Homöopathie-Größen war gestorben. Hahnemanns Medizin befand sich in den USA auf einer Talfahrt." Es war Catherines Mann Harris, der – inspiriert durch das Interesse seiner jungen Ehefrau – schließlich bemerkte, dass die Homöopathie neue Impulse brauchte. Denn es gab außer sehr wenigen Ärzten nur eine Handvoll Laien, die sich ernsthaft für Hahnemanns Heilmethode interessierten.

Nach der Lektüre der Materia Medica von Boericke und „dem Kent" sollten Jahre vergehen, bis Catherine R. Coulter schließlich zu einer gebrauchten Kopie der zehn Bände der „Guiding Symptoms" von Dr. Constantin Hering kam – einem Deutschen, der Hahnemann noch selbst als junger Medizinstudent in Leipzig erlebt hatte. Während seiner Studienzeit war Hering beauftragt worden, eine Abhandlung über den „Irrweg der Homöopathie" zu schreiben. Doch heraus kam dabei das genaue Gegenteil: Er wurde stattdessen ihr glühender Verfechter! Mit seiner Auswanderung nach Philadelphia im Jahr 1833 wurde Constantin Hering zum Urvater der amerikanischen Homöopathie. Bei einer Expedition nach Südamerika hatte er zuvor erstmalig das Schlangengift Lachesis (ab Seite 110) so ausführlich an sich selbst getestet, dass er eine lebenslange Lähmung an seinem linken Arm davontrug. Seine Erkenntnisse über den Heilungsverlauf nach der Gabe einer genau passenden Arznei sollten die Homöopathie für immer prägen: dass sich Symptome nach der Gabe der passenden Arznei von oben nach unten, von innen nach außen und in der umgekehrten Reihenfolge ihres Erscheinens zurückbilden (mehr dazu ab Seite 148).

Catherine, inzwischen fast 40, vertiefte sich nun, nach der Entdeckung seiner Bücher, so gründlich in die wenige homöopathische Literatur, die sie besaß, dass sie Anfang der 1970er-Jahre damit beginnen konnte, selbst junge Ärzte und Laien auszubilden. Und unter diesen waren auch die Begründer der Hahnemann Clinic in Berkeley.

AUFSTIEG UND ENDE EINER GROSSEN LIEBE

„Sie war die Einzige ihrer Zeit, die wirklich kompetent in der Vermittlung der Materia Medica war", sagt Ulrike Kessler. „Und schließlich kam sie – eine Frau! – an das von Männern dominierte ‚National Center for Homeopathy'."

Catherines Mann Harris war dort bereits im Vorstand. Er hatte seine Doktorarbeit geschrieben, worin er die Geschichte der Homöopathie in Amerika erforschte. In der National Library of Medicine in Bethesda/Maryland waren nahezu alle homöopathischen Bücher aus den Nachlässen der großen amerikanischen Homöopathinnen und Homöopathen gesammelt, und Harris L. Coulter hatte sich darangemacht, sie zu katalogisieren und zu studieren. Währenddessen setzte Catherine die großen Arzneimittelbilder zunehmend in Beziehung zur englischen und amerikanischen Literaturgeschichte. Wie tief sich die Coulters gegenseitig beeinflussten, welch eine schicksalhafte Liebe sie verband, wird – auch wenn ihre Ehe zerbrach – für jeden Menschen offensichtlich. Ihr umfassendes Wissen über die Homöopathie hat maßgeblich dafür gesorgt, dass Hahnemanns Medizin in den USA nicht völlig verloren ging und dass nun seine sanfte Heilmethode gerade dort einen neuen Aufschwung erlebt.

DIE DRAMEN DES LEBENS

Durch Catherine R. Coulters Augen – „… so tief und so wach, dass man in ihnen versinken könnte" – bekommen Dramen wie zum Beispiel Shakespeares *Romeo und Julia* eine ganz neue Bedeutung. In den *Portraits homöopathischer Arzneimittel* (Band 2, Seite 186) schreibt sie über Ignatia (ab Seite 62) und das berühmteste Liebespaar der Welt: „Unter dem Einfluss der Leidenschaft zeigen die Liebenden die unerklärlichen Verhaltensweisen und Stimmungen des Mittels, schwanken zwischen ungezügelter Hochstimmung und vorschneller Verzweiflung. Selbst die, die ihnen nahestehen, Julias alte Amme und der Mönch, der den giftigen Schlaftrunk mischt … werden von ihrer Hysterie gefangen und handeln zweifellos, als seien sie von Ignatias ‚mangelnder Urteilsfähigkeit' (Kent) geleitet."

Aus ihrem Unterricht entwickelte sich in den frühen 1980er-Jahren schließlich die erste amerikanische Materia Medica seit 1944, die sie 1986 in den Staaten veröffentlichte.

COULTERS NEUE AUSBILDUNGSMETHODE

„Je länger ich selbst praktiziere", sagt Ulrike Kessler, „umso mehr sehe ich: Es kommt nicht auf die Methode an. Es kommt auf die Liebe zur Methode an." Diese Liebe zur Methode hat Catherine R. Coulter versucht, ihren Schülern weiterzugeben. Um sie auszubilden, verließ sie das traditionelle Unterrichtsmodell der Lehrenden, die ihre Kenntnisse von der Bühne – um nicht zu sagen: von oben herab – einem Auditorium vermitteln. Sie entwickelte ein ganz neues Ausbildungssystem: die Praxisanleitung, die auf einem unmittelbaren und sehr persönlichen Lehrer-Schüler-Verhältnis aufbaut. „Die Basics der Homöopathie", sagt sie, „sind ganz einfach. Man kann sie in 50 Stunden lernen. Den Rest lernt man aus Büchern und am Patienten." Der Schüler schaut dem Lehrer zunächst nur zu. Dann praktiziert er unter dessen Aufsicht und behandelt schließlich selbst. Damit war Coulter zu der Methode zurückgekehrt, mit der Hahnemann seine junge Frau Mélanie unterwiesen hatte. Bis heute geht Catherine in die Praxen von Ärzten, denn nur dort darf sie homöopathisch arbeiten. „Es wäre in Massachusetts nicht legal, als Nicht-Medizinerin allein und ohne Aufsicht Patienten zu behandeln", sagt Kessler. „Mit dieser Art des Lehrens hat sie Legionen von Ärzten trainiert, die nach ihrer Methode gearbeitet haben und noch immer arbeiten."

Catherine R. Coulter selbst sieht die Bilder, die sie benutzt, als Werkzeuge – Hilfsmittel, um die Komplexität eines Falles und die Komplexität eines Mittels miteinander zur Deckung zu bringen. „Sie hat kostenlos unterrichtet und sich wohl vor allem über ihre Bücher finanziert. Was sie ausstrahlt, ist die Liebe zu dem, was sie tut", sagt Ulrike Kessler. „Und Liebe ist eine wesentliche Voraussetzung von heil werden."

Manchmal, auch das zeigt Coulters ganz besondere Sichtweise, brauchen wir eine homöopathische Arznei, weil der Einfluss der Person, der das Mittel eigentlich ursprünglich hätte helfen können, dermaßen auf uns übergesprungen ist, dass er nun uns selbst krank gemacht hat. Wir leiden ähnlich – genau wie Hahnemann es in dem Wort „Homöopathie" (homoios = ähnlich und pathos = leiden) vor mehr als 200 Jahren beschrieben hat. Und oft können wir durch die gleiche Arznei geheilt werden.

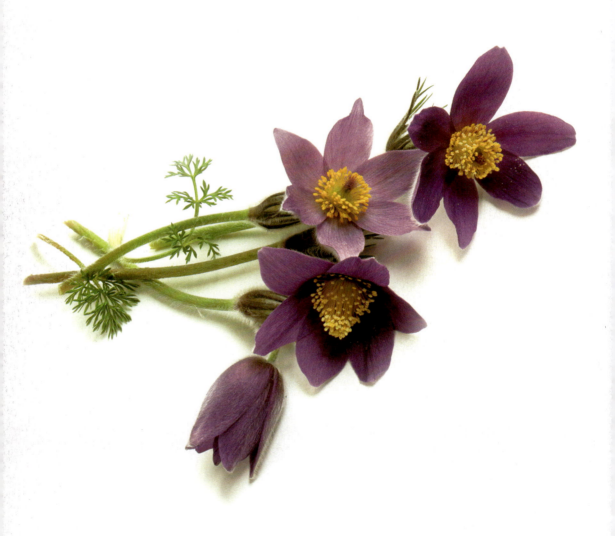

Kapitel 2

DIE 9 GROSSEN FRAUENMITTEL

Sprühend und kreativ, mütterlich und gewissenhaft, die extravagante Künstlerin, der Vamp, die weise Frau – all diese Typen und noch viele mehr stecken in jeder Frau. Symptome, die uns oft feindlich erscheinen, sind in Wirklichkeit der Ruf von Körper und Seele, sich aufzumachen und die ganze Fülle unserer Möglichkeiten zu entdecken. Diese Potenziale hervorzuzaubern ist die große Magie der Homöopathie.

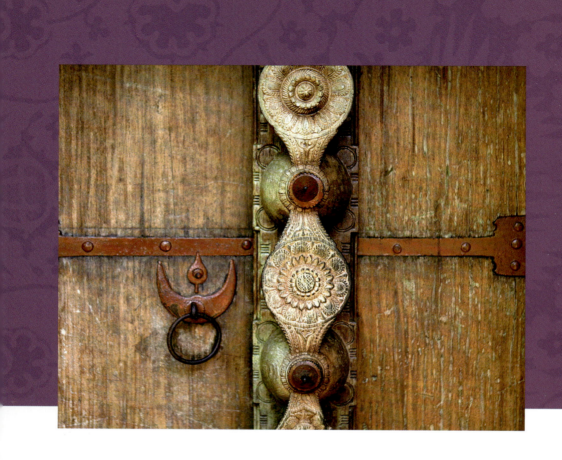

Das Geheimnis der 9 Pforten

FRAUEN WISSEN UM DIE Zusammenhänge zwischen Körper und Seele – doch es gibt viele Geheimnisse, die sie in den Irrungen und Wirrungen ihres Lebens vergessen haben. Durch Homöopathie öffnet sich das Tor und sie finden den Weg zurück zu ganzheitlicher Gesundheit, so wie nur Frauen sie in ihrer Tiefe verstehen. Jede der Frauen, die wir in diesem Buch vorstellen – egal, ob es die großen Homöopathinnen in Kapitel 1 sind oder die prominenten Zeitgenossinnen, die wir in Kapitel 3 interviewen –, war auf eine stille Weise ungeheuer mutig. Jede von ihnen ging durch einen Wandlungsprozess, der ihre äußeren ebenso wie ihre inneren Mauern niedergerissen hat. Was sie mit und durch Homöopathie erlebten, ging weit über die unmittelbare Wirkung der Arzneien hinaus. Sie gab ihnen die Kraft, ihrer Sehnsucht zu folgen und ihre Bestimmung zu finden.

Im Lauf der fast zweihundertjährigen umfangreichen Erfahrung mit der Homöopathie haben sich bis heute neun klassische Mittel herauskristallisiert, die ganz speziell für das Leben von Frauen, für ihre Gesundheit, ihr körperliches und seelisches Wohlbefinden, eine außerordentliche Bedeutung erlangt haben. Diese neun großen Frauenmittel der Homöopathie sind ohne Frage wunderbare Heiler für akute Symptome. Sie sind millionenfach bewährte Helfer in kleinen wie in großen gesundheitlichen Krisen. Das allein wäre schon mehr als Grund genug, diese sanfte Medizin näher kennenzulernen und sich mit ihr vertraut zu machen. Selbst ein Teil der Natur, stellen die verdünnten und potenzierten Ausgangsstoffe (siehe Seite 144) einen elementaren Teil ganzheitlicher und natürlicher Medizin dar.

EINE SEELENVOLLE MEDIZIN

Gleichzeitig verkörpern diese neun jedoch noch viel mehr: Aspekte des Weiblichen, des Menschseins schlechthin, die jede Frau kennen und meistern sollte. Sie helfen ihr, in die Tiefe ihrer Seele vorzudringen. Sie begleiten sie dorthin, wo kein Scanner hingelangt. Bilder offenbaren sich, die selbst der besten Computertomografie verschlossen bleiben. Quellen der Angst werden durch Homöopathie sichtbar und lösbar. Ursachen von Unsicherheit lassen sich erkennen und überwinden. Hoffnungslosigkeit oder innere Rebellion, Demütigung und Zorn verlieren ihren quälenden Einfluss. Homöopathie dringt in jene Bereiche der menschlichen Seele vor, die in unmittelbarem Zusammenhang mit unserem körperlichen Wohlbefinden stehen. Sie verknüpft die unsichtbaren inneren Fäden dort, wo sie vielleicht vor langer Zeit gerissen sind. Mithilfe seiner Methodik erkannte Samuel Hahnemann, was seine Patient(inn)en tatsächlich krank machte. Und das war keineswegs nur ihre Lebensweise, wie etwa schlechte Ernährung, mangelnde Bewegung oder unhygienische Wohnverhältnisse. Er erkannte auch ihr verletztes Lebensgefühl und den damit verbundenen persönlichen Schmerz.

> »Dann kam der Tag, an dem
> es mir größere Schmerzen bereitete,
> eine verschlossene Knospe zu bleiben,
> als mich zur Blüte zu öffnen.«
>
> ANAIS NIN (1903 – 1977)

Meist geht der tieferen Einsicht in diese Zusammenhänge eine Krankheit oder ein äußerst schmerzlicher Seelenzustand voraus – oft sogar beides. Etwas oder irgendjemand hat uns mitten ins Herz getroffen. Ein bestimmtes Ereignis wirft uns aus der Bahn. Und schon kommen unsere verletzlichen Seiten zum Tragen: Zustände wie Eifersucht oder Konkurrenzkampf tauchen auf, Migräne oder Rückenschmerzen, Kontrollsucht oder Depressionen, Putzwang oder Hitzewallungen oder auch die Sucht nach Dramen oder ewig junger Schönheit.

DAS GLEICHE, WENN AUCH NICHT DASSELBE

Jedes der neun Mittel entspricht dem vordergründigen Charakter und Verhalten eines bestimmten Frauentyps, also einer Art „Frauen-Grundtyp". So steht etwa Pulsatilla (ab Seite 70) für Fürsorge, Lachesis (ab Seite 110) für Versuchung, Silicea (ab Seite 86) für Beständigkeit oder Sepia (Seite 94) für Unabhängigkeit. Dabei sind die wenigsten Frauen ein reiner Typ, also zum Beispiel reines Natrium oder reine Ignatia. Meist mischen sich drei Typen, wobei einer, je nach den äußeren Le-

DIE 9 GROSSEN FRAUENMITTEL

> **Info**
>
> **Typ und Mittel**
>
> Der Frauentyp und das passende Mittel haben die nahezu gleichen Eigenschaften. Deshalb geben wir den Frauentypen in diesem Ratgeber meist einfach den Namen des ihnen entsprechenden Mittels und nennen sie kurz „Staphisagria", „Platin", „Arsenicum" etc.

bensumständen und aktuellen Ereignissen, sichtbar vorherrscht. Entsprechend dem bestimmenden Mittel spricht man in der Homöopathie dann von der Konstitution eines Menschen. Sie ergibt sich aus den ererbten Anlagen – also den mitgebrachten Anfälligkeiten für bestimmte Krankheiten und Störungen – und aus den im Laufe des Lebens erworbenen Krankheiten und Schwachstellen. Hinzu kommen, als dritter entscheidender Faktor, die Umstände und Auslöser, unter denen sich Beschwerden verbessern oder verschlechtern, die sogenannten Modalitäten (siehe Seite 142 und 144). Mithilfe dieser drei Kriterien – und das ist die Grundidee der Homöopathie – zeigt sich die weitestgehende Deckung von Frauentyp und Charakter eines Mittels.

DER WEG DURCH DIE 9 PFORTEN

Jede der Arzneien verkörpert auf ihre Weise verschiedene spezielle Aspekte einer Frau: die strahlenden, attraktiven und anziehenden einerseits, aber auch die dunklen, unerlösten, verstörenden Seiten. Und diese können durch Homöopathie geheilt werden: zum Beispiel das Klammern und Jammern von Pulsatilla, wenn sie krank wird, die Manipulation und Eifersucht von Lachesis, wenn ihr Druckpegel steigt, die Sturheit von Silicea, wenn etwas anders läuft, als sie sich vorgestellt hat, die vernichtende Kritiksucht von Sepia, wenn sie sich in ihrer weiblichen Würde verletzt sieht. Unter bestimmten Lebensumständen, in bestimmten Lebensphasen, wie Schwangerschaft oder Wechseljahre, oder durch einschneidende Ereignisse können sich die positiven, gesunden Aspekte in die negativen, krankhaften verkehren. Die betroffene Frau gerät in einen Akutzustand, der sich entweder mit ihrem entsprechenden Konstitutionsmittel weitestgehend decken kann oder auch nach einer der anderen Arzneien verlangt, die den Symptomen so genau wie möglich entsprechen sollte. Beinahe jede Frau ist einmal in ihrem Leben mit den neun großen Mitteln – oder wenigstens mit einigen davon – konfrontiert, weil diese wesentliche Lebenssituationen und Stationen im Lebenszyklus darstellen, etwa Karriere, Mutterschaft, Konkurrenzkampf, Eifersucht. So kann die Trennung von einem geliebten Menschen – sei es durch Scheidung oder Tod – bei jeder Frau einen Natriumzustand auslösen, ganz unabhängig von ihrer ursprünglichen Konstitution beziehungsweise ihrem Grundtyp. Es sind die neun „Pforten", durch die wir Frauen gehen, und die neun Frauenmittel können uns dabei helfen, den Weg durch die Pforten zu meistern. Sie sind die Schlüssel auf dem weiblichen Lebensweg.

LICHT UND SCHATTEN AKZEPTIEREN

Natürlich liebt jeder Mensch seine besten Eigenschaften mehr als die weniger schmeichelhaften. Doch nur wenn wir beide Seiten in uns kennen(lernen), wenn wir sie in uns wahrnehmen, statt sie zu ignorieren, haben wir die Chance, gut mit ihnen zu leben. Erst dann werden wir wirklich heil, sprich: gesund. Das ist keineswegs immer leicht. Doch mithilfe der Homöopathie verlieren die Schatten der Angst ihre Macht, Dramen ihre Bedeutung, Schmerzen ihren Stachel.

Keine Frau weiß, mit welchen Herausforderungen sie das Leben konfrontieren wird: Geburt und Tod, glanzvolle Hochzeit oder enttäuschte Liebe, finanzieller Aufstieg oder Ruin, Betrug und Scheidung, bedingungslose Hingabe oder Verrat. Vielleicht reicht ein kleiner Auslöser – wie die Bevorzugung einer Kollegin bei einem Projekt, das wir selbst im Visier hatten –, um uns komplett aus der Bahn zu werfen. Vielleicht wird aber auch die Welt durch eine schwere Erkrankung einstürzen, durch den Missbrauch unseres Kindes oder unserer selbst oder den Verlust des Menschen, den wir am allermeisten liebten. Niemand kennt sein Schicksal. Und es sind keineswegs immer nur die schlechten Nachrichten, die uns den Boden unter den Füßen wegziehen.

IM AUGENBLICK DES SCHMERZES

Oft sind es auch die guten: wenn man, wie zum Beispiel Sandra Bullock, darauf konditioniert ist, dass nach dem großen Glück immer die Katastrophe auf dem Fuße folgen muss. Eine Frau, die denkt, dass sie nicht wirklich etwas Gutes verdient hat, ohne einen hohen Preis dafür bezahlen zu müssen, wird immer wieder in die Falle tappen, bis sie ihre Annahme verändert. In Sandra Bullocks Fall folgten dem wohlverdienten Oscar 2010 für den Film „The Blind Side" die Enthüllungen über ihren (jetzt Ex-)Mann und eine Pornodarstellerin. Wir wissen nicht, wie wir reagieren werden, wenn unser Tag gekommen ist, eine wichtige Entscheidung zu treffen. Was nahezu alle sehen, nur nicht wir selbst, wird an diesem Tag X häufig offenbar, und das macht es noch viel schmerzlicher: In vielen Fällen – und ganz besonders dann, wenn es um Beziehungskonflike geht – haben wir uns das Bein selbst gestellt. Je nachdem, welche Gefühle daraufhin in einer jeweiligen Frau ausgelöst werden, fällt sie auf einmal in Verhaltensmuster, die sie sich niemals hat vorstellen können. Wenn sie unendlich duldsam war (wie der Staphisagria-Typ), kommt nun die andere Seite der Arznei zum Vorschein: Plötzlich schmeißt sie jetzt vielleicht mit Tellern. Wenn sie sich womöglich ohnehin als Opfer des Schicksals empfindet (wie der Natrium-Typ), wird diese Seite beim Verlust eines geliebten Menschen nun eventuell noch verstärkt und sie wird eine Depression erleben, aus der sie allein nicht mehr herausfindet. Oder Frauen beginnen (wie der Lachesis-Typ), fremde Handys und Briefe zu durchforsten auf der Suche nach Nachrichten, die nicht für sie bestimmt waren. Oder aus einer sanften, übernachgiebigen Pulsatilla wird eine zeternde Xanthippe (die dunkle Seite von Sepia). Vielleicht entwickeln Sie in der Stunde null eine Stärke, die Sie sich so niemals zugetraut hätten. Doch ebenso könnten Sie von einer Schwäche überwältigt werden, deren Überwindung einfach unvorstellbar erscheint.

DAS RICHTIGE MITTEL

Kein Mittel ist besser oder schlechter als ein anderes: Es gibt nur einfach dasjenige, das Ihnen die nächste Tür aufschließt. Alle sind Heiler. Das kann durch die kleinen akuten Mittel (ab Seite 150) geschehen, die helfen, Ihre aktuellen Beschwerden zu lindern. Aber häufiger passiert die Öffnung durch eines der neun großen Frauenmittel, deren Strahlkraft so fasziniert und deren Schattenseiten nicht immer leicht zu akzeptieren sind. Jedes von ihnen hat seine Wichtigkeit und Richtigkeit zu seiner Zeit – und wer wollte sagen, dass das einfache bescheidene Salz weniger bedeutungsvoll ist als das kostbare stolze Platin? Oder haben Sie schon einmal versucht, ihre Suppe mit Platin zu würzen? Die Kunst ist – und dies ist das große Geheimnis der neun Pforten – , sich selbst objektiv zu beobachten: Ihren Körper, Ihre Schmerzen, Ihre Verspannungen, Ihre Haltung, wie sich Ihr Gesicht anfühlt, die Ohren, der Nacken, Empfindungen wie warm, kalt, ängstlich, zornig, traurig, Ihre Reaktionen: aufgebracht, angepasst, widersprüchlich. Nur so finden Sie auch die homöopathische Arznei, die in diesem Augenblick am besten zu Ihnen passt.

ES IST, WIE ES IST

Das zweite Geheimnis – genauso wichtig wie das erste, nämlich sich selbst zu beobachten – ist, das, was Sie sehen, nicht zu bewerten. Der Widerstand gegen die aktuelle Lage verstärkt nur die seelischen und körperlichen Symptome. Vergeuden Sie also keine kostbare Zeit.

STEHEN SIE ZU IHREN GEFÜHLEN

„Ja, ich bin rasend eifersüchtig auf meine Kollegin. Ich hatte die Beförderung viel mehr verdient, und nun hat sie die bekommen. Das macht mich wütend und traurig, ich hab einen dicken Kloß im Hals und könnte nur noch heulen." Erkennen Sie Ihre Wut und Eifersucht im Hier und Jetzt an. Dann ist ihr Helfer schnell gefunden: Ignatia (ab Seite 62), die große Arznei bei akutem Kummer. Auch die Unentschlossenheit bei Pulsatilla gilt es objektiv zu betrachten: „Ich warte lieber, bis mein Mann nach Hause kommt. Ohne ihn treffe ich nur ungern Entscheidungen. Er ist der wunderbarste Mensch, dem ich je begegnet bin. Alles, was er sagt, ist so viel klüger als alles, was ich mir je ausdenken könnte." Ja, mag sein. Aber vielleicht würde hier auch ein wenig der Pulsatilla-Arznei helfen, um Ihre Entscheidungskraft zu stärken und Sie auf den Boden der Tatsachen zurückholen: dass erwachsene Frauen auch ohne fremde Hilfe erwachsene Entscheidungen treffen können. Und auch wenn Sie innerlich Schaum vor dem Mund haben, kann Homöopathie mit ihren sanften Impulsen die Richtung weisen. „Die??? Die darf mit nach Paris? Wieso das denn?! Am liebsten würde ich jetzt ihren Mann anrufen und ihm sagen, dass ich sie neulich mit einem anderen gesehen habe. Ich gehe sofort einkaufen – sie wird platzen, wenn sie meine neuen Schuhe sieht!" Die passende Arznei wird hier ganz schnell offensichtlich: Lachesis (ab Seite 110), wenn Eifersucht und Konkurrenzdenken die Sinne vernebeln.

ALLES IST IN BEWEGUNG

Atmen Sie tief durch. Was Sie gerade empfinden, hat vielleicht nicht unbedingt etwas mit dem erwachsenen, selbstbestimmten Menschen zu tun, zu dem Ihre Eltern Sie zu erziehen versuchten. Aber dafür spiegelt es Ihr momentanes Gefühl wider. Es ist garantiert nicht immer leicht, zu beobachten, welche Messer auch Frauen innerlich zücken, wenn sie sich zurückgesetzt, überfordert und übergangen fühlen. Und noch viel schwieriger ist es, sich nicht innerlich auch noch dafür schlecht zu machen. Selbstbeobachtung – ohne sich zu bewerten – ist eine hohe Kunst. Doch Frauen sind stark genug, die Wahrheit zu sehen, auch wenn sie vielleicht schmerzt. In der Homöopathie können Sie niemals den Menschen behandeln, der Sie gerne wären. Sie können nur die Person behandeln, die Sie in diesem Augenblick tatsächlich sind, die akuten körperlichen Beschwerden ebenso wie die tiefer liegenden chronischen und auch die Symptome der Seele. Die Dinge sind nicht in Stein gemeißelt. Sie sind vielmehr permanent in Bewegung. Je länger Sie mit Hahnemanns Methode arbeiten, umso klarer entscheiden Sie, welcher Weg für Sie ganz persönlich der richtige ist. Sie bestimmen selbst und unabhängig von der Meinung anderer Menschen, ob Sie sich von Ihren Emotionen wie ein Schaf durchs Dorf treiben lassen, was wer mit Ihnen machen kann – und was nicht. Ihre Entscheidungen werden zunehmend bewusster. Werden Sie immer der Gutmensch sein, der sanft und selbstlos auch die linke Wange hinhält, wenn jemand (natürlich symbolisch!) auf die rechte schlägt? Vielleicht ja, vielleicht nein. Sie entscheiden, was für Sie selbst richtig ist. Niemand sonst.

FURCHTLOS WERDEN

Während wir dieses Buch schrieben, tauchte natürlich die Frage auf, wer oder was eine Frau wäre, die ihre für sie entscheidenden Pforten durchschritten hat. Wir haben darüber diskutiert, was ihr die Erkenntnisse, die sie durch die einzelnen Mittel gewinnt, bringen könnten. Und wir kamen zu folgendem Ergebnis: Furchtlosigkeit – das ist die Qualität, die diesen erwachten Zustand am besten beschreibt. Furchtlos zu sein bedeutet nicht, keine Angst mehr zu haben – das wäre naiv. Es bedeutet vielmehr, über die Angst hinauszugehen, wenn wir wissen, dass etwas oder jemand uns ruft. Furchtlos zu sein heißt, den Mut zu haben, etwas Unbekanntes zu beginnen oder etwas Sinnloses zu beenden – ohne dass wir dazu die Bestätigung von außen bräuchten.

Furchtlosigkeit ist unsere wichtigste Freundin in Zeiten größter Herausforderungen. Sie ist die Muse, von der wir uns bei neuen Projekten inspirieren lassen, und sie ist die Kriegerin, wenn es darum geht, Übergriffen Grenzen zu setzen. Sie ist die Geliebte, die sich ihres Wertes vollkommen bewusst ist, und sie ist die Mutter, die ihre Verantwortung der Familie gegenüber erkennt und annimmt.

DAS INNERE LIED

In der Homöopathie der neun großen Frauenmittel geht es nicht darum, das ursprüngliche Wesen einer Frau zu verändern – im Gegenteil! Es geht vielmehr darum, Ihre Konditionierungen und inneren Wunden, die Ihrem Leben und Ihren Träumen im Wege stehen, der Heilung ein Stück näher zu bringen. Es geht darum, Glaubenssätze aufzudecken, die sich wie Schatten über Ihre Beziehungen legen, Sätze wie: „Ich muss mich gut darstellen!" Oder: „Ich bin sowieso immer die Dumme!" Oder: „Ich muss es allen zeigen!" Oder: „Alle nutzen mich aus!" Oder: „Ich weiß es sowieso besser."

Rajan Sankaran, einer der großen indischen Homöopathielehrer unserer Zeit, sagt: „… neben unserem menschlichen Lied tönt noch ein anderes in jedem von uns. Und dieses andere Lied färbt und gestaltet unsere Gefühle, Träume und ehrgeizigen Vorhaben, unsere Arbeit, unsere Beziehungen und sogar unsere Lebensumstände." Es geht darum, dieses andere Lied kennenzulernen – das Lied, das unsere besten Absichten vereitelt. Mithilfe dieses anderen Liedes finden Sie Ihre passende(n) Arznei(en). Mit deren Hilfe wiederum finden Sie zu Ihrem ganz eigenen ursprünglichen Klang zurück. Die neun großen Frauenmittel der Homöopathie stehen also für Sie bereit.

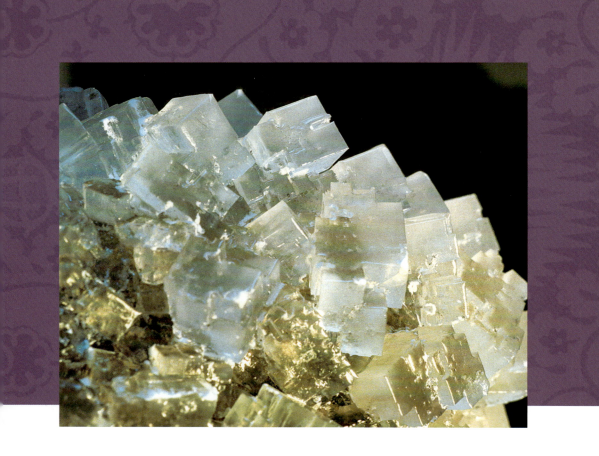

Natrium muriaticum

NATRIUM MURIATICUM ODER Natrium chloratum, wie es heute meist genannt wird, ist die wichtigste Arznei der Homöopathie bei tiefem, chronischem Kummer, den man einfach nicht loslassen kann. Wie Staphisagria (ab Seite 54) und Ignatia (ab Seite 62) gehört sie zu den sanften Helferinnen, wenn Liebesbeziehungen immer wieder aus dem Ruder laufen. Der Natriumtyp ist einfühlsam und verletzlich und bewegt sich durchs Leben wie ein einsamer Engel auf Erden. „Zu viel des Guten", denkt der Mann an ihrer Seite, wenn sie anfängt, ihre positiven Seiten zu übertreiben. „Sie hat eh nichts Besseres vor", denken dann die Kollegen und stapeln Ordner auf ihren Schreibtisch. Natrium selbst wiederum hofft, dass – wenn sie sich nur nützlich genug macht – sie eines Tages vielleicht doch noch geliebt wird.

Der Grundstoff, der in der Homöopathie für Natrium muriaticum verwendet wird, ist Kochsalz – das einfachste und wichtigste aller Gewürze. Zu wenig davon – und die Speise ist fade, zu viel – und sie wird ungenießbar.

Bildlich gesprochen könnte man sagen, dass die Natrium-Frau ihre Tränen so sehr nach innen vergossen hat, dass sie buchstäblich zur Salzsäule erstarrt ist.

DAS SALZ UND SEINE EIGENSCHAFTEN

Salz kostet wenig, ist überall verfügbar und ständig im Einsatz. Damit sind die Charaktereigenschaften der daraus homöopathisch potenzierten Arznei vom Prinzip her klar umrissen – ebenso wie der Frauentyp, dem dieses Mittel wunderbar helfen kann.

Überall gebraucht, umfassend genutzt, anschließend schlecht bezahlt: Das gilt auch für die Heilberufe, in denen Natrium-Frauen überproportional häufig zu finden sind. Ob Nachbarschaftshilfe oder Krankenschwester, Altenpflegerin oder Hospizbegleiterin, Psycho- oder Physiotherapeutin: Sie sind das offene Ohr und das wärmende Herz am Puls der leidenden Menschheit.

Wie auch das Salz selbst hat eine Natrium-Frau eine etwas eckige, klare und verlässliche Struktur. Sie ist pünktlich, pflichtbewusst, perfektionistisch und effizient – ähnlich wie Arsenicum (ab Seite 78). Sie leidet sogar unter ähnlichen Ängsten. Doch eines unterscheidet die beiden maßgeblich: Einem Arsenicum-Typ geht es um Macht, Geld und Einfluss. Diese Frauen wollen die Besten sein. Natrium dagegen will geschätzt werden für ihre wahren, tiefen Werte. Sie sehnt sich danach, so wie früher auch das Salz als „kostbare Währung" eingesetzt zu werden. Sie will der Retter in der Not sein, der Fels in der Brandung. Denn das ist der Moment, in dem sie überhaupt erst richtig aufblüht: wenn sie gebraucht wird! Für dieses Gefühl opfert sie sich auf – oft so sehr, dass sie Gefahr läuft, danach süchtig zu werden.

NATRIUMS MAUER

Homöopathen bevorzugen den Begriff „Natrium muriaticum" gegenüber „Natrium chloratum", weil die wörtliche Übersetzung (lateinisch murus = Mauer) anschaulich verdeutlicht, in welchem Zustand sich eine Natrium-Frau befindet, wenn sie krank wird: nämlich hinter einer Mauer, hinter die sie niemanden schauen lässt.

> »Da man uns verletzt hat, errichten wir eine Mauer um uns herum, damit man uns nie wieder verletzt. Und wenn man eine Mauer um sich herum errichtet, ... wird man nur noch mehr verletzt.«
>
> JIDDU KRISHNAMURTI (1895 – 1986)

Zu groß ist ihre Angst vor Demütigung, Spott, Kummer oder Zurückweisung. Niemand mag das gerne. Aber für Natrium mit ihrer extrem großen emotionalen Sensibilität sind solche Erfahrungen geradezu unerträglich. Und: Sie kann weder vergessen noch verzeihen! Tiefer als andere Menschen wird sie von Kindheit an von ihren Lebensumständen intensiv berührt. Sie ist ein braves Mädchen, das man nicht zu tadeln braucht. Ein einziger missbilligender Blick genügt, um sie zu bändigen. Natrium macht sich große Gedanken um das, was anderen Menschen widerfährt, und ihnen absichtlich Schmerz zuzufügen wäre für sie vollkommen undenkbar. „Verletze niemanden", lautet ihr Credo. Und insgeheim hofft sie, dass auch sie dann nicht verletzt wird. So entwickelt sich nach und nach eine empfindsa-

DIE 9 GROSSEN FRAUENMITTEL

Info

Der unerreichbare Mann

Natrium-Frauen haben eine Tendenz, sich in einen unerreichbaren oder gesellschaftlich unpassenden Mann zu verlieben. Auf diese Weise nehmen sie die Zurückweisung und den Kummer schon vorweg, die sie innerlich ohnehin immer erwarten.

me Persönlichkeit. Selbst wenn sie kerngesund ist, bemerkt man an dieser Frau immer eine vorsichtige Zurückhaltung. Sie ist nicht der Typ, der sich aufdrängt oder jemanden anspricht. Lieber beobachtet sie die Dinge aus einer sicheren Distanz und spürt dennoch mit seismografischer Genauigkeit, was gerade im Raum vor sich geht. Sie beteiligt sich nicht selbst am Gespräch. Wenn sie verliebt ist, würde sie das niemals zeigen, im Gegenteil: Dann signalisiert sie eher Desinteresse. Auch Partys mit vielen Menschen machen ihr Angst: Nur wenn sie zu zweit allein ist und Vertrauen gefasst hat, beginnt sie, sich zu öffnen.

Um Natriums Schutzmechanismus noch zu verdeutlichen, können wir ihn mit dem einiger anderer Typen vergleichen: Während sich Natrium hinter ihre Mauer zurückzieht, klebt sich Arsenicum kontrollsüchtig an andere Menschen. Platin dagegen versteckt sich hinter Hochmut. Und Staphisagria versucht, permanent auszugleichen und Erklärungen zu finden. So „schützt" sie sich vor Konflikten – selbst dort noch, wo sie eine Beziehung eigentlich unbedingt beenden sollte.

DER UMGANG MIT VERLUST

Typisch für Natrium-Frauen ist es, dass sie alte Enttäuschungen nicht hinter sich lassen können. Entsprechend pessimistisch reagieren sie auch, wenn andere Menschen verletzt werden oder diesen gar ein großer Verlust droht. Auch bei diesem Thema lohnt sich ein Vergleich mit den anderen Mitteln. Auf die Nachricht etwa, dass der Mann einer Freundin diese verlassen will, reagieren die neun homöopathischen Frauentypen ganz unterschiedlich und ihre Empfindungen gehen weit auseinander:

- Natrium ist sicher, dass man über einen solchen Schlag nur sehr, sehr langsam hinwegkommen kann – wenn überhaupt.
- Staphisagria sucht nach Zeichen, dass der andere es vielleicht gar nicht so gemeint hat und die Beziehung wahrscheinlich noch eine Chance hat.
- Ignatia fängt an, hysterisch zu lachen, obwohl sie eigentlich weinen möchte.
- Pulsatilla wird um die verlorene Liebe weinen.
- Arsenicum wird vermutlich fragen, ob die Finanzen geregelt sind.
- Silicea beschließt insgeheim, nie wieder ein Wort mit dem Verräter zu wechseln.
- Sepia hat gleich eine ganze Batterie von Begründungen dafür parat, warum Männer nicht verlässlich sind.
- Platin ist sicher, dass sie sich das niemals gefallen lassen würde, dazu ist sie sich zu gut.
- Lachesis vermutet, dass er eine andere hat.

WER WILL MICH SCHON?

Natrium-Frauen halten sich, vollkommen im Gegensatz zur Realität, für zutiefst wertlos und niedrig. Die Vorstellung, dass irgendein Mensch, sei es ein Mann, eine Freundin oder

Kollegen, sie einfach um ihrer selbst willen mögen könnten, ist ihr völlig fremd. Was sollte wohl interessant an ihr sein? Welchen Grund hätte jemand, Zeit mit ihr zu verbringen, einfach nur so? Also schaut sie, wie sie anderen unaufhörlich Gutes tun kann, und es dauert nicht lange, dann haben diese anderen begriffen, dass man Natrium auch nachts um 4 Uhr aus dem Bett klingeln kann, wenn es von der Decke tropft oder man eine Fahrgelegenheit zum Flughafen braucht. Und sie kommt und macht sich nützlich in der unausgesprochenen Hoffnung, dass ihr eines Tages ähnlich Gutes widerfahren möge.

Nur wenn sie immer und überall hilfreich einspringt, sagt sie sich, geht sie auch kein Risiko ein, dass man sie eventuell zurückweist. Der Natrium-Typ ist wie ein Supermarkt, in dem sich jeder selbst bedient – ohne jedoch an der Kasse zu bezahlen. Am Ende bleibt sie allein zurück, leer und ausge(t)räumt, ein Opfer des Schicksals und der Umstände, die ihr scheinbar immer alles nehmen, ohne etwas zurückzugeben.

> *Tipp*
>
> Wenn Sie das Gefühl haben, ständig ausgenutzt zu werden und immer mehr zu arbeiten als alle anderen, ist das ein klarer Hinweis auf die Arznei Natrium muriaticum. Dieses Mittel hilft Ihnen, „Nein" zu sagen, ohne dass Sie deshalb gleich Schuldgefühle entwickeln müssen.

ENGEL OHNE GLEICHGEWICHT

Es ist die große Gabe der Arznei Natrium muriaticum, dass sie einer Frau mit dieser Dynamik hilft, hinter ihre eigenen Kulissen zu schauen. Was in diesem Fall gar nicht so einfach ist. Denn was ist schon falsch daran, anderen Menschen zu helfen? Was gibt es daran zu kritisieren, wenn jemand zu einem steht, in guten und in schlechten Tagen? Wer sollte etwas gegen rettende Engel haben? Vom Grundsatz her natürlich niemand. Selbstlosigkeit, Mitgefühl und Einsatzbereitschaft sind großartige Eigenschaften – sie sind auch das, was den Natrium-Typ im positiven Sinne ausmacht, wenn er kerngesund ist. Das Problem ist die Motivation: das, was dahintersteckt. Wenn diese Frau ihre innere Balance verliert, verfällt sie in Extreme, die niemandem mehr dienen, am wenigsten ihr selbst. Sie hilft, um nicht einsam zu sein. Sie bringt maximalen Einsatz, um geliebt zu werden. Sie opfert sich auf, um sich – vermeintlich – vor Verletzung zu schützen. Es ist ihr unmöglich, einfach nach Unterstützung zu fragen. Stattdessen gibt sie (immer mehr) Hilfe, um in Wahrheit selbst Hilfe zu bekommen. Und wenn die Hilfe nicht eintrifft, ist sie zutiefst enttäuscht … was ihr Leid wiederum noch weiter verschlimmert. Sie merkt sich jeden Schmerz und lagert ihn, wie auch alle negativen Ereignisse zuvor, auf ihrer Kummerbank.

WENN DIE MAUER IMMER HÖHER WIRD

Irgendwann sieht eine Natrium-Frau nicht mehr, wie sie selbst diese Dynamik erzeugt – auch dann nicht, wenn man es ihr sagt. „Du musst mal an dich denken! Warum tust du nicht mal dir selbst etwas Gutes?" Gute Ratschläge von wohlmeinenden Freundinnen, die sich Sorgen um Natriums tiefe Augenringe machen, verpuffen im Nichts. Mehr noch: Sie will diese Ratschläge nur äußerst ungern hören! Denn die letzte Bastion moralischer Unangreifbarkeit, die dieser Typ mit seiner scheinbar selbstlosen Fürsorge errichtet, auch noch zu verlieren – das wäre für sie der (vermeintliche) Untergang. Schätzt man ihr Engagement nicht hoch genug, kritisiert es womöglich auch noch, dann hört sie sorgfältig zu und merkt sich jedes Wort, jeden Blick bis zum St. Nimmerleinstag. Es gibt kein Mittel in der Homöopathie, das so nachtragend ist wie Natrium muriaticum. Wer einer Natrium-Frau einmal nicht gerecht geworden ist, läuft Gefahr, dass sie diese Verletzung niemals mehr vergisst. Fühlt eine Natrium-Frau sich verletzt, drückt jede Faser an ihr aus: „Ich lasse dich nicht mehr an mich heran und du erfährst auch nichts mehr von mir." Ihr Schmerz vertieft sich immer mehr. Sie gerät in eine innere Sackgasse. Die selbst gewählte Einsamkeit erscheint schließlich wie der letzte Schutzbunker. Natrium wird zunächst schweigsam und verschließt sich; in der nächsten Stufe wird sie vorsichtig mit Menschen und beginnt dann, ihre Mauer immer weiter hochzuziehen, bis diese undurchdringlich wird.

DAS IST MIR SO PEINLICH!

Ein typisches Symptom, dass in einer Frau ein krankhafter Natrium-Zustand entsteht, ist auch die Unfähigkeit, vor anderen, selbst sehr vertrauten Menschen zu weinen. Wenn überhaupt, dann schluchzt sie allein in ihrem Zimmer, und jeder Versuch des Trostes macht alles nur noch schlimmer. „Trost verschlimmert" ist ein zentrales Symptom von Natrium, „Trost bessert" dagegen ein typisches Merkmal von Pulsatilla (ab Seite 70).
Ein weiteres Zeichen, das auf Natrium als Arznei hinweist, ist, wenn eine Frau unter keinen Umständen auf die Toilette gehen kann, sobald sie das Gefühl hat, jemand anders könnte sie dabei hören. Die Vorstellung, jemand könnte Zeuge werden, wie sie etwas Peinliches tut, ist ihr in diesem Zustand unerträglich. Und peinlich ist alles, womit sie etwas von sich preisgibt: Tränen und Körperausscheidungen sind dafür wie ein Symbol. So übermenschlich gut, wie sie mit anderen tatsächlich ist, wird ihr alles Menschliche bei sich selbst zur großen Bedrohung.

NATRIUM UND DAS SEXUALLEBEN

Natriums Rückzug hinter die Mauer zeigt sich auch in Liebesbeziehungen: Liebe empfindet sie oft als Last. Aber sie würde dennoch nicht „Nein" sagen. Sie ist der Typ, der im Bett liegt und an die Decke starrt, während ihr Mann sich an ihr abarbeitet. Oft hat sie sogar Schmerzen beim Geschlechtsverkehr wegen ihrer generell trockenen Schleimhäute; häufig hat sie auch eine explizite Abneigung gegen Sex, ganz besonders, wenn sie in der Beziehung tief verletzt oder gedemütigt wurde.

> ### Info
>
> **Das Salz am Meer**
>
> Wenn der Natrium-Typ ans Meer fährt, werden seine Emotionen derartig aufgewühlt, dass sich seine Beschwerden entweder bessern – oder sogar noch verschlimmern. Bei Wärme und Sonnenschein ist Letzteres nahezu immer der Fall.

Doch wenn die eheliche Pflicht ruft, macht sie mit – einmal mehr, ohne innerlich tatsächlich beteiligt zu sein.

KEIN ZUGANG MEHR ZU SICH SELBST

Ähnlich wie Arsenicum (ab Seite 78) hat Natrium große Angst vor Eindringlingen, zum Beispiel vor Einbrechern, vor allem aber vor Bakterien. Sie findet allerdings nicht die Krankheit an sich so furchterregend. Vielmehr schreckt sie die Vorstellung, sie könnte geschwächt werden und ihren Schutzwall nicht mehr aufrechterhalten.

Wie zutiefst abgetrennt sie durch diesen Wall auch von ihren eigenen Bedürfnissen ist, wie wenig sie sich Gutes zugesteht, merkt sie nicht einmal selbst. Wenn sie von ihrem Schmerz, sei er nun seelischer oder körperlicher Art, erzählt, hört sich das für den Zuhörer an, als spreche sie über ein Kochrezept. Selbst ihre schlimmsten Erfahrungen – dass sie als kleines Mädchen ihre Mutter verlor, dass ihre große Liebe eine andere heiratete – klingen, als sei alles jemand anderem passiert. Diese Haltung spiegelt ihr geheimes Motto wider: „Ich brauche niemanden und nichts – stattdessen helfe ich lieber." So findet sie ihren (typischen Natrium-)Platz in der Welt.

Wenn ihr Zustand weiter fortschreitet, wird sie schließlich wie ein vertrockneter Zweig, der keine nährenden Säfte mehr aus der Erde aufnehmen kann, und dies zeigt sich auch in einer großen Trockenheit ihrer Körpergewebe. Von der inneren Einsamkeit ist es dann nur noch ein Schritt zur Depression. Sie sitzt allein in ihrem Zimmer, stellt sich die allertraurigste Musik an und schwelgt in ihrem Kummer. Doch auch wenn dieser Kummer chronisch wird, bricht Natrium nicht zusammen. Sie ist von Haus aus ungeheuer belastbar – ganz anders als Ignatia: Deren Nerven flattern schon beim kleinsten Auslöser.

DIE SCHLEUSEN ÖFFNEN SICH

Erst durch die Arznei werden Natriums Schleusen geöffnet, und nicht selten fließen dann erst einmal endlos Tränen. Sie beginnt zu begreifen: Gerade weil sie ständig im Gewand des Helfers daherkommt, reibt sie im-

---

Info

Wichtig für jede Frau

Das Prinzip von Natrium trägt jeder Mensch von Natur aus in sich. Denn Salz ist im Leben enthalten: im Fruchtwasser, in dem ein Baby heranreift, im Körper, der zu fast 70 % aus Wasser besteht. Oft wird eine Natrium-Symptomatik dadurch ausgelöst, dass Menschen immer wieder zu viel Salz zu sich nehmen, bis schließlich das feine biochemische Gleichgewicht des Körpers durcheinandergerät.

Nahezu jede Frau muss auf die eine oder andere Weise durch die Aspekte dieser Arznei gehen: die Trauer über Verluste, die nicht zu ändern sind, die Erkenntnis über die Vergänglichkeit aller Dinge, den Schmerz über die Flüchtigkeit des Glücks.

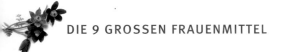

mer wieder Salz in ihre Wunde, und die entsteht aus der verdrehten Annahme: „Ich bin nur gut, wenn ich mich nützlich mache."

> »Rücksichtslosigkeiten, die edle Menschen erfahren haben, verwandeln sich in Rücksichten, die sie erweisen.«
>
> MARIE VON EBNER-ESCHENBACH (1830 – 1916)

Beim Natrium-Typ fällt einem unwillkürlich das Märchen vom hässlichen Entlein ein, das von seiner Familie verstoßen wird. Egal, was es tut: Niemals wird es Anerkennung finden, sich zugehörig fühlen oder die Welt als einen vertrauenswürdigen, nährenden und schützenden Ort empfinden. „Mit mir stimmt etwas nicht", denkt es und geht vorsichtshalber auf Abstand. Alles an dieser Frau wirkt deshalb ein wenig unbeholfen. Sie ist meist schlank mit einem auffallend zierlichen Hals. Ihre Haut ist fein, bisweilen scheinen die Adern hindurch. Ihre schmalen Lippen können in späteren Jahren verhärmt wirken. Erst durch den symbolischen Prozess des sich Sehens im Wasserspiegel – und genau dies wird durch die Arznei Natrium muriaticum ermöglicht – entdeckt das Entlein, dass es in Wirklichkeit ein wunderschöner Schwan ist. Es kann damit aufhören, die eigene Gefühlswelt ständig zu verbarrikadieren. Das Festhalten an längst vergangenem Kummer, die innere Einsamkeit und Hoffnungslosigkeit können schließlich gehen. Je näher der Natrium-Typ dieser Erlösung kommt, umso mehr muss er weinen … und jeder Tropfen höhlt die Steine seiner mit altem Schmerz verkrusteten Mauer.

AM ENDE EIN NEUANFANG

Durch die Arznei werden die Sichtweisen von Natrium nicht verändert; sie werden vielmehr in ein anderes Verhältnis zueinander gesetzt. Die eigentliche Essenz und Ausstrahlung des „guten Engels" kann sich wieder unverfälscht zeigen, weil er bereit ist, sich selbst mit Mitgefühl zu begegnen und sich nicht länger eine geradezu unmenschliche Stärke abzuverlangen. Sein neues Bewusstsein für den jetzigen Augenblick verstärkt seine Schönheit, statt den Moment mit Wehmut zu verdunkeln. Wie bei einem Puzzle ordnen sich die Teile und am Ende versteht Natrium, welch großen Wert ein Herz wie ihres hat, auch ohne dass sie Raubbau damit treibt.

Natrium ist der Typ, mit dem man Pferde stehlen kann: eine wunderbare, herzoffene Freundin. Sie hat tiefes Mitgefühl mit Menschen, die Kummer haben. Es gibt kaum eine einfühlsamere Zuhörerin. Geheimnisse gibt sie niemals preis, denn sie weiß, wie schmerzhaft und beschämend ein solcher Verrat wäre. Ihre hohe Moral und ihre Berührbarkeit für die Bedürfnisse von Kindern zeigen sich, ohne dass sie – unausgesprochen – Gegenleistungen erwartet. Natrium achtet die Bedürfnisse anderer Menschen grundsätzlich höher als die eigenen, aber wenn sie gesund ist, geschieht dies nicht auf eine neurotische Weise („Ich bin nichts wert"), sondern aus der Art von Selbstvergessenheit heraus, die andere Menschen an die erste Stelle setzt.

Eine gesunde Natrium-Frau ist oft sehr engagiert in sozialen Bereichen. Sie bleibt länger, arbeitet härter – und sie hat ein untrügliches Radar für das Leid anderer Menschen. Und sie hat gelernt, gut für sich selbst zu sorgen, damit sie gut für andere sorgen kann. Ihre Seele hat die Kraft des Verzeihens entdeckt.

Natrium muriaticum

— Symptome —

SYMPTOME VON KÖRPER UND SEELE

Typische Auslöser der Beschwerden:
Kummer, Verletzung, Verlust, Zurückweisung, Trost.

Symptome und Anwendungsgebiete:
- Überempfindlichkeit gegen alle Arten von äußeren Einflüssen.
- Hass gegen Personen, die Sie früher verletzt haben.
- Depression.
- Bei Erschöpfung und Müdigkeit.
- PMS (prämenstruelles Syndrom) mit Reizbarkeit.
- Kopfschmerzen oder Migräne „wie mit Nadeln".
- Heuschnupfen und Erkältungen, die mit heftigen Niesattacken beginnen.
- Herpesbläschen, vor allem an den Lippen.
- Starkes Verlangen nach Salz.
- Abneigung gegen schleimige Speisen.
- Wasser lassen ist unmöglich, wenn jemand Sie hören kann.
- Inkontinenz durch Husten, Lachen, Niesen.
- Trockenheit aller Schleimhäute.
- Schmerzen beim Sex.
- Schlaflosigkeit durch Gedankenandrang.
- Struma, hauptsächlich Schilddrüsenüberfunktion.
- Leicht reizbarer Darm.

Modalitäten: Die Beschwerden bessern sich durch Aufenthalt im Freien, Ruhe, Fasten, am Meer, enge Kleidung, langes Reden, Schwitzen, Druck. Schlechter: morgens, in der Sonne, nach der Regelblutung, beim Sex, durch Trost, am Meer, Geräusche und Musik, bei Genuss fetter, saurer Speisen, bei Hitze.

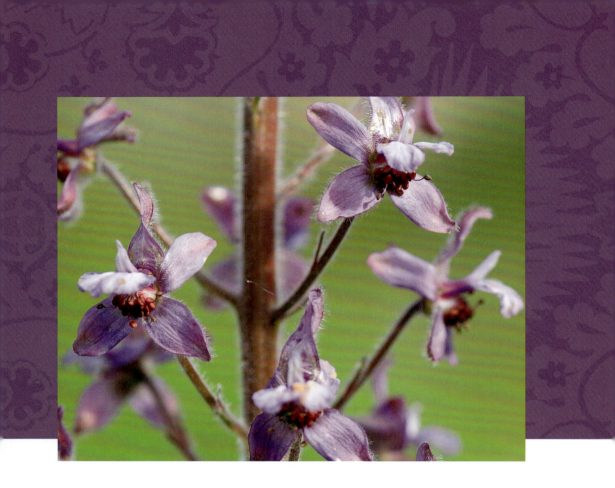

Staphisagria

VOM AUGENBLICK DER ZEUGUNG an wird im Lauf des Lebens eine einzigartige Mischung aus Vererbung und aktuellen Ereignissen im Menschen einprogrammiert. So entsteht unsere jeweilige Konstitution, welche die ursprüngliche Fähigkeit von Körper und Seele, angemessen auf Störungen zu reagieren, zunehmend beeinträchtigen kann. Das Ziel der Homöopathie ist, die Hindernisse, die dieser besonderen Fähigkeit im Wege stehen, zu entfernen. Das heißt, sie aktiviert die Selbstheilungskräfte von Körper und Seele und ermöglicht uns so ein harmonisches Leben. Für eine feine Seele wie die des Staphisagria-Typs ist die Herstellung vollkommener Harmonie eine lebenslange Sehnsucht. Doch so ruhig und ausgeglichen sie sich nach außen hin geben mag, so sanft und überanpassungsfähig ihr Wesen auch erscheint: In ihrem inneren Kessel brodelt eine Menge Dampf, sobald diese Harmonie aus ihrer Sicht gefährdet wird.

Anders als bei Natrium (ab Seite 46) spielen beim Staphisagria-Typ weniger Trauer und Verlust die entscheidende Rolle im Gefühlsleben. Es sind vielmehr Enttäuschung und Demütigung, die schleichend ihr Leben durchdringen. Sie sind das Ergebnis ihrer Harmoniesucht, die sie dazu bringt, sich ihrer Umwelt und ihren Mitmenschen bis zur Hörigkeit auszuliefern.

DIE RITTERLICHE

Delphinium staphisagria gehört zur Familie der Hahnenfußgewächse. Der Gattungsname „Delphinium" rührt vermutlich daher, dass die gespornte Blüte in ihrer Form einem Delphin ähnelt. Zur Gewinnung der dynamisierten homöopathischen Arznei werden die Samen verwendet, die bei der Verreibung einen angenehmen Duft verbreiten. Doch Vorsicht: Die Samen dieser Art sind giftig!
Die deutschen Bezeichnungen für die Pflanze lauten „Stephanskraut" und – das ist der bekanntere Name – „Rittersporn". Und die Arznei hat auch tatsächlich etwas mit einer inneren ritterlichen Haltung zu tun.
Staphisagria ist das edle Fräulein, das unter allen Umständen Haltung bewahrt – ein nobler, loyaler Mensch. Ginge es nach ihr, dann hätten Menschen niemals Streit, einer würde für den anderen einstehen. Ihre Welt: eine Tafelrunde vollendeter Ritterlichkeit.
In überdrehtem Zustand erkennt Staphisagria jedoch auch diejenigen Menschen als ihre Herren an, die ihre ritterliche Ehrerbietung gar nicht verdienen. Ihre Objektivität wird durch eine geradezu blinde Abhängigkeit ersetzt: zum Beispiel in katastrophalen Ehen oder in einer missbrauchenden Sekte.

REISE ZURÜCK IN DIE KINDHEIT

Staphisagria erwartet Strafe, wenn sie tatsächlich das tun würde, was ihr innerer Impuls ihr vorgibt. Von früher Kindheit an hat sie gelernt, sich anzupassen, und statt einer wahren Identität ein Fantasiebild vom Leben und sich selbst darin erschaffen, hinter dem sie sich ängstlich verbirgt.
Sie hat gelernt, Menschen zu lesen – um dann sofort das zu tun, was von ihr erwartet wird. Unter gar keinen Umständen will sie streiten. In jedem Streit wiederholt sich für sie die Lähmung aus einer Zeit, als zum allerersten Mal jemand ihre Seele oder auch ihren Körper misshandelt hat.

»Es gibt kaum eine größere Enttäuschung, als wenn du mit einer recht großen Freude im Herzen zu gleichgültigen Menschen kommst.«

CHRISTIAN MORGENSTERN (1871 – 1914)

Das ursprüngliche Gefühl des Ärgers, wenn jemand ihre Gefühle missbraucht, verwandelt sich bei Staphisagria in Scham und Schuldgefühle, die sich gegen sie selbst richten. Wahrscheinlich hat sie selbst einen Fehler gemacht, denkt sie, der nun umgehend ausgebügelt werden muss mit noch mehr Harmoniebestreben, als sie ohnehin schon an den Tag legt. Herbert Grönemeyer hat einen ruppigen Song über diesen Typ geschrieben: "Deine Liebe klebt, du gehst mir auf den Geist, Worte wie Watte, in Harmonie eingeschweißt ..."

WENN DIE RÜSTUNG ABHANDEN KOMMT

Die Folge ihrer Sucht nach Harmonie: verletzter Stolz, Verlegenheit, Demütigung und ent-

DIE 9 GROSSEN FRAUENMITTEL

> ### Info
>
> **Missbrauch**
>
> Sexueller Missbrauch ist eine der schwerwiegendsten Grenzüberschreitungen, die einem Menschen widerfahren können. Staphisagria ist – neben Sepia und Natrium – die wichtigste Arznei für solche Fälle. **Staphisagria** ist das Mittel, wenn das Gefühl von Ohnmacht und Demütigung überwiegt. **Sepia** wird eingesetzt, wenn die Verletzung der weiblichen Würde am schwersten wiegt. **Natrium muriaticum** hilft, wenn eine Frau das Erlebte in sich einschließt und nicht verwinden kann.

sen und lassen diesen Typ Frau meist sprachlos zurück. Sie antwortet nicht direkt darauf. Stattdessen steht sie auf und geht. „… zu würdevoll, um zu kämpfen, geht sie zitternd, krank und erschöpft nach Hause." So steht es im großen homöopathischen Lehrbuch von James Tyler Kent. Sie ist wie benebelt von dem, was ihr geschehen ist, unfähig, sich zu konzentrieren, und nicht in der Lage, ihre verworrenen Gedanken zu ordnen. Sie weiß nicht einmal mehr, worüber sie eigentlich nachdenken wollte! Verkannt und erniedrigt: So fühlt sich Staphisagria, und dieses Lebensgefühl hat meist eine lange familiäre und/oder persönliche Vorgeschichte. Und während sie alles immer weiter hinunterschluckt, entsteht schließlich das Gefühl eines überwältigenden Unrechts, das ihr geschehen ist.

SCHWACHSTELLEN DES KÖRPERS

Ihre Harnblase ist im wahrsten Sinne der Brennpunkt, wenn Staphisagria richtig sauer wird – Auffangbecken ihres gerechten, doch unausgesprochenen Zorns. Mit diversen Symptomen wie Entzündung, Brennen oder Reizblase signalisiert das Organ die Verletzung der Seele. Und die für Staphisagria so typische Blasenentzündung nach dem Sex (Honeymoon-Zystitis) wird meist nicht durch den Partner, sondern durch frühere Erinnerungen wieder heraufbeschworen. In der innigen Umarmung erinnert sich irgendetwas in ihr an vergangene Traumata; der Körper beginnt, sich gegen die vermeintliche Gefangenschaft und Unterwerfung zu wehren. Vor langer Zeit wurde ihr der Schmerz der Unterdrückung einprogrammiert und wird nun durch Intimität reaktiviert. Durch die passende homöopathische Arznei – hier Staphisagria – kann die körperliche Störung geheilt werden, auch wenn das verletzende Ereignis schon lange zurückliegt.

täuschte Liebe. Die Unterdrückung all ihrer wahren Gefühle mischt sich bei Staphisagria zu einem Cocktail, aus dem die Beschwerden und Symptome schließlich hervorbrechen. Entrüstung ist der Seelenzustand, in dem sie sich aufgrund zahlloser emotionaler Verletzungen befindet, weil irgendwann aus der Demütigung ein Dauerzustand geworden ist. Um wirklich zu verstehen, was in dieser feinen Seele vor sich geht, sollte man das Wort genau betrachten: Sie ist ent-rüstet – also ohne Rüstung beziehungsweise schutzlos – und zwar durch ein gemeines und beschämendes Ereignis.

LEBENSGEFÜHL EINER ERNIEDRIGTEN FRAU

Beleidigung und unwürdige Behandlung können einen akuten Staphisagria-Zustand auslö-

Das Symptom stellt eine Verbindung zur ursprünglichen Verletzung von Körper und/oder Seele her. Alle Aspekte, die damit verbunden sind, können durch den Impuls der Homöopathie (meist unmerklich) reaktiviert und genau dadurch geheilt werden. Auch akuter Ischias oder Arthritis reagieren bei den seelischen Begleitumständen, wie sie für den Staphisagria-Akutzustand typisch sind, oft gut auf diese Arznei.

Ein anderes körperliches Symptom, an dem Staphisagria oft leidet, ist die Anfälligkeit ihrer Zähne. Sie stehen sinnbildlich für Urvertrauen und Biss – Letzterer kann nicht entwickelt werden, wenn Ersteres nicht gegeben ist. Es fehlt im wahrsten Sinne des Wortes die Kraft, um sich durchzubeißen. Die Zähne sind oft locker, haben schwarze Ränder, zerkrümeln, bröckeln und haben Karies.

GRUNDTHEMA GRENZÜBERSCHREITUNG

Die homöopathische Arznei Staphisagira hilft auf der körperlichen Ebene auch gut bei Schnittverletzungen, also dann, wenn die äußere schützende Hülle der Haut durchdrungen und verletzt wird – zu Hause mit dem Küchenmesser oder auch im Krankenhaus bei einer Operation. Denn die Grundidee, die dem Staphisagria-Leiden zugrunde liegt, ist „Grenzüberschreitung". Doch anders als zum Beispiel der Sepia-Typ unterdrückt Staphisagria ihre Aggression und ihre Empfindungen über die Verletzung, egal, wie schwerwiegend sie ist. Sie hat die Vorstellung von sich selbst, dass sie die Beherrschung und die Geduld unter keinen Umständen verlieren darf. Wenn sie ihre Haltung verliert oder womöglich rabiat würde, wäre – aus ihrer Sicht auf sich selbst – alles zerstört. Weil Grenzüberschreitung und die Verletzung ihrer natürlichen Barrieren so sehr ein Thema für sie sind, haben auch Parasiten in ihrem Körper leichtes Spiel. Das stürzt sie sofort in die nächste Demütigung und Verlegenheit. Und auch hier wird die Deckungsgleichheit von Mittel und Typ wieder deutlich (siehe Seite 42): Schon immer wurde das „Stephanskraut" gegen Läuse eingesetzt. Auch bei Pilzinfektionen ist es – die entsprechende Konstitution vorausgesetzt – die passende Arznei. Außerdem hilft Staphisagria gegen Blut saugende Moskitos.

LIEBE UND FREUNDSCHAFT

Obwohl Staphisagria ausgesprochen sinnlich ist, lebt sie – nicht zuletzt aufgrund ihrer schlechten Erfahrungen – ihre Bedürfnisse eher in heftigen Fantasien und mit sich selbst aus als in der Realität … um dann allerdings gleich wieder neue Schuldgefühle über ihre sexuellen (Selbst-)Exzesse zu entwickeln.

In ihrer Haltung gegenüber Männern erinnert Staphisagria ein wenig an ein adeliges Burgfräulein. Nicht von der Art, die wie Natrium am Fenster steht und dem unerreichbaren Minnesänger hinterherschmachtet (der in ihrem Fall vermutlich auch noch für eine andere gesungen hat). Nein, Staphisagria ist in der Burg gefangen, genau genommen in ihren ritterlichen Idealen und ihrer demütigen Art. Diese Ideale beziehen sich vor allem auf die Harmonie in der – natürlich perfekten – Liebe wie auch auf eine feine Lebensart, wunderbare Freundschaften und große Kollegialität. Staphisagria ist auf Anpassung gedrillt, nach außen sanftmütig und ein wenig reserviert und sehr bescheiden. Nichts Bedrohliches geht von ihr aus, weshalb sie bei Männern und Frauen gleichermaßen beliebt ist. Im Gegensatz zu Lachesis (ab Seite 110), die man nur schwer übersehen kann, zieht Staphisagria es vor, eher unsichtbar zu bleiben.

Typisch für ihren Umgang mit anderen Menschen ist, dass sie sich ständig entschuldigt. Auch hier werden ihre nagenden (unbegründeten) Schuldgefühle wieder sichtbar. Das verbindet sie mit Silicea (ab Seite 86), die allerdings Entschuldigungen nicht ausspricht, sondern im Verhalten zeigt. Staphisagria dagegen kann mit ihrem ewigen „Tut mir leid", „Sorry", „Verzeihung" ... auf andere richtig verstörend, ja sogar nervtötend wirken.

NUR NICHT DEN STOLZ VERLIEREN

Ihr Selbstbild aufrechtzuerhalten, ihren Stolz zu bewahren, in ihrer edlen Gesinnung zu verharren, ist Staphisagria so wichtig, dass sie dabei über ihre eigene Leiche geht. Wenn ihr jemand dumm kommt, gibt sie nicht Kontra. Nein. Damit müsste sie sich ja auf das Niveau des Kontrahenten herablassen. Und das würde bedeuten, dass sie sich auf eine Ebene begibt, die ihrem edlen Gemüt nicht entspricht.
„Sie besitzt einen sehr empfindlichen Stolz", schreibt Catherine R. Coulter in ihren *Portraits homöopathischer Arzneimittel* über Staphisagria, „mit einem Bedürfnis, ihre Würde und Selbstachtung selbst unter extremen Bedingungen aufrechtzuerhalten."
Staphisagria hat auch geradezu schmerzhaft empfindliche Antennen dafür, was andere über sie sagen oder denken. Und weil ihr Selbstbild oft nicht so recht mit der Realität zusammenpasst, läuft sie ständig Gefahr, dass es demontiert wird, dass andere sehen, was tatsächlich los ist, und dass in der Folge ihr Stolz noch mehr gekränkt wird.

KEINE KÄMPFERIN

Auch wenn man Staphisagria eine innere ritterliche Haltung zuschreiben kann, so scheut sie doch den Kampf. Ihre Mitmenschen möchten sie oft schütteln, damit sie endlich erwacht und für ihre Rechte eintritt, wenn es notwendig wird. Doch Staphisagria verschiebt die Definition von Notwendigkeit bis hinter den Horizont, selbst dann, wenn zu den seelischen Verletzungen auch noch körperliche kommen – wenn sie zum Beispiel geschlagen wird. Sobald die Luft etwas dicker wird, versucht sie, ihr Gegenüber zu beschwichtigen, koste es, was es wolle. Sie will unbedingt die Harmonie, die sie sich zurechtgelegt hat: Denn sie ist gegen jede Erfahrung fest davon überzeugt, dass ihre Harmoniesucht, die ihre Träume und ihre Gesundheit systematisch zerstört, ihr den Schutz bieten könnte, nach dem sie sich so sehr sehnt.

MAGNET FÜR MIESE TYPEN

Eine Staphisagria-Frau scheint daher für bestimmte Typen – vor denen Mütter dringend warnen – ein Leuchtbanner auf der Stirn zu tragen, das sagt: „Nutz mich aus!" Wenn das dann geschieht, kann sie es ertragen, denn sie ist innerlich stark. Außerdem weiß sie ja, dass sie im Recht ist, und dann kann ihr doch niemand wirklich etwas tun, oder? So denkt sie sich in einen wahren Rausch. Mehr und mehr wird sie dabei zur Märtyrerin, geradezu süchtig nach dem, was sie alles aushalten kann. Nicht selten ist sie noch Jahre nach der Trennung die beste Freundin und Ratgeberin des (Ex-Ehe-)Mannes, der sie schrecklich behandelt hat. Das scheint ihr allemal besser, als „nur" Opfer zu sein – wie Natrium. Auf diesem Level kann sie schier endlos ausharren, während ihre Freunde schon ganz ermattet sind, allein vom Zuschauen.

WENN DIE REALITÄT SIE EINHOLT

Unter Therapeuten wird Staphisagria auch das „homöopathische Rohrfrei" genannt. Zur

Staphisagria

richtigen Zeit eingesetzt, reinigt es die inneren Abflüsse von Verstopfung. Manchmal finden nach zehnjährigem oder sogar längerem Martyrium Trennungen innerhalb von Minuten statt, wenn eine Frau im richtigen Augenblick das Mittel einnimmt. Es versetzt sie in die Lage, ihre Situation nun klar zu sehen, aber auch ihre Möglichkeiten. Es hilft ihr, den Mund aufzumachen, wenn es angemessen ist. Und es schenkt ihr Furchtlosigkeit, sodass sie für ihre eigenen Bedürfnisse einstehen kann,

- wenn der Partner grob ist und ausfallend wird,
- wenn sie im Büro mit Aufgaben überfrachtet oder unangemessen abgekanzelt wird,
- wenn ein wie auch immer gearteter sexueller Übergriff stattfindet oder stattgefunden hat,
- wenn jemand sie demütigt oder beleidigt,
- wenn sie selbst oder ihr(e) Kind(er) misshandelt werden,
- wenn eine Trennung notwendig ist, sie aber einfach nicht die Kraft dazu aufbringt.

Wenn in ihrem Leben körperliche Misshandlung vorkommt – und das ist bei Staphisagria nicht selten der Fall –, ist allein das ein Zeichen, dass das Mittel als erste Hilfe angezeigt ist: in diesem Fall als einmalige C30-Potenz.

DAS HAT ER NICHT SO GEMEINT

Wird ein Mann handgreiflich, würde der Staphisagria-Typ vermutlich sagen: „Ich habe ihn provoziert. Er wollte Fisch zum Abendbrot und ich habe ein Steak serviert. Kein Wunder. Sonst ist er total lieb." Und wenn er sie vor seinen Freunden beleidigt, lächelt sie und sagt: „Das hat er nicht so gemeint, nicht Schatz?" Und ihr „Schatz" ballt die Faust in der Hosentasche und läuft sich innerlich schon warm für die nächste Grobheit. Sanft, liebenswürdig

---

Info

C30-Potenzen in Notsituationen

Aconitum ist immer die erste und wichtigste Arznei bei **Schock**: Sie fühlen sich wie gelähmt vor Angst und Entsetzen, Sie spüren meist keine Schmerzen.
Arnica ist die wichtigste Arznei bei äußerer **stumpfer Verletzung** (nach oder statt Aconitum): Schmerzen, blaue Flecken, nach Stoß, Schlag, Prellung. Sie wollen nicht angefasst werden; Sie sagen aber, es ginge Ihnen gut.
Staphisagria ist die wichtigste Arznei bei **Misshandlung** und auch **Schnittwunden**: Sie zittern vor Empörung über die Grenz-

übertretung, dennoch versuchen Sie, das Geschehene zu rechtfertigen.

So funktioniert es: Schauen Sie, welches Ihr vordergründigstes Symptom ist, und nehmen Sie 3 Globuli einer C30-Potenz des entsprechenden Mittels. Wechseln Sie das Mittel nur, wenn das vorhergehende nicht den erwünschten Erfolg gebracht hat. Halten Sie beim Wechsel der Arzneien einen Abstand von mindestens 60 Minuten ein. Nehmen Sie insgesamt maximal zwei der Mittel.

und von Natur aus friedfertig, will sie sich einfach nicht einmal vorstellen, dass jemand grob sein oder gar mit perverser Lust ausprobieren könnte, wie weit er mit ihr gehen kann. Gibt man das Mittel, kann sich die ganze unterdrückte und gestaute Energie in einem Schwung entladen.

ALLES MUSS RAUS!

Rechtschaffene Wut tritt nun an die Stelle von Staphisagrias endloser Duldsamkeit. Und ihre Familie, Freunde oder Kollegen, die sich jahrelang ihr Martyrium mit angesehen haben, müssen sich nun in allen Einzelheiten anhören, was sie alles ertragen hat. Es hilft ihr, sich auf diese Weise Luft zu machen! Denn während sie sich in eine durchaus berechtigte moralische Entrüstung hineinsteigert, kann aus den dunklen Fluten eine Veränderung ihrer inneren Haltung auftauchen.

> »Nichts macht uns feiger und gewissenloser als der Wunsch, von allen Menschen geliebt zu werden.«
>
> MARIE VON EBNER-ESCHENBACH (1830 – 1916)

Zuhörer werden bei dieser längst überfälligen Katharsis vollkommen auf ihrer Seite stehen. Denn wie könnte man auch nur einen winzigen Teil der Verantwortung bei ihr suchen, wo doch andere ihr so viel angetan haben, ohne dass Staphisagria je auf eine faire Weise zurückschlug – geschweige denn auf unfaire? Und dennoch: Irgendetwas fehlt. Bei längerem Nachdenken und vor allem mithilfe der homöopathischen Arznei wird deutlich, was dieses Etwas ist: die mangelnde Bereitschaft von Staphisagria, das Gesicht zu verlieren. Sich einzugestehen, dass sie selbst es war, die mit dieser Partnerschaft, Freundschaft oder Geschäftsbeziehung keine gute Wahl getroffen hat – und dass ihre Harmoniesucht sie daran hindert, sich den Konsequenzen zu stellen. Ihr allgegenwärtiges Verständnis bewahrt sie davor, ihr eigenes Urteilsvermögen zu hinterfragen und von dem Burgberg ihrer perfekten Welt in die bisweilen desillusionierende Wirklichkeit hinabzusteigen.

Wie Arsenicum (ab Seite 78) leidet Staphisagria mit am stärksten daran, wenn sie die Eigenschaften eines Menschen falsch eingeschätzt hat. Es verletzt ihre Eitelkeit zutiefst.

ENDLICH ERLÖST!

Erst wenn Staphisagira durch die Arznei Staphisagira die ihr eigene Dynamik erkennt, kann sie sagen, was sie wirklich meint – und auch meinen, was sie sagt. Sie lernt, ihrem treffsicheren Instinkt wieder zu vertrauen und entsprechend zu handeln. Die rasante Geschwindigkeit der Konsequenzen, die sie dann zieht, wenn man ihre Gefühle verletzt, ist oft ebenso überraschend wie ihre vorherige Duldsamkeit. Dann endlich entlässt sie sich selbst aus ihrer inneren Gefangenschaft. Das Mittel kann den Mut hervorbringen, sich furchtlos der Situation zu stellen und zu sagen: „Dies und das brauche ich. Wenn das nicht möglich ist innerhalb unserer Beziehung, muss ich gehen – und ich werde es auch tun."
Feinfühliger als die meisten anderen Mittel, bleibt diese Frau dennoch die freundlichste Seele, zart und nobel. Sie verkörpert auf bewundernswerte Weise das, was man im Buddhismus als „Maitri" bezeichnet: liebende Güte.

SYMPTOME VON KÖRPER UND SEELE

Typische Auslöser der Beschwerden:
verletzte Ehre, Demütigung, Kränkung, unterdrückter Ärger, unterdrückte sexuelle Energie, Tadel.

Symptome und Anwendungsgebiete:
- Sie leiden an körperlichen und seelischen Folgen von sexuellem Missbrauch.
- Sie zittern stark am ganzen Körper bei Gemütsbewegung.
- Sie sind sehr empfindlich und schnell gekränkt.
- Sie sind schüchtern und zurückhaltend.
- Die Zähne sind gelockert, bröckeln, sind kariös.
- Sie leiden an Bauchkrämpfen nach emotionalen Ereignissen.
- Verlangen nach Süßigkeiten und Milch oder Tabak und Kaffee.
- Sie machen sich Sorgen um die Zukunft.
- Sie sind geplagt von sexuellen Fantasien.
- Sie neigen zu mürrischer Laune, vor allem morgens.
- Sie haben eine künstlerische Neigung: Malen, Musik, Dichtung.
- Wenn Gefühle unterdrückt werden, verhärten sich Brust oder Lymphknoten.
- Sie bekommen eine Blasenentzündung nach dem Sex.
- Die Symptome treten auf bei Verletzungen durch scharfe Gegenstände wie Schnittwunden und nach Operationen.
- Weitere Anwendungsgebiete: Befall mit Parasiten wie Läuse, Würmer oder Pilzinfektionen.

Modalitäten: Die Beschwerden bessern sich bei Wärme und Ruhe, nach dem Mitteilen eigener Gefühle, morgens nach dem Frühstück. Schlechter durch Dehnen und Strecken von Körperteilen, nach Sex, nach Masturbation, Berührung, bei körperlichen Verletzungen, nachts, bei Neumond, vor dem Vollmond, bei Streit.

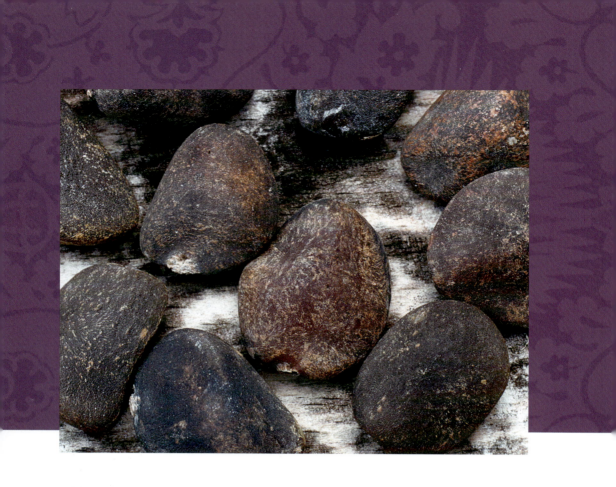

Ignatia

WER JE VERLIEBT WAR, KENNT vielleicht diesen Ausnahmezustand der Seele: Die Welt ist ein einziger rosaroter Morgen – gefolgt von einem Tränenmeer. Sie fühlen sich großartig und dann wieder entsetzlich. Tage, von Seligkeit durchtränkt, wechseln sich ab mit schlaflosen Nächten. Wissenschaftler haben entdeckt, dass Verliebtsein der Wirkung einer starken Droge gleicht, von der man nur noch eins will: MEHR! Wenn dieser Zustand das gesamte Leben zu beherrschen beginnt, wenn kein klarer Gedanke mehr möglich ist, dann – das haben Homöopathen herausgefunden – entwirrt nichts diese Fäden besser als Ignatia. Die heiße Liebe von Kate Winslet und Leonardo Dicaprio in „Titanic" verkörpert diesen übertriebenen, überreizten Zustand in Reinkultur – ebenso wie „Romeo und Julia", das Shakespeare-Drama, in dem eine Katastrophe der nächsten folgt, wo ein Missverständnis das vorhergehende noch übertrifft.
In atemberaubenden Salven von Glücksbotenstoffen, die von den Nervenzellen im Gehirn pausenlos abgefeuert werden, rasen die Emo-

tionen dem Zusammenbruch entgegen. Die Arznei zieht die Notbremse, bevor der Zug endgültig entgleist. *Ignatia amara* – die Ignazbohne – ist ein dornenloser Kletterstrauch, der sich als Liane an einem Baum hochwindet. Dieser Baum trägt die Pflanze, während sie selbst keine wirkliche Struktur und Festigkeit aufweist. Die Jesuiten brachten die Samen der Pflanze im 17. Jahrhundert nach Europa. Der Name „Ignatia" geht zurück auf den spanischen Priester und Gründer des Jesuitenordens Ignatius von Loyola (1491 – 1556). In der Homöopathie ist die Arznei die wichtigste für akuten Kummer und immer dann angezeigt, wenn bei einer Frau schon ganz kleine Anlässe heftige, übertriebene und widersprüchliche Reaktionen auslösen.

ANZEICHEN EINES IGNATIA-ZUSTANDS

Ignatias Achillesferse ist die Liebe. Sie idealisiert die Situation vom ersten Moment an, denkt: „Hey, jetzt hab ich's begriffen", und sie lässt die Welt wissen, dass nun endlich der Traumprinz da ist! Wenn die Chemie des Verliebtseins durch ihr Gehirn pulsiert, bricht sich der Strom der Emotionen fast gewaltsam Bahn. Trifft sie auf Superman – und der muss es mindestens sein –, ist nichts mehr normal. Für Menschen, die diese erfolgreiche, gut strukturierte Frau kennen, ist oft überhaupt nicht nachvollziehbar, dass dieselbe Person ihren ganzen Halt verliert, wenn sie sich verliebt – geschweige denn, wenn sie den Schock einer Trennung von ihrem Liebsten erlebt und überwinden muss.

Um sie auch nur annähernd zu verstehen, muss man wissen, wie Ignatia liebt, denn das macht ja in gesundem Zustand auch ihren Zauber aus. Sie liebt selbstlos und mit dem tiefen Wunsch, dem Geliebten einfach alles von sich selbst zu geben: all ihre Gefühle, alle Zeit, die sie nur aufbringen kann, selbst ihren ganzen Besitz. Er soll alles von ihr haben und sie unterwirft sich ihm komplett, mit Haut und Haaren. Wird all diese Liebe einem Mann zu viel, verliert sie nicht nur ihren Bezugspunkt.

»Das Leben ist wundervoll.
Es gibt Augenblicke, da möchte man sterben.
Aber dann geschieht etwas Neues
und man glaubt, man sei im Himmel.«

EDITH PIAF (1915 – 1963)

Ihre Kompassnadel kommt ins Trudeln, sie weiß nicht mehr, wer sie ist und wo sie steht, und sie erleidet einen vollkommenen Identitätsverlust. Sie hat sich geradezu aufgelöst in ihm, seine Lebensanschauung übernommen, seine Werte, einfach alles, und nun, da er fort ist, empfindet sie sich wie eine leere Hülle. Ihr Leben ist vollkommen bedeutungslos geworden, und selbst wenn sie andere Menschen ihr Leid nicht sehen lässt, möchte sie eigentlich nur noch eines: so schnell wie möglich sterben (auch wenn sie sich nicht das Leben nehmen würde), um endlich ihren quälenden Gedanken zu entkommen. Gesundheit, Erfolg im Beruf, Reichtum, Freunde, Kunst, kreative Ziele … ohne den Geliebten ist alles nichts.

IGNATIAS ZWEI SEITEN

Vor diesem Hintergrund ist es umso erstaunlicher, dass sie selbst unter diesen für sie extremen Bedingungen in ihrem Beruf weiterhin wie ein Uhrwerk funktionieren kann. Ihr Büro wird zur Schutzburg. Man merkt ihr kaum an, durch welches tiefe Tal sie geht. Bei Natrium (ab Seite 46) würde die ganze Belegschaft die Depression mitbekommen, weil sie davon komplett absorbiert ist. Sepia (ab Seite 94) würde dunkle Wolken von schlechter Laune um sich verbreiten, sodass jeder einen großen Bogen um sie macht. Wie klar Ignatia jedoch in ihrem Beruf ist und wie durcheinander sie sich in ihrer Seele fühlt, sobald in der Liebe ein Hindernis auftaucht, ist so gegensätzlich, dass es geradezu schockierend ist. Darin drückt sich unbewusst ihre ganze Angst aus: Intellekt ist für sie sicher. Liebe nicht.

VIELERLEI KÖRPERLICHE SYMPTOME

Ignatia heilt viele körperliche Symptome, wenn der Seelenzustand zur Arznei passt: marternder Schmerz durch das Ende einer großen Liebe; Schock, weil jemand, der Ignatia viel bedeutet, schwer krank wurde; Heimweh, weil das Leben sie ans andere Ende der Welt verschlagen hat. Nesselsucht und Ekzeme, Appetitlosigkeit und Anorexie, Kopf- und Nervenschmerzen sowie Menstruationsbeschwerden sind Anzeichen, denen allen derselbe Faktor zugrunde liegt: akuter Kummer.

Ein Schlüsselsymptom von Ignatia ist das Gefühl, einen Kloß im Hals zu haben, den sie nicht hinunterschlucken kann. Es hilft ihr dann zum Beispiel, wenn sie etwas Festes isst (und den Kloß damit weiter schiebt). Das scheint ein Widerspruch in sich zu sein – und Widersprüchlichkeit ist auch ein wesentliches Merkmal der überdrehten Ignatia.

VERSTRICKT IN WIDERSRPÜCHE

Gerät Ignatia in einen kranken Zustand, beginnt sie, lauter widersprüchliche Dinge zu tun. Sie lacht bei einer Beerdigung, weint aber ohne jeglichen Grund oder wenn eigentlich Anlass zur Freude besteht.

Wird die emotionale Belastung zu groß – eine Belastung, die Natrium (ab Seite 46) noch ohne Weiteres ertragen könnte oder unter deren Druck Pulsatilla (ab Seite 70) sich biegen, aber nicht knicken würde –, zerbricht Ignatia: Ihr Gefühlsleben beginnt zu entgleisen; es bildet sich ein emotionaler Knoten, der – würde man ihn bildlich darstellen – in etwa so aussehen würde wie ein großer, total verhedderter Kabelsalat.

Mangels schützender Hüllen um ihr empfindsames Nervensystem können bei der kleinsten Berührung die Funken fliegen. Und wenn man Pech hat, setzen sie ein ganzes Haus in Brand. Sie ist der Hals-über-Kopf-Typ, eher unvorsichtig als mutig, obwohl sie eigentlich eine ausgezeichnete Intuition hat und auch ein sehr gutes Urteilsvermögen besitzt. Auch hier also: der Widerspruch. Und sehr häufig tut Ignatia dann genau das Gegenteil von dem, was sie eigentlich fühlt.

Info

Der idealisierte Geliebte

Die Beziehung ist vollkommen hoffnungslos und dennoch stellt der Ignatia-Typ den Geliebten ein ums andere Mal auf einen Sockel, übertreibt seine Vorzüge sich selbst und anderen gegenüber und rankt sich an ihm hoch.

Mit einer solchen Partnerschaft wird der Kummer immer aufs Neue angefacht und bleibt vor allem eines: AKUT.

Ignatia

HANG ZUM GROSSEN DRAMA

Während Natrium viel kontrollierter ist und auch eher schweigend Vergangenem nachtrauert, verliert Ignatia bei kummervollen Ereignissen oft jede Kontrolle über sich. Sie wechselt zwischen Weinen und Wutausbrüchen, sie schluchzt hysterisch. Alles an ihr ist dann theatralisch wie in einem Schauspiel (zur Erinnerung: Romeo und Julia), ohne dass die ersehnte Erlösung dadurch tatsächlich kommt.

Ihre Ausbrüche sind wie eine Entladung von dem Stau in ihr, der zum Beispiel dann entsteht, wenn sie überstürzt eine (falsche) Entscheidung trifft, sich unangemessen verhält und es nun bereut oder wenn sie allzu lange in einer schwierigen, heimlichen Dreiecksbeziehung feststeckt.

Gerade dieser letzte Aspekt mit all seinem Schmerz spricht gut auf Ignatia an. Die heilende Wirkung besteht vor allem darin, dass das Mittel hilft, die Unerträglichkeit zu akzeptieren und Konsequenzen zu ziehen. Die Gedanken daran werden nicht mehr wieder und wieder durch ihr ohnehin überreiztes Nervensystem gepeitscht. Frauen, die in großen dramatischen Auftritten vergeblich Erleichterung von diesem Schmerz suchen, schenkt die Arznei Ignatia die emotionale Stärke, die man in Umbruchphasen und bei Neuanfängen braucht. Und solchen, die ihren Kummer nicht zeigen (auch das gibt es bei Ignatia!), erleichtert es die Bürde, die sie zu tragen haben. Häufig sind im Ignatia-Zustand hysterische Anfälle, und die können auf der körperlichen Ebene Tics auslösen, etwa ein Zucken von Mundwinkeln oder Nase. Und ist der Emotionstsunami erst einmal losgebrochen, lässt sie kaum Raum für andere, weil sie alle Aufmerksamkeit auf sich zieht. Sie zieht nicht mal den Mantel aus, bevor sie mit ihren Katastrophennachrichten „auf Sendung geht". Und falls sie verbal schweigt, seufzt sie zumindest so tief, dass dennoch alle im Raum auf sie aufmerksam werden.

Oft fühlen sich Ignatia-Frauen wie in einer Traumwelt, weil sie keine eigene gut entwickelte Identität haben. Nicht selten wurden sie als Kinder wie Puppen behandelt und so fühlen sie sich auch als erwachsene Frauen. Sie sind die Töchter von Müttern, die ihre Kinder

---

Info

Schock ist nicht gleich Schock

Während **Aconitum** bei seelischem Schock und **Arnica** bei körperlichen stumpfen Verletzungen die Nr. 1 sind (siehe Seite 59), wird **Opium** insbesondere bei Bewusstlosigkeit gegeben und **Veratrum album** ist die passende Arznei, wenn kalter Schweiß ausbricht. **Ignatia** ist das richtige Mittel, wenn irgendein unvorhergesehenes Ereignis Sie aus der Bahn wirft. Sie fühlen sich, als wären Sie irgendwo verloren gegangen und könnten nicht mehr nach Hause finden. Häufige körperliche Symptome dabei sind Übelkeit, Zittern, Gliederzuckungen oder krampfartige Beschwerden, Herzklopfen, Schwindel und ein zusammengeschnürter Hals.

mit sechs Jahren auf Schönheitswettbewerbe schicken oder Eislaufprinzessinnen aus ihnen machen wollen; oder es sind Mädchen, die als Ballettschülerinnen und kleine Pianistinnen schon früh an große Auftritte gewöhnt wurden. Gedrillt darauf, unter allen Umständen Aufsehen zu erregen, ist der hysterische Ausbruch für den Ignatia-Typ ein ganz normales Stilmittel. Sie braucht Zuschauer – so wie auch eine gute Schauspielerin oder Tänzerin. Dramatik und Eitelkeit ist Teil ihres Wesens, und durch Aufmerksamkeit und Lob fühlt sie sich lebendig und bestätigt. Bleibt sie unbeachtet, ist sie verunsichert.

Die andere Variante sind Frauen, die in der Kindheit früh verlassen wurden, in Waisenhäusern oder teuren Internaten großgezogen und/oder adoptiert wurden – die also früh schon ihr Urvertrauen (geliebte Menschen, ihre Heimat) verloren haben. Dass sie in frühen Jahren nicht geborgen waren in der Gewissheit der Elternliebe, führte dazu, dass sie irgendeine Rolle annehmen, von der sie sich die Aufmerksamkeit versprechen, die sie so sehr vermissen.

Wenn sie – die Stars – aber getadelt oder kritisiert werden, verlieren sie endgültig den Halt. Sogar bei vergleichsweise harmlosem Anlass kann sich Ignatia in eine Art auswegslose Verzweiflung hineinsteigern.

EIN BREITES ANWENDUNGS-SPEKTRUM

Ignatia und Nux vomica (siehe Seite 159) sind sich in vielerlei Hinsicht ähnlich. Beide enthalten Strychnin, ein tödliches Gift. In der Medizin wird es angewendet, um das vegetative Nervensystem anzustoßen, zum Beispiel bei einem Kreislaufkollaps. Aus homöopathischer Sicht lässt sich umgekehrt Folgendes daraus ableiten: Eine Frau, die sich in einem überempfindlichen und übererregten Ignatia-Zustand befindet, bekommt durch die homöopathische Arznei einen Impuls, der ihre überschießenden Emotionen wieder auf ein normales Maß herunterreguliert.

Doch Ignatia kann noch viel mehr Gutes tun. Was Nux vomica, die große Kater-Arznei der Homöopathie, vor allem für Männer bewirkt, erreicht Ignatia für Frauen: Zu viele Partys, zu viele Stimulanzien wie Kaffee oder Tee, wenig Schlaf, dazu Alkohol und Zigaretten – das ist die Art von Überreizung und Übertreibung, deren Folgen bei Frauen mit diesem Mittel gelindert werden können.

Und auch Überreizung durch unseren modernen Lebensstil inklusive Multitasking und Überarbeitung ist ein Anwendungsgebiet für dieses Mittel. Denn Ignatias gute Vorsätze, ge-

---

Info

Frauentypen und ihre Süchte

Ignatia und **Pulsatilla** mögen Tabak, obwohl sie ihn nicht vertragen. Beide können Essstörungen entwickeln, wobei Pulsatilla zu viel isst und Ignatia oft zu wenig, bis hin zur Magersucht.

Sepia beruhigt sich mit Arbeit, Sex und Drogen.

Lachesis und **Natrium** haben beide Verlangen nach Alkohol. Natrium tröstet sich außerdem gern mit Schokolade, Lachesis dagegen speziell mit Sex.

lassener zu werden, reichen meist allein nicht aus. Sie braucht auch in diesem Fall einen sanften Anstoß von außen.

Samuel Hahnemann sah in Ignatia das erste Mittel der Wahl bei „Krankheitszuständen, die durch gramerzeugende Vorfälle entstehen", von denen Liebeskummer ein Beispiel von vielen ist. Ignatia leidet ja an einer Art überdrehter Kompliziertheit, die im gesunden Zustand sehr charmant und bezaubernd sein kann. Doch kann es ihr damit auch wie bei Romeo und Julia ergehen: viele große Gefühle und ein tragisches vorzeitiges Ende. Ein vergleichbares Paar in der heutigen Zeit (zwei Menschen lieben sich, die Eltern sind dagegen; sie treffen sich heimlich, die Familie versucht, die Eheschließung zu verhindern ...) könnte erfolgreich mit dieser Arznei behandelt werden – und die Familie am besten gleich mit.

Julia, die unkontrolliert schluchzend um ihren Geliebten klagt, wie auch Ignatia es tut, die tief seufzt, als könne sie nicht richtig atmen und, genau wie Romeo, jeden Augenblick zusammenzubrechen droht; ein Paar, das, wenn seine Liebe sich nicht erfüllen kann, auch sonst nichts mehr vom Leben will – all das hätte einem Homöopathen gezeigt, dass bei beiden das wichtigste Akutmittel bei Kummer – Ignatia – angezeigt gewesen wäre.

> **Tipp**
>
> Hahnemann rät dazu, Ignatia am besten morgens einzunehmen, weil sich die Symptome bei abendlicher Gabe häufig verschlimmern.

HILFE FÜR IGNATIA

Ein Leben ohne akute schmerzliche Ereignisse, ohne Liebeskummer, ohne Verluste? Kaum denkbar! Nicht immer muss sofort eine homöopathische Arznei her, um großen Emotionen die Spitzen abzuschneiden. Aber es ist in jedem Fall hilfreich, Ignatia zu kennen und zu wissen, wann Kummer ins Krankhafte umschlägt. Ihre Seele ist so wund, dass diese Unterscheidung für sie selbst manchmal schwer zu treffen ist. Woran erkennt sie, dass es Zeit wird für eine Arznei?

Als Erstes daran, dass körperliche Symptome und Schmerzen (siehe Seite 69) ihre Lebensqualität beeinträchtigen und durch Ernährung, Schlaf, Bewegung, Ruhe, Kälte oder Wärme, Trost und einfühlsame Gespräche nicht zu lindern sind. Auch wenn die Seele so bedrückt ist, dass die Handlungsfähigkeit darunter leidet, ist Ignatia eine wunderbare Regulationstherapie.

EIN GUTER RAT

Wenn ihre Freund(inn)e(n) oder ihre Familie ihr sagen, dass es Zeit sei, etwas mehr für ihr inneres Gleichgewicht zu tun, sollte Ignatia darauf hören – zumal sie dazu neigt, sich in der Liebe immer wieder in die gleichen Auswegslosigkeiten zu verstricken. Denn außer für sie selbst können ihre emotionalen Achterbahnfahrten auch für das Umfeld extrem anstrengend sein. Es geht nicht darum, ihr den Mund zu stopfen, sondern darum, Ereignis und Reaktion wieder in eine Verhältnismäßigkeit zu setzen, von der am Ende alle profitieren. Nicht selten ist ja nicht nur Ignatia selbst von dem Kummer betroffen, sondern auch Menschen in ihrer Familie oder im Freundeskreis. Das ist ein Umstand, den sie, wenn sie sich richtig in Rage leidet, leicht vergisst.

DIE 9 GROSSEN FRAUENMITTEL

KÖRPER UND SEELE BERÜHREN

Eine Ignatia-Frau fragt durchaus nach Hilfe – anders als Platin (ab Seite 102), die findet, dass das weit unter ihrer Würde ist, oder Natrium (ab Seite 46), die lieber selbst nach einer Lösung sucht. Und trifft Ignatia jemanden, der ihr zuhört, ohne das, was sie erlebt, zu bewerten, dann tut ihr das unendlich gut. Vorausgesetzt natürlich, der- oder diejenige verstärkt ihre Hysterie nicht noch weiter.

Ihre Seele glättet sich auch, wenn sie körperlich berührt wird, zum Beispiel mit sanfter craniosakraler Osteopathie. Und sie kann sich innerlich entgiften, wenn sie sich bewegt: ins Fitnessstudio geht, auf dem Laufband rennt oder Gewichte stemmt.

DEN SCHALTER UMLEGEN

Oft kann erst die Arznei ihr helfen, nicht immer gleich ihrem ersten Impuls zu folgen, der die Dinge in etwas verdreht, das sie nicht sind – sei es, dass er diese besser oder schlechter macht. Ihre extrem große Empfindlichkeit gegenüber Geräuschen und Gerüchen – auch im gesunden Zustand – wird gelindert. Sie können, was im erkrankten Zusatnd leicht möglich ist, keine hysterischen Anfälle mehr auslösen: Das leiseste Geräusch lässt sie aus dem Schlaf fahren; wenn sie Kaffee, Zigarettenrauch oder auch Blumen oder Parfüm riecht, meint sie, diese Belästigung nicht mehr ertragen zu können, und ist jederzeit bereit, deshalb eine heftige Szene zu machen.

Auch die Energie in überfüllten Räumen wird für sie durch diese Globuli wieder erträglicher. Wenn Ignatia dank des homöopathischen Mittels wieder eine Struktur in sich bilden kann, sieht sie die Dinge plötzlich klar. Es ist nicht leicht für sie, den Liebeskummer, der ihr Lieblingsgefühl zu sein scheint, tatsächlich loszulassen. Doch tut sie es, dann hat man den Eindruck, als hätte sie einen inneren Schalter umgelegt. Wenn die Energie der Arznei auf ihren inneren Knoten trifft und ihn mit scheinbar leichter Hand entwirrt, empfindet der Ignatia-Typ diesen ganz unspektakulären Prozess als eine unglaubliche Erleichterung. Es schmerzt wohl noch ein bisschen, aber nicht mehr allzu sehr. Eine stille innere Heiterkeit tritt an die Stelle ihrer verzweifelten Verkrampfung.

> »Es ist wichtiger, zu wissen,
> welche Art von Mensch eine Krankheit hat,
> als welche Art
> von Krankheit ein Mensch hat.«
>
> HIPPOKRATES (460 – 377 V. CHR.)

Ignatia in gesundem Zustand erinnert ein wenig an Paris im Frühling. Ihre Eleganz, ihr Charme, die innere Kultiviertheit, die künstlerische Begabung: Sie muss sich nicht großartig bemühen, um zu bezaubern. Man sieht sie in einem Café an der Seine sitzen, die ersten warmen Sonnenstrahlen auf der Haut, und ihre Lebensfreude und Offenheit strahlen ihr aus jeder Pore. Allein dass sie hier sitzt, mit lässigem Chic gekleidet, ist schon romantisch und ein wenig frivol. Sie macht aber kein Spiel aus sich selbst; sie ist vielmehr auf ihre etwas geheimnisvolle Weise erhaben, betörend und selbstvergessen. Ihr Intellekt ist scharf und präzise, ohne dass sie ihr Bewusstsein für die Schönheit der Erde verliert. Warmherzig und liebevoll teilt sie mit denen, die ihr wichtig sind, ihre Begeisterung für das Leben. Sie gehört nur sich selbst – und ist gerade dadurch über alle Maßen begehrenswert.

Symptome

SYMPTOME VON KÖRPER UND SEELE

Typische Auslöser der Beschwerden:
Kränkung, Verletzung, Kummer, Tod eines nahen Angehörigen oder Freundes, emotionaler Schock, verlassen werden, Sorgen.

Symptome und Anwendungsgebiete:
- Konflikt zwischen Romantik und Realität.
- Es gibt häufig eine Diskrepanz zwischen äußerem und innerem Befinden.
- Tendenz, Ärger und Kummer wegzuessen.
- Sie erleben widersprüchliche paradoxe Symptome (z.B. Empfindung von Brausen in den Ohren, das durch Musik abnimmt; Halsweh bessert sich beim Schlucken oder Kopfschmerz nimmt ab durch Bücken).
- Sie seufzen unwillkürlich aus der (unbewussten) Grundstimmung: Alles ist schwer.
- Sie träumen oft vom Wasser.
- Nach einem hysterischen Anfall beißen Sie sich in die Wange.
- Kopfschmerz, als sei ein Nagel in die Schläfe getrieben.
- Sie haben einen Kloß im Hals (emotionaler Knoten im Hals).
- Sie erfahren Symptome von Starrheit, Zuckungen und Zittern an verschiedenen Stellen im Körper.
- Sie sind sehr schmerzempfindlich, der Schmerz wandert im Körper.
- Sie erleben Krämpfe nach Angst und Schock, auch Weinkrämpfe.

Modalitäten: Besser durch tiefes Luftholen, bei Regen, Bewegen und Reisen, Lagewechsel, Alleinsein, Druck auf den Schmerzpunkt, Essen, am warmen Ofen sitzen. Schlechter durch Tabakrauch, Kaffee, Süßigkeiten, im Freien, kalte Luft, Gerüche, Berührung, Bücken, Stehen und Gehen.

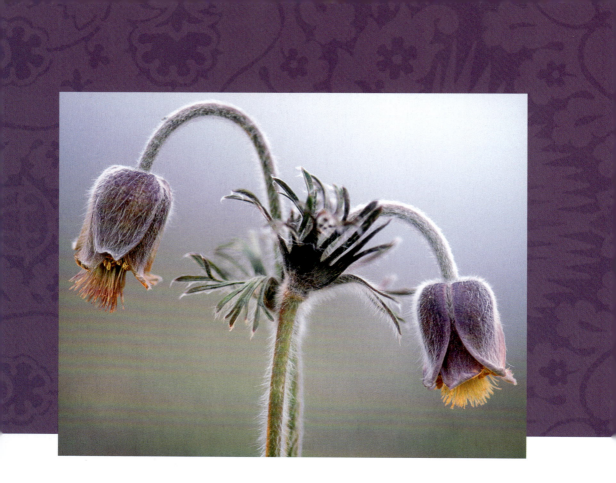

Pulsatilla

MUTTERLIEBE IST EINE unbezähmbare Urgewalt. Ganz egal, wie die Rolle der Frauen und die Rolle der Männer im Laufe der Geschichte auch definiert wurden: Ohne das Prinzip Mutter und auch ohne das Prinzip Vater gäbe es keine Welt mehr, um deren Zukunft man sich Sorgen machen muss. Denn ohne diese Kraft stirbt das Leben aus. Die Mutterliebe ist dabei nicht so sehr als ein Wunder zu begreifen, sondern vielmehr als der Schoß, in dem sich das Wunder „Leben" ereignen kann. Alle Frauen tragen dieses Prinzip, das die Welt erhält, in sich – unabhängig davon, ob sie Kinder haben oder nicht. Doch fehlgeleitet kann diese Urkraft auch zerstörerisch wirken. Sie ist ein zweischneidiges Schwert: Von der liebenden, selbstlosen Fürsorge zum angstvollen, selbstsüchtigen Klammern ist es nur ein kleiner Schritt. Ein Schritt, der den familiären Himmel schnell in eine konfliktgeladene Hölle verwandelt. In der Homöopathie gibt es kein Mittel, das einen so unmittelbaren Zugang zum Prinzip Mutter hat wie Pulsatilla – wohlgemerkt zu seinen beiden Aspekten!

Pulsatilla

Die Wiesenküchenschelle, so lautet der deutsche Name der lilafarbenen *Pulsatilla pratensis*, hat eine ganz besondere Eigenschaft: Bei Unwetter biegt sie sich zum Boden und richtet sich erst dann wieder auf, wenn der Sturm vorüber ist. Ein sehr bezeichnendes Verhalten, wie wir noch sehen werden. Denn diese nachgiebige Anpassungsfähigkeit gibt der zarten Pflanze mehr Kraft, als die meisten anderen für sich verbuchen dürfen. Früher fand man Pulsatilla-Pflanzen in größeren Gruppen in Zentral- und Mitteleuropa, auf Weiden und Hochflächen. Doch heute werden die Verbände zunehmend kleiner, statt auf „Großfamilien" trifft man häufiger auf kleine Grüppchen. Viele nennen Pulsatilla auch Windblume, weil sie sich mit ihrem flexiblen Stängel mal hierhin, mal dorthin neigt.

DAS SANFTE GEMÜT

Die Anpassungsfähigkeit an ihre äußeren Umstände, das Biegen und das „mal hierhin, mal dorthin" ist auch für die Pulsatilla-Frau ein charakteristisches Merkmal. Sie ist ein nachgiebiger, sanfter Mensch und überhaupt nicht streitsüchtig. Sie ist der Gegenentwurf zum Sepia-Typ (ab Seite 94), den sie mit ihrer weichen, anschmiegsamen und milden Art schnell auf die Palme bringen kann. Pulsatillas Liebenswürdigkeit und ihr sanftes Herz sind legendär. Sie sieht so weiblich aus, wie sie sich fühlt: hübsch anzuschauen, mit weichen sexy Kurven, ein wenig mollig, aber gut proportioniert und nicht schlaff. Für die Frauenbewegung ist dieser Typ Frau das rote Tuch: Denn für Pulsatilla ist die Familie in ihrer klassischen Form einfach alles. Sie liebt Kinder, sie folgt bereitwillig ihrem Mann, wenn sie seine Ansichten für besser hält, ohne sich auf Geschlechterkämpfe einzulassen. Sie ist der buchstäbliche Schoß der Familie, der schützende Flügel, unter den sich alle flüchten. Nicht selten ist sie selbst aber auch das ewig junge Mädchen, das nicht erwachsen werden und hinaus in die feindliche Welt gehen will.

»Du und ich, wir sind eins.
Ich kann dir nicht wehtun,
ohne mich zu verletzen.«

MAHATMAN GANDHI (1869 – 1948)

Diese Frau bleibt gern zu Hause, isst gern, kocht gern und hat auch keine Probleme mit den drei Ks: Kinder, Küche, Kirche. Warum sollte sich jemand anders um ihre Familie kümmern, wenn es für sie selbst doch nichts Schöneres gibt? Ihr Antrieb ist die Hingabe an das, was ihr am wichtigsten ist. Pulsatilla scheint dabei die kämpferische Spannung ganz und gar zu fehlen: Sie weiß, wer sie ist und wohin sie gehört. Und sie weiß, dass sie bekommt, was sie will … und auch wie sie es bekommt. Denn unter ihrer weichen Schale liegt eine ungeheure Zähigkeit.

EIN FAMILIENMENSCH

Für den Pulsatilla-Typ ist ein Gegenüber – Partner, Kinder, eine Familie, das gemeinsame Zuhause – das Lebenselixier, aus dem sie sich nährt. Dafür nimmt sie es auch in Kauf, wenn ihr Partner bisweilen schlecht gelaunt ist und vor sich hingrummelt. Solange sie geliebt und umsorgt ist, solange sie so viel Aufmerksamkeit erhält, wie ihr nach ihrer Meinung gebührt, fügt sie sich in die kleinen Widrigkeiten des Lebens und wird darüber niemals bitter oder bösartig.

Trotz aller Sanftheit und Liebenswürdigkeit verliert aber ein Pulsatilla-Typ sein Ziel keine Sekunde aus den Augen: nicht allein zu sein und nicht allein zu bleiben. Männer mögen diesen Frauentyp, weil er attraktiv, weich und anschmiegsam ist. In ihrer Gegenwart fühlen sie sich wie starke Beschützer, was natürlich ein sehr anderes Gefühl erzeugt als das, was Sepia (ab Seite 94) oder Platin (ab Seite 102) einem Mann vermitteln: „Wer braucht schon einen solchen Typen wie dich? Ich kann das alles allein – und besser."

PULSATILLAS SINNLICHKEIT

Durch die bereits erwähnte Mädchenhaftigkeit, die sich Pulsatilla bewahrt, wirkt sie oft recht hilflos und in dieser Hilflosigkeit sehr anziehend (denken Sie an Marylin Monroe, die unter anderen starke Pulsatilla-Anteile hatte), sodass sich oft gleich mehrere Männer gleichzeitig um sie bemühen (denken Sie nun an die Kennedy-Brüder, die beide dem Monroe-Charme erlagen).

Was Männer nicht wissen, ist, dass Pulsatilla sich nur schwer entscheiden kann und dass sie, ganz im Gegensatz zu dem Eindruck, den sie vermittelt, eine geradezu krankhafte Furcht vor dem anderen Geschlecht hat. Noch schwerer wiegt jedoch die Angst, allein zu bleiben, und so gibt sie sich ihrer beträchtlichen Sinnlichkeit hin, verliebt sich oft und gründlich. Die Männer geben sich nach Trennungen quasi die Klinke in die Hand, weil Pulsatilla ja so ungern allein ist. Erst wenn sie heiratet und Kinder bekommt (ihr absolutes Lieblingsziel), wird sie zur treu sorgenden Ehefrau – und erneut abhängig davon, dass ein Mann um sie ist. Sie fühlt sich wohl, wenn sie zu jemandem aufblicken kann. Ihre Ehen sind langlebig und überwiegend glücklich. Und nur wenn sie krank wird, bekommt sie plötzlich Angst vor dem Aufblicken und ihr wird schwindelig davon (Schwindel beim Hinunterschauen ist ebenfalls ein Pulsatilla-Symptom).

DIE NÄHRERIN

Es ist ungemein hilfreich, durch die Brille des Homöopathen auf das Leben zu schauen. Was er (oder sie) an Pulsatilla sieht, ist eine Frau, die von Natur aus nährend ist, egal, in welcher Situation sie sich gerade befindet – Zuhause oder im Beruf: Menschen fühlen sich wohl in ihrer Gegenwart, akzeptiert und entspannt. Alles hat bei ihr Platz: Liebe und Verletzlichkeit ebenso wie Frustration und Ärger. Sie macht weder ihren Chef noch ihre Arbeitskolleginnen schlecht. Dadurch dass die Dinge einfach sein dürfen, wie sie sind, können Problemlö-

---

> **Info**
>
> **Das Prinzip der „Großen Mutter"**
>
> In vielen großen Frauen, die Geschichte geschrieben haben – Marie Curie, Florence Nightingale, Mutter Teresa, Benazir Bhutto oder auch Alice Schwarzer, die schließlich zur Mutter aller Frauenrechtlerinnen wurde –, ist die zähe Kraft von Pulsatilla sichtbar. Die Lebensentwürfe dieser Frauen scheinen zunächst völlig unterschiedlich. Doch das Prinzip der „Urmutter" bleibt das gleiche. Es geht weit über die klassische Familie hinaus.

sungen in ihrer Gegenwart viel schneller auftauchen als ohne sie. Pulsatilla wirkt wie ein Katalysator. Anstrengungslos erschafft sie eine Atmosphäre, in der Menschen sich innerlich klären können.

IHRE GRÖSSTE STÄRKE: VERGEBEN

Anders als Lachesis (ab Seite 110), als Natrium (ab Seite 46) oder Sepia (ab Seite 94) fällt es Pulsatilla leicht, zu vergeben. Sie ist wie ein Teil der Natur: ein Acker, der auch dann noch großzügig Früchte schenkt, wenn es auf ihn heruntergedonnert, -gehagelt und -geblitzt hat. Voller Güte hält sie nicht fest an alten Verletzungen. Sie kann sich in nahezu jeder Situation vorstellen, warum sich jemand anders so oder so verhalten hat. Insofern hat sie ein großes Herz und ist sehr offen und tolerant. Und solange sie gesund bleibt, hat sie die Gabe, Anfeindungen nicht persönlich zu nehmen.

PULSATILLA UND DIE EMANZIPATION

Als Antithese zum heute weitverbreiteten Streben nach einem (vermeintlich) unabhängigen Glück, in dem ein Mann und Kinder meist nicht vorkommen, hat der Pulsatilla-Typ keinen leichten Stand. Für moderne Karrierefrauen ist es ausgesprochen schwierig, Pulsatilla-Qualitäten überhaupt als Qualitäten zu sehen, geschweige denn als solche zu akzeptieren und anzuerkennen – schon gar nicht an sich selbst. Eine Hausfrau, die vollkommen glücklich ist in ihrem Zustand? Nicht abhängig, sondern – aus ihrer eigenen Entscheidung heraus – einfach sie selbst als Frau und Mutter? Unmöglich!

MISSIONARISCHER EIFER

In der homöopathischen Praxis zeigt sich oft, dass genau diejenigen Frauen das Mittel bräuchten, die seine Charakteristika am heftigsten ablehnen und am härtesten bekämpfen. Denn auch das ist eine Seite von Pulsatilla, allerdings erst wenn sie verletzt wird – das Missionarische in ihr: „Unabhängigkeit für alle Frauen!" „Alle werden Vegetarier!" „Ab jetzt nur noch Stoffwindeln!" Diese und andere Parolen kann sie mit unglaublicher Hartnäckigkeit verbreiten und sich entsprechend engagiert dafür einsetzen. Pulsatilla als homöopathische Arznei zu nehmen wäre in einem solchen Fall von Dogmatismus ein Weg, um den weichen und empfänglichen Aspekt in sich selbst wieder zu aktivieren und auch zu integrieren. Denn immer dann, wenn eine Lebensanschauung zu verbissen verteidigt wird, ist die gesunde Eigenregulation entgleist.
Die Ziele, für die Frauen sich mit missionarischem Eifer einsetzen können, sind recht unterschiedlich. So kämpft Pulsatilla häufig für die richtige Lebensweise innerhalb der Familie. Sepia (ab Seite 94) dagegen kämpft für die Würde der Frauen und Causticum für Gerechtigkeit. Arsenicum album (ab Seite 78) wiederum kämpft um den ersten Platz.

EIN HOHER PREIS

Eine Frau, welche die Qualitäten der Offenheit und Empfänglichkeit verloren hat, zahlt einen hohen Preis. Sie hat vielleicht im Hinblick auf die Sachebene nicht unrecht, wenn sie hart und durchsetzungsorientiert ist, wie etwa Arsenicum. Aber sie bemerkt dabei oft nicht, wie sie Menschen – im übertragenen Sinne – „abknallt", wie zum Beispiel Sepia es tut, wenn jemand ihren Vorstellungen von der befreiten Frau nicht entspricht. Oder sie vergisst, dass man sich in einem Team auch anders Platz verschaffen kann als durch Intrigen, wie Lachesis (ab Seite 110), oder herablassende Arroganz, wie Platin (ab Seite 102). Fakt ist: Jede

DIE 9 GROSSEN FRAUENMITTEL

Info

Jungen und Mädchen

Kleine Jungen profitieren von Pulsatilla als Arznei, solange die zarte Seite ihres Wesens noch sichtbar und berührbar ist. Bevor sie zu den harten Kerlen erzogen werden, die sich unter allen Umständen in der Welt durchsetzen müssen – koste es, was es wolle –, ist diese weibliche Seite des Lebens in ihnen noch genauso aktiv wie bei kleinen Mädchen. Wenn die entsprechenden körperlichen Symptome gegeben sind (Seite 77), können beide Geschlechter – Jungen und Mädchen, Männer und Frauen – durch die homöopathische Arznei Pulsatilla geheilt werden.

---

dieser rüden Vorgehensweisen ist lebens- und erst recht beziehungsfeindlich. Sie zerstört, statt etwas aufzubauen. Sie entspricht im Grunde dem, wogegen die Frauen der 1970er- und 1980er-Jahre für sich selbst, ihre Töchter und die Frauen zukünftiger Generationen auf den Straßen von Berlin oder Paris demonstrierten: die historische Dominanz und Vorherrschaft der Männer; die Selbstverständlichkeit, mit der diese die Denkweise der Frauen missachteten.

Auf rücksichtslose Art ihre Macht zu behaupten dient weder einem selbst noch hilft es anderen. Denn wie hinterlässt ein Mensch letztlich die, die er in die Ecke stellt und vorsätzlich verletzt, um unter allen Umständen am Ende recht zu behalten? Ohnmächtig und zornig!

MIT DEM HERZEN DENKEN

Genau diese Empfindung von Ohnmacht oder Zorn kann Pulsatilla innerlich „sehen" und in jedweder Situation empfinden. Ihr vorausschauendes Einfühlungsvermögen hält sie davon ab, sich auf derartige Machtspiele einzulassen. Sie ist auf eine ganz besondere Weise fähig, mit dem Herzen zu denken. Fest verbunden und verankert mit den Gesetzen von Mutter Erde, steht die Pulsatilla-Pflanze heute unter Naturschutz. Es wäre schön, wenn das auch auf ihre Charaktereigenschaften zuträfe! Nicht jede Frau muss zu Pulsatilla werden. Doch wenn Frauen ihre (jeweiligen!) Qualitäten vorbehaltlos anerkennen und sich selbst und anderen ihre vermeintlichen Schwächen verzeihen könnten – wie eben die gesunde Pulsatilla es fertigbringt –, dann wäre das ein Gewinn für alle Seiten.

DER VERLUST DER BALANCE

Wenn Frauen krank werden, dann häufig an dem Punkt, wo die Licht- und Schattenaspekte ihrer Konstitution aufeinandertreffen. Das zeigt sich bei den verschiedenen Typen in ganz unterschiedlicher Weise: Bei Lachesis (ab Seite 110), die ihren Wert daraus schöpft, dass sie alle Aufmerksamkeit auf sich zieht, reicht es, dass ihr Mann einer anderen einen freundlichen Blick zuwirft – und sie dreht, wenn es ihr gerade nicht sehr gut geht, garantiert durch vor Eifersucht. Im Team der erfolgsorientierten Arsenicum-Frau (ab Seite 78) hat vielleicht jemand einen Flüchtigkeitsfehler begangen und der fällt nun auf ihre Karrierepläne zurück? Gnade ihm Gott! Die fürsorgliche Pulsatilla schließlich hat ein schönes Essen gekocht, sich toll angezogen, die Kinder zu Freunden ausgelagert – und ihr Mann kommt nach Hause und würdigt ihre Bemühungen nicht? Dann könnte es ziemlich bewölkt werden am Ehehimmel.

KLAMMERN UND JAMMERN

Pulsatilla, die sonst einen ganzen Stall von Kindern (und nicht nur ihre eigenen) voller Hingabe umsorgen kann, entwickelt nun in ihrer Unsicherheit – wenn sie sich nicht genügend gewürdigt fühlt – ein nahezu unstillbares Bedürfnis nach Aufmerksamkeit. In der homöopathischen Arzneimittellehre gibt es nur zwei Arzneien, die einen solchen Grad an Selbstsucht erreichen können: Pulsatilla und Sulfur. Letzterer kann dann kein anderes Ziel mehr verfolgen als nur noch seine eigenen.

> **Info**
>
> **Licht und Schatten**
>
> Es sind die Schattenseiten desselben Charakters, die mithilfe der passenden Arznei wieder zu ihrer lichten Seite finden können. Die Tür ist dieselbe, das Haus der Seele enthält beide Seiten. Es ist nur ein Schritt, ein hauchdünner Grat ... und Ihre strahlendste Stärke kann sich in Ihre größte Schwäche verwandeln.

Pulsatilla, die einende Kraft auf der Achse der Weiblichkeit, wird zu Xanthippe – wie auch die unzufriedene Sepia (ab Seite 94) –, jammert und klagt wie die berüchtigte Gattin des Sokrates. Er traf sich – fand sie – zu oft mit seinen Freunden. Er diskutierte stundenlang mit ihnen (statt mit ihr). Hätte es vor 2500 Jahren das Fernsehen gegeben, hätte er aus ihrer Sicht auch garantiert zu viel Fußball geschaut. Er kam außerdem nicht pünktlich zum Essen nach Hause (das kann Pulsatilla gar nicht leiden!). Kurzum: Er schenkte ihr nicht genügend Aufmerksamkeit!

Ihre Klage ist die vieler Frauen, wenn nicht sogar der meisten. Doch ihre ist in diesem Zustand von einem bestimmten Symptom begleitet, was kaum ein Mittel in dieser ausgeprägten Form hat: Sie fängt bei jeder nur denkbaren Gelegenheit an zu weinen.

WEITERE WICHTIGE SYMPTOME

Ein Ausdruck von Pulsatillas Disbalance können neben Jammern und Tränen auch Essstörungen sein. Pulsatilla isst dann zu viel und leidet an ihren so typischen Gewichtsschwankungen, die durch vermehrte Wassereinlagerung im Gewebe oft noch verstärkt werden. Stimmungsschwankungen, die an einen Apriltag erinnern, sind eines der wichtigsten Symptome von Pulsatilla; ebenso wie die Beschwerden und Schmerzen, die im ganzen Körper umherziehen: Mal tut es hier weh, dann wieder dort; gerade noch schmerzten die Gelenke, jetzt ist es der Kopf. Sie mag keine Zimmerwärme, braucht viel frische Luft, aber gleichzeitig fröstelt sie leicht, sodass sie sich warm anziehen muss. Je kränker sie wird, umso mehr wächst ihr Anlehnungsbedürfnis – gemäß dem Sprichwort: „Liebe mich dann, wenn ich es am wenigsten verdient habe, denn dann brauche ich es am meisten."

DIE 9 GROSSEN FRAUENMITTEL

Alle Beschwerden dieses Typs sind mild, auch die Absonderungen zum Beispiel aus Nase und Ohren, wenn sie an einem entsprechenden Katarrh leidet.

HUNGER NACH HARMONIE

Die Besonderheit bei diesem Mittel ist, dass die Störung häufig auf das Pubertätsalter zurückgeht, und wenn Sie zu dieser Zeit auch noch Masern durchgemacht haben, dann sollten Sie unbedingt an die Arznei denken, wenn jetzt pulsatillaartige gesundheitliche Beschwerden auftreten. Aus schulmedizinischer Sicht scheint es überhaupt keinen Zusammenhang zwischen den Symptomen zu geben. Aus homöopathischer Sicht dagegen haben sie alle einen gemeinsamen Nenner: den Verlust der häuslichen Harmonie – der ja auch zu jener Zeit der Ablösungsphase des Teenagers vom Elternhaus zu erleben war.

PULSATILLAS BEFREIUNG

Wenn eine Pulsatilla-Frau allein lebt, wird alles noch schwieriger: Für ihr Gefühlsleben ist es geradezu Höchststrafe, wenn sie nach Hause kommt und es ist dort dunkel und leer. Andere Mitteltypen können sich wunderbar allein unterhalten, etwa Sepia (ab Seite 94) oder Platin (ab Seite 102). Pulsatilla aber braucht die Nähe ihrer Liebsten – in gesundem Zustand, gerade aber auch, wenn sie aus ihrer inneren Balance fällt. Dann allerdings kann Pulsatilla so viele Anforderungen an ihre Familie stellen, dass dieser irgendwann die Luft zum Atmen ausgeht. Ihre Liebsten beginnen, sich gegen die „samtenen Ketten", wie Catherine R. Coulter (siehe Seite 32-37) die Anhänglichkeit dieses Typs so anschaulich nennt, zu wehren. Sich abzugrenzen ist nicht leicht, weder für Freunde noch für die Familie: Denn Pulsatillas Be-

dürfnis nach Unterstützung ist echt und aufrichtig, keineswegs manipulativ, wie bei Natrium (ab Seite 46), oder mit Dramen gepflastert, wie bei Ignatia (ab Seite 62). Sie sucht wirklich Rat und ist jederzeit bereit, auch Fehler zuzugeben. Und dennoch kann man sich eines erstickenden Gefühls nicht erwehren.

DIE ANGST KANN GEHEN

Im gesunden Zustand ist Pulsatilla wie die Göttin der Liebe: fruchtbar, hingebungsvoll und frei davon, immer etwas für sich selbst zu brauchen. Sie verkörpert die reinste Form femininer Energie, in der die maskuline Energie des selbstbestimmten Entscheidens und Handelns in keinem Augenblick mehr verloren geht. Sie ist wie Eva-Maria Zuhorst (Seite 127) die Vorreiterin der Frauengeneration nach der Emanzipationsbewegung: Ihr Handeln wird aus innerer Gewissheit über das Frausein geboren und nicht aus dem Kampf gegen Männer.

> »Was du liebst, lass frei,.
> Kommt es zu dir zurück,
> gehört es dir für immer.«
>
> KONFUZIUS (551 – 479 V. CHR.)

Wenn sie eines Tages nach Befreiung sucht – von der symbiotischen Verbindung, die sie mit anderen Menschen eingeht; von der Art und Weise, wie sie sich vollkommen vertrauensvoll auf andere verlässt, aber nicht auf sich selbst –, kann ihr das homöopathisch potenzierte Pulsatilla einen Weg zu ihrer inneren Unabhängigkeit öffnen, der ihr mehr Erfüllung schenkt, als sie sich je vorgestellt hat.

Symptome

SYMPTOME VON KÖRPER UND SEELE

Typische Auslöser der Beschwerden:
Ablehnung, Schwangerschaft, Verlust der Mutter durch Tod oder Kontaktabbruch, Kinder verlassen das elterliche Heim, Antibabypille

Symptome und Anwendungsgebiete:
- Große Wechselhaftigkeit zwischen Körper- und Gemütssymptomen.
- Verlangen nach und Besserung durch Trost.
- Periodisch auftretender Kopfschmerz mit Übelkeit und Erbrechen.
- Kopfschmerz vor, nach und durch unterdrückte Regelblutung.
- Prämenstruelles Syndrom (PMS) und Wechseljahre.
- Wiederholter milder Katarrh der oberen Luftwege.
- Endometriose (Gebärmutterschleimhaut an Orten, wo sie nicht hingehört, zu viel Gebärmutterschleimhaut).
- Unfruchtbarkeit.
- Symptome infolge von Masern.
- Bindehautentzündung, Gerstenkörner sowie Mittelohrentzündung.
- Häufige Harnwegsinfektionen.
- Alle Sekrete sind reichlich, mild und dickflüssig, gelblich, grünlich.
- Nur sehr wenig Durst.
- Schwindel beim Hoch- und Hinuntersehen.
- Selten Verstopfung, häufiger dagegen Durchfall.
- Unwillkürliches Wasserlassen beim Husten, Gehen und Sitzen.

Modalitäten: Verbesserung durch frische Luft, kalte Anwendungen, Bewegung, aufrechte Haltung, Weinen, Trost, kalte Speisen und Getränke, Aufdecken, äußeren Druck und Reiben. Verschlechterung abends und nachts, im warmen, geschlossenen Raum (Sauna), durch schweres, fettes, warmes Essen; Bettwärme, Gewitter, Ruhe, Hitze, warme Anwendungen (zum Beispiel Ohrwickel).

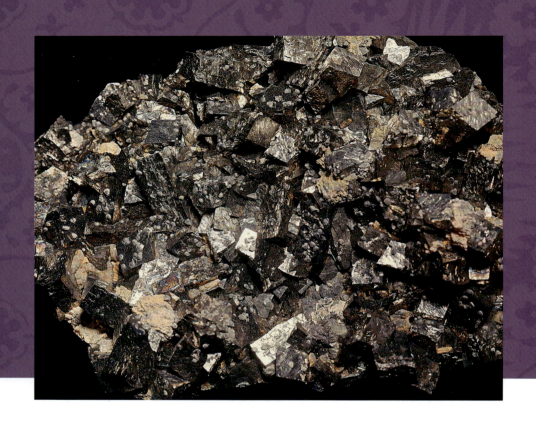

Arsenicum album

WO ARSENICUM ALBUM INS SPIEL kommt, ist der Kampf um die Macht oft nicht weit. Gift ist dabei die Waffe der Frauen, allerdings weniger im tatsächlichen als viel mehr im übertragenen Sinne. Und paradoxerweise ist Gift – in diesem Fall Arsenicum, landläufig Arsen genannt – auch der Helfer, wenn die Furcht vor Kontrollverlust, vor Krankheiten oder sogar vor dem Tod diesen Typ zu überwältigen droht.

Arsenicum-Typen sind Machtmenschen: so klug, dass sie jeden Schachzug kennen, um Rivalen aus dem Feld zu schlagen. Sie sind kompetent: Bevor sie eine Sache nicht bis ins letzte Detail durchdrungen haben, hören sie nicht auf, Zusammenhänge zu erforschen. Die Arsencum-Frau ist die absolute Perfektionistin: Gut ist ihr nicht gut genug, wenn besser möglich ist.

Und: Keiner der neun Frauentypen ist verzweifelter um seine Gesundheit und die seiner Familie besorgt als Arsenicum. Sie ist ein wandelndes medizinisches Lexikon. Ihre Befürchtung, irgendetwas könnte ihre Familie oder deren Existenz bedrohen, lässt sie niemals los. Und immer steht bei ihr ein Symptom im Vordergrund: ruhelose Angst.

Die Geschichte ist voll von großen Herrschern – Königen wie Päpsten –, die sich die Wirkung des weißen Arseniks zunutze machten. Besonders in Italien und Frankreich trugen sie das hochtoxische Pulver in ihren Ringen, schütteten es ihrem Gegner unbemerkt in sein Getränk und räumten ihn auf diese Weise kurzerhand aus dem Weg. So sicherten sie ihre Position. Waren sie nicht die Besten, mehr als alle anderen qualifiziert? Eben. Dann mussten sie auch tun, was getan werden musste.

ALLES GRÜNDLICH DURCHGEPLANT

Auf eine distanzierte Art und Weise sorgt der Typ, dem diese Arznei guttut, dafür, dass alles wie am Schnürchen läuft. Zu Hause oder im Geschäft: Die strategische Gründlichkeit und Kompetenz, mit der eine Arsenicum-Frau vorgeht, ist ihre größte Licht-, aber auch ihre tiefste Schattenseite. Effizient und straff durchorganisiert – sie will es richtig machen, um jeden Preis. In ihrer Gegenwart möchte man unwillkürlich die Hacken zusammenschlagen. Und die Vorstellung, sie könnte unerwartet vor der Tür stehen und auch noch einen Blick in unseren Küchenschrank werfen, würde uns sofort zum Aufräumen animieren. Die Darstellung von Helen Mirren als „Die Queen" – der Film, der von den ersten Tagen nach Prinzessin Dianas Tod erzählt – lässt an Arsenicum denken. Und auch wenn Diana nicht durch Gift starb, so starb sie doch sicherlich im übertragenen Sinne durch diese Art von Vergiftung.

ARSENICUM BEIM ARZT

Kommt eine Patientin in die Praxis, die diese – natürlich extrem verdünnte! – Arznei braucht, wird sie explizit fragen, wenn sie ihre Globuli bekommt: „Das ist jetzt kein Gift, oder?" Und allein das ist ein ziemlich sicherer Hinweis, dass der behandelnde Homöopath mit Arsenicum auf dem richtigen Weg ist. Sie hat ihren Besuch gründlich vorbereitet: den Termin gemacht und am Tag vorher noch einmal bestätigt. Sie kommt auf die Minute pünktlich; die Symptome hat sie ordentlich notiert (und zwar alle!); die Röntgen- und Blutbilder sind in ihrer Tasche, und vielleicht hat sie auch noch die Krankengeschichte ihrer Vorfahren kurz skizziert, falls dieses Detail zur Sprache kommen sollte.

> »Die bittersten Tränen, die wir an Gräbern vergießen, vergießen wir wegen ungesagter Worte und Taten, die nicht vollbracht wurden.«
>
> HARRIET BEECHER-STOWE (1811 – 1896)

Diese Frau fühlt sich ihrer – für sie als bedrohlich empfundenen – Umgebung schutzlos ausgeliefert, weil sie wirklich glaubt, dass alles sie vergiften oder zumindest krank machen könnte … überall, zu jeder Zeit. Deshalb darf sie kein Detail übersehen, das ihr in ihrer Vorstellung zum Verhängnis werden könnte. Entspannungsfaktor? Null.

Die Angst vor Krankheit ist bei Arsenicum-Frauen absolut existenziell. Sie lassen sich bei einer Grippewelle sofort impfen – und würden anderenfalls auch tatsächlich krank werden, weil ihre Angst ihre Abwehrkräfte komplett lahmlegt. Auf Reisen sind sie diejenigen, die sich am schnellsten eine Lebensmittelvergiftung zuziehen, in deren Folge sie an schrecklicher Übelkeit, kaltem Schweiß, Herzklopfen, wächserner Blässe und schlimmstem wässrigem Durchfall leiden. Sie sind extrem geschwächt, kalt, frostig und – natürlich – voller Angst, dass sie vielleicht nie wieder gesund werden oder gar sterben könnten.

DISZIPLIN – IMMER, ÜBERALL

Weil ihre Angst so groß ist, größer als bei jedem anderen Konstitutionstyp der Homöopathie, liebt sie klare, vermeintlich sichere Strukturen: Ehe, Ordnung, ein sicherer Job, Perfektion. Alles muss an seinem Platz sein. Das gibt ihr zumindest den äußeren Anschein von der Sicherheit, die sie innerlich nicht empfinden kann. Jeden Tag stirbt sie in der Fantasie tausend Tode (wegen vergleichsweise geringer Anlässe), vor deren realer Variante sie sich dann nachts umso mehr fürchtet. In ihrem Telefon am Bett ist der Notruf als wichtigste Nummer einprogrammiert. Und wenn sie träumt, dann oft von Räubern und dem Tod. Eine solche Frau könnte direkt neben Ihnen arbeiten und Sie hätten keine Vorstellung davon, was wirklich in ihr vor sich geht. Dazu ist ihre Disziplin zu groß. Sie würden ihren aufgeräumten Schreibtisch sehen, auf jede Detailfrage eine präzise Antwort erhalten. Sie könnten Ihre Familienpapiere von ihr ordnen lassen, Ihre Speisekammer neu sortieren: Am Ende stünde ein 1a-Ergebnis vor Ihnen, das Ihnen einen komplett neuen Referenzpunkt für Organisation gäbe. Was Sie nicht sehen würden, ist das Grauen in ihr, dass sie ein Detail vergessen haben könnte und nun schlecht dasteht.

Entspannt, lebendig und gefühlvoll zu sein: Das wäre ein zu hohes Risiko für Arsenicum. Sie liebt stattdessen klare, vorhersagbare, präzise passende Lebensbausteine und – Ordnungsfanatikerin, die sie nun einmal ist – bewacht sie diese rigide Architektur ihres Lebens mit Argusaugen.

KONTROLLIERTE LEIDENSCHAFT

Man kann sich eine Arsenicum-Frau nur schwer in leidenschaftliche Affären verstrickt vorstellen. Die zarte Gestalt, die Eleganz, das geradezu aristokratische Profil, die Porzellanhaut lassen für solche Fantasien wenig Raum. Was man sich hingegen sehr wohl vorstellen kann, ist, dass ihr Partner, um ihrer bisweilen kühlen Kontrolle zu entkommen, irgendwann eine Geliebte hat … was Arsenicum wiederum immer tiefer in ihr Labyrinth aus Angst hineintreibt. Der Ausdruck ihrer gigantischen Furcht vor Infektionen findet sich bei ihr häu-

---

> **Info**
>
> ### Im Namen des Vaters
>
> Das Leben einer Arsenicum-Frau dreht sich darum, was erlaubt ist und was nicht; um „Das tut man und das tut man nicht"-Regeln, die bei ihr oft durch einen äußerst strengen Vater entstanden sind. Sein „Streng dich an, werd' besser, spring' höher, sei erfolgreicher als alle anderen" scheint als eine Art Dauerschleife und für andere unhörbar in ihr nachzuklingen und sie zu permanenter Höchstleistung in sämtlichen Lebensbereichen anzutreiben.

Arsenicum album

> **Tipp**
>
> Bei Orgasmusstörungen, die damit zu tun haben, dass Hingabe und Loslassen nicht möglich sind, ist Arsenicum ein wichtiges Mittel für jede Frau, wenn gleichzeitig noch eine große Angst vor Infektionen besteht.

fig auch beim Sex: kontrollierte Leidenschaft, nach dem Sex duschen, und natürlich ist die Frequenz korrekt geregelt. Auch in diesem Bereich, wie in allen anderen, zweifelt sie innerlich an sich, ob sie es auch richtig macht. In der Folge ist sie so angespannt, dass ihr Erotik und Sinnlichkeit verloren gehen können. Und wenn sie entdeckt, dass ihr Mann ein Verhältnis hat, denkt sie eher an ihre Gesundheit als an den Betrug selbst: „Was ist, wenn diese Frau …" Und sie macht sich in schlaflosen Nächten Sorgen um ihre nun unsichere finanzielle Lage: „Er kann ja gehen, aber dafür wird er zahlen!"

EINE „PERFEKTE" FAMILIE

Noch viel besorgter als um sich selbst ist die Arsenicum-Frau um ihre Kinder. Damit sie von ihrer Umwelt akzeptiert wird (was sie für sich selbst nicht tun kann), ist sie auch mit dem Nachwuchs übergenau. Haushalt, Mann, Kinder, Ballett- und Klavierunterricht sind – wie es sich für eine gute Familie gehört – straff organisiert. Und jedes Kind besucht mindestens einen Förderkurs. Es vergeht kein Tag, an dem das Kind einer Arsenicum-Mutter nicht Geige oder Klavier übt (wenn es ein Instrument spielt), und vorher darf es auch nicht hinaus zum Spielen.

Alle familiären Unterlagen sind in Ordnern abgeheftet und exakt so beschriftet, dass sich jeder andere darin sofort zurechtfinden würde, denn ihr System ist absolut logisch und nachvollziehbar – gedacht schließlich auch „für den Notfall …". Und den erwartet Arsenicum, wenn sie aus dem Gleichgewicht gerät, geradezu stündlich.

DIE ÄUSSERE ERSCHEINUNG

Das Adrette in einer Arsenicum-Frau drückt sich schon in ihrem Äußeren aus: Wenn sie zum Beispiel morgens ins Büro kommt, ist ihre Erscheinung perfekt. Niemals wäre ein Fleck auf ihrem Kostüm zu finden. Sie trägt dazu die passenden Schuhe, eine passende Handtasche … elegant, aber schlicht – ganz anders als bei Lachesis (ab Seite 110). Ihre Frisur sitzt, das Make-up ist sorgsam aufgetragen und sehr dezent, und man würde nirgendwo einen Rand sehen, weder im Gesicht noch an der Kleidung. Auf eine konventionelle Art wirkt sie immer ein wenig zu angepasst.

WANN DAS GIFT INS SPIEL KOMMT

Der Arsenicum-Typ ist kultiviert und belesen, kann sich gut ausdrücken, ist ehrgeizig und informiert über das, was in der Welt passiert. Ihre immense Disziplin lässt sie und auch die, die sie liebt, nie im Stich. Sie hätte daher allen Grund, voller Selbstvertrauen auf das Leben zuzugehen. Doch trotz ihrer Intelligenz und ihres Wissens quälen sie jedes Mal große Zweifel, wenn sie – sei es in ihrem Beruf oder in der Familie – eine Entscheidung trifft: War die Entscheidung nun richtig oder falsch? Hätte sie es vielleicht besser machen können? Hätte sie sich anders verhalten sollen? Hat sie etwas übersehen? – Erst wenn dann jemand, den sie als übergeordnete Autorität akzeptiert, zu ihr sagt, dass ihre Entscheidung richtig war, kann sie sich beruhigen. Sie will jede Verunsicherung in sich ausschalten – so als wäre permanent die Gefahr im Raum, dass sie nicht das erfüllt, was von ihr erwartet wird. Auf der tiefsten Ebene ihrer Seele hat sie Angst vor Strafe: als würde ihr, symbolisch gesprochen, ständig jemand über die Schulter schauen. Umgekehrt, wenn sie also nicht bestätigt, sondern kritisiert wird, kann Arsenicum blitzschnell ihre giftige Seite hervorkehren. Ihre Kritiker kann sie umgehend so kaltstellen, dass die Temperatur im Raum innerhalb von Sekunden um glatte zehn Grad fällt. Sofort zitiert sie drei Leute, die auch „ganz ihrer Meinung" sind; sie wird stolz und arrogant und kanzelt alle, die eine andere Ansicht vertreten, auf eine distanzierte Weise ab. Wenn irgendetwas schiefläuft, vor allem an ihrem Arbeitsplatz, weist sie umgehend anderen die Verantwortung dafür zu. Und sie hat dabei intellektuell ausgefeilte, sehr überzeugende Argumente. Arsen-Frauen können dann mit Blicken töten und sie ziehen sich anschließend zurück, indem sie der „Leiche" die kalte Schulter zeigen. Eines ihrer Hauptsymptome (siehe auch Seite 85) ist entsprechend die körperliche Eiseskälte.

DER VERSUCH, DIE ANGST ZU BANNEN

In ihrem makellosen Heim ist Arsenicum die Gastgeberin, die unauffällig hinter ihren Gästen den Boden feudelt, kaum dass diese eingetreten sind. Denn man weiß ja nie, was sie alles in die Wohnung schleppen und welche Keime sich in den möglichen Fußabdrücken verbergen. Und wenn sie auf Spielplatz- oder Auto-

---

Info

Angst hat viele Gesichter

Angst kennt vermutlich jede(r), doch wovor jemand sich ängstigt, ist unterschiedlich. Vergleichen wir Arsenicum mit anderen Typen, um zu sehen, wer wovor am meisten Angst hat:

Arsenicum album – vor Krankheit, Vergiftung, Tod, Einbrechern, finanziellem Verlust.

Aurum – vor beruflichem Versagen; aus Angst um die Finanzen kann sie jeden Pfennig umdrehen, jede Ausgabe kontrollieren.

Argentum nictricum – vorm Fliegen, vor Enge, Weite, großen Plätzen und Prüfungen.

Gelsemium – ebenfalls vor Prüfungen, aber auch vor Rendez-vous, vor öffentlichen Auftritten sowie vor schlechten Nachrichten.

Platin – vor Höhen und Enge sowie vorm Fliegen und Fallen.

Phosphorus – durch übertriebene Fantasie davor, was alles Schlimmes passieren könnte, aber auch vor Gewitter und Dämmerung.

Stramonium – vor dem Alleinsein und vor Dunkelheit.

bahntoiletten geht, dann wird die Brille desinfiziert, obwohl sie sich anschließend nicht draufsetzt (spätestens an dieser Stelle werden Sie vielleicht bemerken, dass Ihnen die Aspekte von Arsenicum doch näher sind, als Sie dachten …). Am allerliebsten sucht sie das fremde Örtchen gar nicht erst auf und verlässt sich lieber auf den eigenen Sanitärbereich zu Hause, der natürlich klinisch rein ist.
Häufig hat Arsenicum auch eine Alarmanlage im Haus, um sich vor Eindringlingen zu schützen. Ihre Vorratskammer ist immer gut aufgefüllt, damit sie für alle Eventualitäten – inklusive Krieg und Atomschläge – gerüstet ist.

ORDNUNG IST IHR GANZES LEBEN

Wenn ein Buch oder eine Figur im Regal auch nur um ein winziges bisschen in seiner Position verschoben ist, würde auch eine gesunde Arsenicum-Frau dies sofort bemerken und gleich alles wieder „zurechtrücken". Sie wäre eine hervorragende Feng-Shui-Architektin, sofern niemand die Dinge verstellt oder sonstwie durcheinanderbringt. Auch gäbe sie eine gute Buchhalterin ab, der keine Unstimmigkeit entgeht, oder eine Homöopathin, die garantiert kein Symptom übersieht.
Das Problem des Arsenicum-Typs ist jedoch, dem Ganzen auch Leben einzuhauchen. Sie weiß tatsächlich nicht, wie sich das Leben anfühlen würde, wenn sie einfach einmal „locker" wäre. Sie verliert sich so sehr darin, ihre Details festzuzurren, dass das Wesentliche ständig an ihr vorbeirauscht. Denn, wie John Lennon einst sagte: „… geschieht das Leben, während du eifrig dabei bist, andere Pläne zu machen".

DEM TOD NICHT INS AUGE SEHEN

John Lennon hat das ereilt, was Arsenicum wie nichts auf der Welt fürchtet – das Surrealste und Schlimmstvorstellbare: der Tod, viel zu früh und unvorhersehbar. In Lennons Fall verursacht durch einen völlig verdrehten Fan, der sein Idol vor dessen vermeintlich sicherem Zuhause erschoss. „Siehst du!", ruft Arsenicum verzweifelt. „Und nun sag mir doch mal: Wie kann man sich bloß gegen solche Schrecklichkeiten absichern?" Vermeintlich so: Nachts liegt sie wach, bis auch wirklich alle Kinder von der Party zurück sind. In ihrem Handschuhfach liegt eine Dose Pfefferspray. Sie ist die Frau, die Hunderte von Kilometern zu einem angesagten Heiler fährt, weil da dieser unklare Schmerz in ihrem rechten Knie ist. Natürlich fürchtet sich Arsenicum auch mehr als alle anderen Mittel vor Krebs, und sie rechnet fest damit, dass sie ihn bereits hat … er wurde nur noch nicht entdeckt.
Solange sich Arsenicum nicht aus den Fängen ihrer quälenden Ängste befreit, wird sie immer neue Strategien entwickeln, der Realität des Todes nicht ins Auge sehen zu müssen.

DIE HEILENDE KRISE

Aus ihrer Angst herauszutreten und sich auf Homöopathie einzulassen ist für den Arsenicum-Typ ein größerer Sprung über den eigenen Schatten als für die allermeisten anderen Mittel. Ihr fehlt das sehnsüchtige Harmoniebedürfnis von Pulsatilla (ab Seite 70), die Abenteuerlust von Lachesis (ab Seite 110) oder der Leidensdruck von Staphisagria (ab Seite 54) und Natrium (ab Seite 46), um einen Homöopathen aufzusuchen. Denn aus ihrer Sicht ist bei ihr doch alles im Lot, und Angst hat schließlich jeder, oder? Das stimmt. Doch keine hat sie in diesem unvorstellbaren Ausmaß! Der akute Arsenicum-Zustand kann bei jedem Typ – das ist eine der Möglichkeiten – durch eine Lebensmittelvergiftung ausgelöst werden.

Das elende Gefühl dabei ist so groß, dass man sich plötzlich genau vorstellen kann, wie es ist, mit dem Tod konfrontiert zu sein. Auf einmal ist da diese ruhelose, unbezwingbare Angst, das Gefühl lähmender Schwäche. Bedrohung, Ungewissheit und der Verlust der Kontrolle sind in diesem Moment zu groß, als dass man sie noch mit irgendeiner Kontrollstrategie beherrschen könnte.

»Furcht besiegt mehr Menschen als irgendetwas anderes auf der Welt.«

RALPH WALDO EMERSON (1803 – 1882)

Der Zustand, der nach der Arznei verlangt, kann aber auch durch eine existenzielle Bedrohung entstehen:

~ Wenn die Arbeit und damit das Einkommen verloren ging.
~ Wenn eine Situation entstanden ist, in der etwas „gestorben" ist oder gehen muss, um etwas Neuem Platz zu machen – wie zum Beispiel eine wichtige Beziehung oder das vertraute Zuhause.
~ Wenn ein geliebter Mensch lebensbedrohlich krank wird.
~ Wenn ein solches Ereignis bereits in der Vergangenheit geschehen und Teil der familiären Biografie ist.

Je nach Konstitution und je nach Vergiftungsgrad der Gedanken können diese Auslöser selbst einen zuvor einigermaßen gefestigten Charakter in die tiefsten Zweifel und Ängste des Arsen-Mittelbildes befördern. Doch manchmal sind die Auslöser auch viel weniger spektakulär und deshalb auch schwerer zu identifizieren. Jedes Ringen um Führung, Kompetenz und Mitbestimmenwollen (und nicht können) löst bei entsprechender Disposition unter Umständen einen Arsenicum-Zustand aus – bei perfektionistischen Frauen allemal.

WENN DER ANGSTKNOTEN PLATZT

Mit der Gabe von Arsenicum album platzt der Angstknoten, und dahinter taucht das ungeheure Potenzial dieses Typs in seiner unverfälschten Form auf. Arsenicum hat die große Gabe der Struktur; das Talent, selbst die komplexesten Zusammenhänge so zu ordnen, dass sie für andere Menschen zugänglich werden. Ihre extrem gute Wahrnehmung für Details und ihr ästhetisches Empfinden bringen Eleganz und Klarheit in alle Räume.

Mit ihrer Disziplin und ihrem Organisationstalent wird sie zur Leitfigur der Familie: In der Beziehung zu ihren Kindern rückt die emotionale Sicherheit vor die finanzielle. Aber auch ihre Eltern profitieren von der neu gewonnen Akzeptanz, wenn sie älter oder krank und gebrechlich werden. Arsenicum kann sich nun liebevoll um sie kümmern, statt mit immer neuen Kontrollstrategien (Tabletten, Blutdruck, Arzttermine, die neusten Schlaganfall-Therapien) vor ihrer eigenen Angst davonzulaufen. Endlich kann sie einen Zugang zu den Zyklen von Leben und Sterben entwickeln: Sie fühlt sich nicht länger bedroht, die unausweichliche Realität des Todes kann sie nicht länger lähmen. Gerade weil sie die damit verbundene Angst kennt, wird sie zu einer einfühlsamen Begleiterin durch alle Klippen des Lebens. Die Arznei hilft, ihre Intelligenz und Macht verantwortungsvoll und zum Wohl der Gemeinschaft einzusetzen.

Arsenicum album

— Symptome —

SYMPTOME VON KÖRPER UND SEELE

Typische Auslöser der Beschwerden:
Angst, Schreck, Kummer, Vergiftungen, Veränderungen allgemein.

Symptome und Anwendungsgebiete:
- Die klassischen Symptome für dieses Mittel: Angst, Ruhelosigkeit, Schwäche, Eiseskälte, Verschlimmerung nachts.
- Gefühl, am Rande des Todes zu stehen, gleich sterben zu müssen.
- Verlangen nach Gesellschaft.
- Empfindlich gegen Gerüche, Licht, Geräusche, Berührung.
- Zwanghafte Besessenheit von Ordnung und Sauberkeit, Putz- und Waschzwang.
- Panikattacken.
- Angst um die eigene Gesundheit.
- Brennende Schmerzen, die sich durch Hitze bessern.
- Anorexia nervosa (Magersucht), Anämie, Bronchitis, Blasenentzündung und bösartige Erkrankungen (Krebs).
- Periodizität der Symptome (in gleichen Zeitabständen wiederkehrende Symptome).
- Großer Durst, Verlangen nach kaltem Wasser; trinken jedoch in kleinen Schlucken, dafür häufig.

Besonderheit: Arsenicum ist die homöopathische Arznei am Ende des Lebens, wenn der Abschied mit großer Angst verbunden ist.

Modalitäten: Besserung durch Wärme, warme und trockene Anwendungen; Kopfschmerz bessert sich, wenn der Körper vollständig zugedeckt ist bei gleichzeitiger Kühle im Raum (geöffnetes Fenster). Verschlechterung durch Kälte, Alleinsein, nachts, besonders nach Mitternacht zwischen 1 Uhr und 3 Uhr; kalte Speisen, kalte Luft, kalte Getränke, Tabak, Anstrengung.

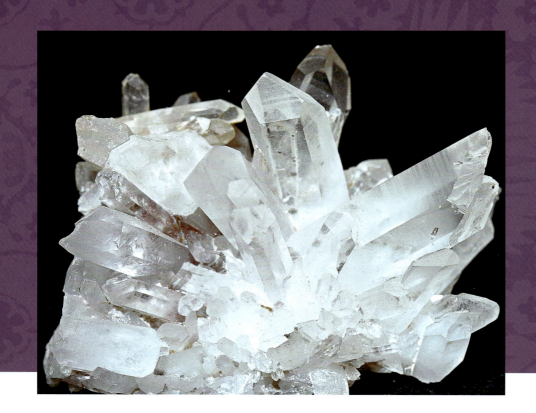

Silicea

VON ALLEN NEUN GROßEN Frauentypen ist Silicea der hellsichtigste. Schon als Kind findet man sie nachts irgendwo schlafwandelnd im Haus. Von ihrer Konstitution her ist sie fein und durchsichtig wie eine kleine Elfe. Sie schaut, als könnte sie die Welt hinter der Welt erkennen, als würde jeder Einfluss einen tiefen Abdruck in ihrer Seele hinterlassen. Doch in der oft groben Welt der Erwachsenen hat eine solche Zartheit wenig Raum. Und ehe sie sichs versieht, findet sich Silicea in ihrem Intellekt wieder – im Denken statt im Spüren, in der Überschaubarkeit von harten Fakten. Ihr beeindruckbares Wesen hat sich verfestigt und ist zu Stein geworden: hart, kalt, klar und starr wie der Bergkristall. In der Homöopthie gilt der Silicea-Typ als „chronische Pulsatilla", der oft dann entsteht, wenn ein Pulsatilla-Zustand nicht heilen kann und alle Nachgiebigkeit deshalb gewichen ist. Silicea ist die hoch kultivierte Intellektuelle, eine Gefangene ihrer Gedanken und Konzepte. Ihre Arznei führt sie zurück zu dem, was einmal ihre größte Stärke war: Intuition gepaart mit Feingefühl.

Silicea

In jeder Frau steckt Silicea – Siliziumdioxid. Das Mineral ist, genau wie Natrium muriaticum, ein essenzieller Baustein des menschlichen Körpers. Er sorgt für die Festigkeit von Bindegewebe und Knochen und ist der unsichtbare Straffmacher unter der Haut. Wir alle tragen dieses Mineral in uns. Viel davon, solange wir jung sind. Immer weniger, je älter wir werden. Auch in der Natur kommt Siliziumdioxid reichlich vor. Wir kennen das weißliche, körnige Mineral zum Beispiel als Quarz oder Bergkristall.

Als die ersten Kristalle aus den gefrorenen Berghöhen gebracht wurden, nahm man noch an, dass es sich aufgrund ihrer Farbe und Form um Eis handeln müsse, das durch die Kälte so hart geworden war, dass es nun nicht mehr schmelzen konnte. Man gab diesen wunderschönen und einzigartigen Formationen den Namen „krystalos", was im Griechischen so viel wie „Eis" bedeutet. Bis heute hält sich der Mythos, dass Bergkristalle zu Stein gewordenes Wasser seien. In Wirklichkeit ist Silicea das Mineral, das für die Festigkeit und Struktur dieser Welt sorgt. Und genau dieser Aufgabe scheint sich auch Silicea als Frauentyp verschrieben zu haben.

WIE SILICEA SICH VERHÄLT

Als Hüterin der Ordnung verfügt sie nicht nur über einen außerordentlich tief greifenden Verstand. Der gesunde Typ verkörpert auch das ausgeprägte positive Pflichtbewusstsein einer preußischen Gouvernante. Sie ist dabei in jeder Hinsicht kultiviert: in ihren Gedanken, in ihrer Erscheinung, in der Kleidung und in den Themen, die sie faszinieren. Psychologie, Spiritualität, Philosophie und Metaphysik: Sie will dem Leben auf den Grund gehen, es in seiner ganzen Tiefe erforschen, der Menschheit dienen und Werte bewahren. Sehr ähnlich wie Arsenicum (Seite 78) ist auch Silicea bedacht auf Ordnung und Struktur. Gewissenhaft umsorgt sie ihre Familie, genauso sorgsam führt sie ein ihr zugeteiltes Projekt durch. Doch der alles entscheidende Unterschied zwischen ihr und dem Arsenicum-Typ ist dieser: Arsenicum geht davon aus, dass sie nahezu immer die am besten geeignete Person für eine jeweilige Aufgabe ist. Silicea dagegen ist unentschlossen und traut sich nicht wirklich viel zu, obwohl sie klug und kompetent ist. Oft muss sie erst ihre inneren Widerstände durchbrechen, bevor sie eine Sache wirklich in die Hand nimmt und zu Ende führt. Dann ist sie das typische fleißige Mädchen. Wenn sie nicht zu sehr abgelenkt wird, besteht sie ihre Prüfungen mit den besten Noten.

> »Ich sehne mich danach,
> eine große, noble Aufgabe zu erfüllen,
> doch es ist meine größte Pflicht,
> kleine Aufgaben so zu erfüllen,
> als ob sie groß und nobel wären.«
>
> HELEN KELLER (1880 – 1968)

Silicea ist nicht der Typ Frau, die nach der Macht greift. Sie kämpft auch nicht um Ruhm und Anerkennung. Es scheint ihr nicht einmal etwas auszumachen, wenn jemand die Lorbeeren erntet, die eigentlich sie verdient hätte. Und unter allen Umständen möchte sie sich von Dingen fernhalten, die grob und vulgär sind. Deshalb meidet sie lieber Situationen, in denen es richtig hitzig werden könnte, und erst recht solche, wo Lügen und Intrigen eine

Rolle spielen. Statt um Erfolg geht es ihr eher um Wissen und Erkenntnis.

AUF DIE LANGE BANK GESCHOBEN

Mit diesem hohen Anspruch hat sie es bisweilen schwer. Und er ist ihr auch nicht besonders nützlich. Alles in ihr sagt „Oh, nein", wenn man ihr eine Aufgabe stellt, denn ihre Selbstzweifel sind beträchtlich und ihr innerer Antrieb ist äußerst gering. Noch schlimmer wird es, wenn man sie zur Eile antreibt. Sie ist die ewige Studentin, die lieber immer weiter Wissen sammelt, als endlich ihr Examen abzulegen – geschweige denn sich ins Berufsleben zu stürzen. Sie schiebt diesen Schritt auf die lange Bank und kann Jahrzehnte damit verbringen, sich auszumalen, wie sie eine Kanzlei eröffnet oder Lesungen bedeutender Schriftsteller organisiert – doch allzu oft bleibt alles nur ein Traum. Sie ist eine Perfektionistin und sie ahnt: Wenn sie ersteinmal mit einem Projekt beginnt, dann wird sie sich derartig darin verbeißen, dass sie nur unter allergrößten Mühen zu einem Ende kommen kann. Es gibt immer noch eine Studie zu lesen und immer noch einen Aspekt, den sie nicht bedacht hat, und immer noch einen Grund, die Abgabe hinauszuzögern.

GRÜNDLICHER ALS ALLE ANDEREN

Erhält sie einen Auftrag, hat sie deshalb sofort das Gefühl, dass die Anforderung für sie zu hoch ist. Sie glaubt, dass sie ihr körperlich unter keinen Umständen gewachsen ist, weil sie durch einen Mangel an Lebenskraft außergewöhnlich schnell erschöpft ist. Ihr Gehirn beschleunigt noch einmal die Umdrehungszahl: Begründung fädelt sich an Begründung, warum sie die falsche Person sei. Doch ergibt sie sich dann schließlich ihrem Schicksal und überwindet ihre Unentschlossenheit, dann macht sie es so gründlich und gut wie kaum eine andere Frau. Meist konzentriert sie sich in ihrer Arbeit auf zwei besondere Fähigkeiten, die bei ihr ausgeprägter sind als bei anderen: ihre künstlerische Ader oder ihr Bedürfnis, der Menschheit zu dienen. Silicea ist der Gegenentwurf zum so populären Multitasking. Silicea tut eins zurzeit – und das mit beispielloser Gründlichkeit.

TYPISCHE SILICEA-SYMPTOME

Von ihrem Naturell her scheint sie immer ein wenig auf Abstand zu gehen, so als würde zu viel Nähe ihre Energiereserven zu stark strapazieren. Silicea ist der etwas kantige und spröde Typ, nicht so weich und anschmiegsam wie Pulsatilla (ab Seite 70) oder so dampfend und leidenschaftlich wie Lachesis (ab Seite 110). Das zeigt sich auch in ihren geistigen Symptomen: Erschöpfung, Antriebslosigkeit, mangelndes Durchhaltevermögen.

KNÖTCHEN, KNOTEN UND SO WEITER

Auf der körperlichen Ebene sind ihre Fingerspitzen manchmal rau wie Sandpapier, ebenso ihre Wangen. Ihre Fingernägel haben oft Längsrillen, sind brüchig und die Fußnägel

> **Tipp**
>
> Wenn Sie irgendwo einen Splitter oder Dorn haben, der sich einfach nicht entfernen lässt: Eine einmalige Gabe von Silicea in einer C30-Potenz treibt ihn aus, ohne Wunden zu erzeugen.

wachsen bei ihr schnell ein. Überall dort, wo Verhärtungen zu finden sind – bei Knoten und Knötchen, Zysten und Wucherungen, Fibromen und Karbunkeln –, denkt jeder Homöopath sofort an Silicea. Auch geschwollene Drüsen, egal wo, von Talgdrüsen über Milchdrüsen bis zu den Leistendrüsen, gehören in das Einzugsgebiet dieser Arznei. Gerstenkörner, Schwielen – wenn's hart auf hart kommt, ist Silicea der bewährte Helfer. Auf einen Nenner gebracht: Wenn etwas dazu in der Lage ist, Verhärtungen aufzulösen, dann ist es dieses Mittel. Silicea ist auch ein wichtiger Helfer bei Brustentzündungen, wenn diese sich langsam entwickeln. Das Mittel wird eingesetzt, wenn die Absonderungen wässrig, dünn und blutig sind. Mehr zum Thema Brust finden Sie ab Seite 154.

PRINZESSIN AUF DER ERBSE

Durch ihre äußerste Empfindsamkeit spürt Silicea jede noch so kleine Störung und ist auch auf der Stelle sehr besorgt darum. Das Märchen von der „Prinzessin auf der Erbse" könnte für sie geschrieben sein: Nie können ihre Untertanen die Störung ihres Befindens so abpuffern, dass sie nicht doch noch die Erbse unter den unzähligen Matratzen bemerken würde. Silicea ist ein ausgesprochen „körperliches" Mittel: Es wird viel häufiger bei den zuvor genannten Beschwerden eingesetzt als in seiner Eigenschaft als Konstitutionsmittel.

DIE KNOTEN IHRER SEELE

Die seelischen Knoten von Silicea lassen sich oft nicht ganz so zügig auflösen, und auch davon hat der Silicea-Typ eine ganze Menge. Man braucht Geduld, um die „Eisprinzessin" (denn so wirkt sie oft auf andere) an den warmen Ofen zu locken. Sie hat Prinzipien, was einerseits ihre große Stärke ist. Sie würde zum Beispiel nie die Unwahrheit sagen (und wenn doch, dann würde sie sich das ewig vorwerfen). Um die Wahrheit zu verteidigen, tritt Silicea sogar aus ihrer vorsichtigen und furchtsamen Haltung heraus und wirft jede Menge leidenschaftlicher Argumente ins Rennen. Doch andrerseits hat sie auch Prinzipien, die verhindern, dass sie loslassen, mitten ins Leben springen und es einfach genießen kann.

GENAU, GANZ GENAU, HAARGENAU

Unter den neun Frauentypen ist Silicea eindeutig die hartnäckigste – diejenige, die sich jeglichem Einfluss widersetzt. Hart, klar, starr wie das Mineral – das trifft auch auf ihren Charakter zu. Auf den ersten Blick erscheint sie zart und schutzbedürftig. Doch kraft ihrer Prinzipien – und unabhängig von deren Sinnhaftigkeit – weiß sie haargenau, was sie will und was sie nicht will. Ihr einen freundschaftlichen Rat zu geben ist häufig verlorene Liebesmüh, weil sie selbst schon genau weiß, wie sie die Situation handhaben wird. Ihr ein Geschenk zu machen ist eine Wissenschaft für sich, und wenn es nicht ganz genau ihrem Geschmack entspricht, wird sie es todsicher umtauschen. Ihr zukünftiger Ehemann muss genau die Eigenschaften mitbringen, die sie sich vorstellt, und ihre Arbeit muss genau ihren Erwartungen entsprechen, nicht weniger, aber auch nicht mehr.

Genauigkeit spielt eine so große Rolle in Siliceas Leben, dass man sagen könnte: Es ist das feste Bindegewebe, das ihrem Dasein die verlässliche Struktur verleiht. Diese Frau geht keine Kompromisse ein. Weder erlaubt sie Schlampigkeit noch Oberflächlichkeit, weil es einfach nicht genau dem entsprechen würde, was aus ihrer Sicht in einer jeweiligen Situation angemessen wäre.

DIE 9 GROSSEN FRAUENMITTEL

Info

Wer ist wie und warum hartnäckig?

Hartnäckigkeit, Starrsinn, Unnachgiebigkeit sind Eigenschaften, die auch bei anderen Typen beziehungsweise Mitteln zu finden sind. Dennoch unterscheiden sie sich. **Siliceas** Lebensregel ist: „Das haben wir immer schon so gemacht." Oder: „Das haben wir noch nie so gemacht". Was ihr fremd ist, schließt sie von vornherein aus und lehnt meist jeden Versuch ab. **Causticum** dagegen ist der ewige Rebell, der hartnäckig seine eigene Vision von Gerechtigkeit herstellen muss, ohne Rücksicht auf Verluste. **Kalium carbonicum** hält an Normen fest und ist dabei niedergeschlagen, störrisch und überempfindlich. Und **Pulsatilla** wird missionarisch, wenn sie von etwas überzeugt ist. Sie gibt nicht nach, bis sich alle ihrer Meinung anschließen.

WENIG RAUM FÜR ENTWICKLUNG

Ihre Hartnäckigkeit und ihre festen Prinzipien kommen ihr immer wieder in die Quere: Was sie für richtig erachtet oder was ihr zur lieben Gewohnheit geworden ist, ist nicht verhandelbar. Damit steht sie sich selbst auf der Leitung: Die Kombination von beidem – ihre Unentschlossenheit einerseits und Starrsinn in ihren Ansichten und Gewohnheiten andererseits – ist das, was ihr wenig, um nicht zu sagen: fast gar keinen, Raum für Veränderung und Entwicklung lässt.

PASSIVER WIDERSTAND

Wenn Silicea etwas nicht passt, leistet sie keinen offenen Widerstand, wie es Sepia (ab Seite 94) mit scharfen Argumenten oder auch Ignatia (ab Seite 62) mit großen Dramen tun würden. Stattdessen ist ihr „Nein" eher passiv. Sie stimmt zum Beispiel den familiären Reiseplänen „… ab in die Berge zum Skifahren!" zunächst vorsichtig zu. Aber wenn sie es überdacht hat und zu dem Ergebnis gekommen ist, dass dieser Urlaub nicht ganz genau ihren Vorstellungen entspricht, dann vergisst sie ihre Skier oder den Thermoanzug. Ihr Statement ist still und zugleich unüberhörbar, und nie würde sie den anderen in ihre Sichtweise hineinzwingen, wie es Arsenicum (ab Seite 78) direkt und Pulsatilla (ab Seite 70) indirekt tun würden. Die Wahrheit ist: Sie würde viel lieber ins Warme fahren. Wenn sie sich verkühlt, wird sie krank und fühlt sich schrecklich. Ihre Familie hätte es eigentlich ahnen können: Wenn es kalt ist, hüllt sich Silicea sofort in Schichten warmer Wolle; wird sie krank, wickelt sie gleich ihren Kopf in einen Schal. Und außerdem war sie noch nie Skifahren. Das bloße Nachdenken über eine neue Erfahrung ist bereits ein solcher Krafträuber für sie, dass sie lieber gar nicht erst losfährt.

EIN SCHWIERIGES THEMA: NÄHE

Wirkliche Nähe und Wärme mit ihr aufzubauen ist, selbst wenn sie liebt, eine große Kunst. Sie ist so furchtsam und vorsichtig mit allem, was sie nicht kennt, wie kein anderes Mittel. Dazu kommt die innere Antriebslosigkeit, der

Energiemangel: Hat sie etwas Aufregendes erlebt (selbst wenn es positiv ist) oder Stress bei der Arbeit gehabt, entwickelt sie schnell Symptome wie Kopfschmerzen oder Magenbeschwerden. Auch eine Partnerschaft wird durch diese Disposition erschwert: Wenn es eine gibt, findet sie meist jenseits großer Experimente statt. Der Sex ist vorhersehbar, die gleiche vertraute Position, und am liebsten bleibt Silicea zugedeckt unter der Bettdecke. Denn durch ihren generellen Vitalitätsmangel geht ihr das letzte bisschen Wärme beim Sex auch noch verloren (andere Typen laden sich hingegen mit Wärme auf). Kaum ist es vorbei, wechselt sie ansatzlos auf die Sachebene: „Was möchtest du morgen gern zum Mittagessen, Schatz?"

Es ist nicht so, dass sie keine Nähe möchte – aber sie verliert dadurch einfach zu viel Kraft. Andererseits wiederum kann sie eine bewundernde Begeisterung für die Heldentaten ihres Partners entwickeln. Dann ist es ihr wichtig, dass nicht nur sie selbst, sondern auch alle anderen immer wieder ins Staunen kommen über seine großartigen Leistungen und ihm dies auch wieder und wieder versichern.

ENTSCHEIDUNGSUNFÄHIGKEIT ...

Für alles, was geschieht, scheint Silicea bereits ein gedankliches Konzept zu haben – so als würde sie sich eine parallele Realität aufbauen, damit sie die rohe Wirklichkeit nicht einholt. In ihren schlechten Zeiten ist die ganze Welt ein Ort voller furchterregender Erfahrungen. Sie erinnert sich endlos an das, was ihr irgendwann widerfahren ist, und leitet die Zukunft immer aus der Vergangenheit ab – jedoch nicht aus der Gegenwart. Dadurch entsteht der Eindruck, dass sie nie wirklich „da" ist: Entweder trauert sie irgendetwas hinterher und schwelgt in alten Geschichten (über die sie sich endlose Selbstvorwürfe machen kann) oder sie versucht, Ereignisse sicherheitshalber vorauszudenken, die dann nie so eintreffen, wie sie sich diese ausgemalt hat. Wie unentschlossen sie ist und wie furchtsam, hängt bei ihr zu einem erheblichen Teil von ihrer emotionalen und auch finanziellen Sicherheit ab. Für jede Frau haben diese beiden Punkte eine große Bedeutung. Doch nur Silicea wird immer noch unentschlossener und planloser, je mehr einer dieser Aspekte gefährdet ist – bis sie sich schließlich für überhaupt nichts mehr entscheiden kann. „Was ziehe ich an?" „Dieser oder jener Film?" „Bleibe ich zu Hause oder gehe ich spazieren?" Am Ende geschieht oft – gar nichts.

... UND TOTALE VERUNSICHERUNG

Ihren Mangel an Entscheidungskraft macht Silicea durch feste Überzeugungen wett, die sie von ihren Eltern übernommen hat oder zu denen sie am Ende eines langen Denkprozesses gelangt ist; es sind spirituelle oder philosophische Überzeugungen ebenso wie zum Beispiel die, dass sie zum Einschlafen unbedingt heiße Milch mit Honig braucht. Was ihnen gemeinsam ist: Sie sind in Stein gemeißelt.

Eine ihrer Überzeugungen lautet, dass sie es unbedingt richtig machen muss – und zu ihrem Verhängnis oft auch richtig macht – nach all der Sorgfalt, die sie auf jedes Detail verwendet! Das macht sie extrem empfindlich für Kritik. Wenn ihr frischer Apfelkuchen durch einen Vorschlag zur Verfeinerung (aus ihrer Sicht) infrage gestellt wird, wenn ein Gespräch in seinem Verlauf nicht genau das Ergebnis bringt, auf das sie hingesteuert hat, ist sie schnell zutiefst verunsichert und fühlt sich angegriffen.

DIE 9 GROSSEN FRAUENMITTEL

ZU STEIN GEWORDENER SCHMERZ

Empfindet sie etwas als ungerecht, wehrt sie sich vehement. Röte schießt ihr in die sonst eher blassen Wangen, die hochgezogenen Augenbrauen scheinen zu sagen: „Wie kannst du es wagen ...?" Und auch wenn sie ihre innere Kritik nicht äußert: Sie merkt sich diese vermeintliche Ungerechtigkeit! Silicea duldet keine Missachtung. Auch wenn ihr Selbstvertrauen nur gering ist: Ihre Selbstachtung ist dafür umso stärker. Und so wie sie sich selbst verteidigt, eilt sie auch anderen zu Hilfe, wenn es aus ihrer Sicht der Anstand und die Gerechtigkeit gebieten. Ihre Integrität ist für sie unumstößlich. Sie lässt sich nicht „an den Karren fahren". Doch kaum ist sie aus der Versenkung aufgetaucht und hat ihrem gerechten Zorn Luft gemacht, verschwindet sie sogleich wieder und fühlt sich erneut ausgelaugt und erschöpft. Auseinandersetzungen strengen sie – wie nahezu alles andere auch – geistig und körperlich an, und sie braucht nun Zeit, um sich zu regenerieren. Fragt man sie später, ob etwas nicht in Ordnung ist, dann lautet ihre Antwort: „Nein, es ist nichts." Anders als der Pulsatilla- oder Natrium-Typ weiß eine Silicea-Frau aber tatsächlich nicht, dass ihre Stimmung nicht ganz so gut ist, wie sie glaubt. Pulsatilla (ab Seite 70) und Natrium (ab Seite 46) wünschen sich insgeheim, dass der andere ihre wahren Gedanken liest und nachhakt. Doch Silicea ist so abgetrennt von ihrem Schmerz, als ob dieser tatsächlich zu Stein geworden sei. Wenn man es einmal verloren hat, wird es schwer, ihr Vertrauen zurückzugewinnen.

ZURÜCK, MITTEN INS LEBEN

Die Art, wie sie auch zu ihr nahestehenden Menschen einen gewissen Abstand hält, ihre Unabhängigkeit und der Unwille, sich endgültig zu binden, zeugen von ihrer lähmenden Angst, Verantwortung zu übernehmen – und dann zu versagen. Doch das ist nur die eine Seite der Wahrheit. Die andere ist ihre natürliche Bescheidenheit. Allzu oft stellt sie ihr Licht aufgrund ihrer Angst unter den Scheffel. Sie traut sich viel weniger zu, als sie erreichen könnte. Und wenn sie erkannt hat, wie die Arznei Silicea sie aus ihrem Glashaus locken kann, dann stellt sie fest: Sie hat viel mehr Kraft, als sie denkt!

»*Niemand kann dich ohne dein Einverständnis dazu bringen, dich minderwertig zu fühlen.*«

ELEANOR ROOSEVELT (1884 – 1962)

Ihr großer Feinsinn zeigt sich, während sie sich gleichzeitig fester in der Erde verwurzelt. Endlich kann sie die Dinge an den Start bringen, von denen sie bisher nur geträumt hat. Ein wunderbarer und bemerkenswerter Charakterzug an Silicea ist, dass sie – bei allen konservativen Werten, die sie repräsentiert – im gesunden Zustand oft unkonventioneller lebt als die meisten Frauen. Sie können von ihr lernen, was es heißt, Zivilcourage zu beweisen. Dann hat sie den Mut, verstaubte und sinnlose Regeln hinter sich zu lassen. Sie folgt dem, was sie innerlich spürt. Ihr Empfinden für ihren eigenen Weg wird (wieder) so klar und deutlich, dass sie unabhängige und beherzte Entscheidungen treffen kann. Den Spagat zwischen dem, was wert ist, bewahrt zu werden, und dem Abenteuer des Lebens schafft keine so wie sie.

Symptome

SYMPTOME VON KÖRPER UND SEELE

Typische Auslöser der Beschwerden:
Nervöse Erregung, geistige Anstrengung, Sex, Impffolgen, Kälte, Wind.

Symptome und Anwendungsgebiete:
- Mangel an Entschlossenheit und Durchhaltevermögen.
- Empfindlich gegen Berührung, Gerüche und Geräusche.
- Angst vor Nadeln, die Sie überall suchen und sehen.
- Sie fühlen sich körperlich und/oder geistig schwach.
- Empfindlich gegen Kälte, Wind und Zugluft.
- Sie neigen zu Erkältung.
- Sie neigen zu chronischen Eiterungen, Ekzemen, Fissuren und Furunkeln, Zysten, Knoten und Lymphdrüsenschwellungen.
- Brustentzündungen in der Stillzeit; harte Knoten in der Brust generell.
- Bei Bronchitis und Angina tonsillaris (Mandelentzündung).
- Mangelnde Ernährung von Knochen und Bindegewebe.
- Bei Unterernährung und fehlender Assimilation.
- Bei brüchigen Nägeln und Nagelbettentzündung.
- Bei Entfernung von Fremdkörpern (zum Beispiel Splitter).
- Fußschweiß und Schweiße, die generell schlecht riechen.
- Bei Kindern, die zu früh geboren sind.
- Silicea ist eines der wichtigsten Mittel bei Impffolgen.

Modalitäten: Besser durch warme Kleidung, vor allem am Kopf; kalte Speisen, Wärmeanwendungen, warme Räume, Sommer, Massage, reichliches Wasserlassen. Verschlechternd wirken Kälte, Zugluft, Wind, kaltes Baden, Unterdrückung von Schweiß, Licht, Geräusche, Erschütterungen, die Regelblutung, Mondwechsel, Nächte, Impfungen.

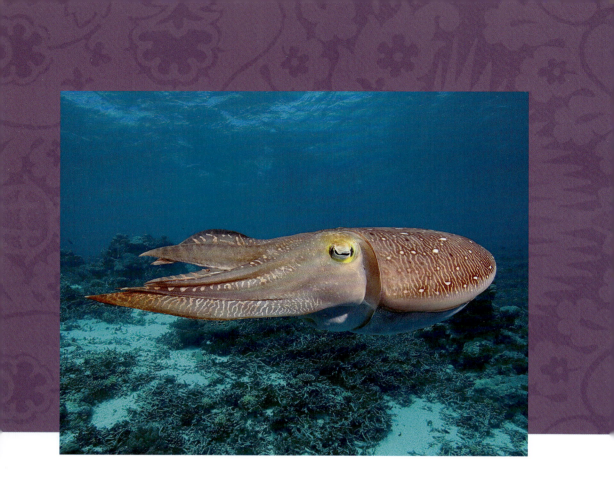

Sepia

LIEBE UND FAMILIE: DAS IST die eine Seite des Lebens. Selbstverwirklichung in Beruf und Karriere ist die andere. Für jede Frau ist die Ausgewogenheit dieser beiden Aspekte wichtig im Hinblick auf ihr Wohlbefinden. Doch für keine ist sie so entscheidend wie für den Sepia-Typ. Nimmt man ihr die Freiheit, sich auf ihre Art und Weise zu entfalten, dann leidet sie so tief, dass sie all ihre Kraft und Zuversicht verliert.

Sepia ist die Kriegerin, die für die Rechte der Frauen eintritt. Sie erträgt und duldet keine Form der Entwürdigung und Verniedlichung. Wird sie in einen familiären Käfig gesperrt, ist sie in null Komma nichts komplett zermürbt. Ohne Sepia hätte es keine Frauenbewegung gegeben – oder allenfalls in einer viel milderen und angepassteren Variante.

Ihre Klarheit ist bisweilen furchterregend und ebenso ihre scharfe Zunge. Sie sagt, was sie denkt, direkt und ungeschminkt. Ihr Engagement ist beträchtlich, doch es ist nicht auf einen Mann oder die Kinder gerichtet, sondern eher auf Karriere und gesellschaftliche Ziele.

Sepia ist der Prototyp der vollkommen unabhängigen Frau.

Die schwarzbraune Tinte von *Sepia officinalis*, dem gewöhnlichen Tintenfisch, wird für die Gewinnung dieser großen Frauenarznei verwendet. Sepia ist ein sogenannter Kopffüßer: Die zehn Arme setzen direkt am Kopf an. Ihm fehlt der weiche Bauch – und das könnte man im übertragenen Sinne auch von einer Sepia-Frau sagen. Sepien verändern ihre Farbe durch farbige Hautzellen, die durch Muskelzellen auseinandergezogen werden können. So entstehen immer wieder unterschiedliche (Tarn-)Farben. Und sie nutzen ihre Tinte, um sich vor Feinden zu verdünnisieren: Sie hüllen sich einfach in eine schwarze Wolke … auf den Menschen bezogen: in eine schwarze Stimmungswolke. Auf der Jagd hingegen schießen ihre Tentakel hervor, umklammern das Opfer und in null Komma nichts wird die Beute verschlungen. Bei größeren Beutetieren wie Krabben setzt Sepia zusätzlich ein lähmendes Nervengift ein. Mit dieser Art des Seins in den Tiefen des Ozeans erntet sie zwangsläufig nicht so mühelos Freunde wie die flexible Pulsatilla (ab Seite 70) oder die sanfte Staphisagria (ab Seite 54).

LIEBER AUF DISTANZ BLEIBEN

Sepia-Frauen sind keine Freundinnen von allzu großer Nähe. Intimität, Austausch, die Notwendigkeit von Kompromissen in Freundschaften und erst recht in der Familie: All das laugt sie aus und zermürbt sie. Je näher ihr jemand steht, umso schneller verliert sie ihre Kraft. Und so ereilte sie (aus homöopathischer Sicht) alsbald der Ruf, sie habe eine Abneigung gegen Menschen, die ihr nahestehen – insbesondere gegen ihren Mann und ihre Kinder. Doch die Wahrheit ist komplexer: Dieser Frau geht durch die Intensität enger Beziehungen tatsächlich jeden Tag mehr Energie verloren … bis sie schließlich so ausgelaugt ist, dass sie einfach nicht mehr lieben kann. Sepia fühlt sich dann innerlich gleichgültig, eingesperrt in ihre Vorstellung, wie Liebe auszusehen habe. Schaut man in der Natur darauf, wie Sepien sich vermehren, veranschaulicht das Bild die Fakten: Sepia-Männchen kämpfen um das Weibchen, mit dem sie sich paaren wollen – doch die Paarung selbst sieht dann so aus, dass die Männchen lediglich ein Samenpäckchen über einen ihrer Arme zur Dame ihres Herzens hinüberreichen. Schön weit weg – so ist Sepia der Galan am liebsten.

> *»Ich frage mich manchmal,*
> *ob Männer und Frauen wirklich*
> *zueinanderpassen.*
> *Vielleicht sollten sie einfach*
> *nebeneinander wohnen und*
> *sich nur ab und zu besuchen.«*
>
> KATHERINE HEPBURN (1907 – 2003)

Am besten wäre eine Wochenendbeziehung. Oder wenn sie einfach keine Lust mehr hat auf das ganze Theater, könnte sie auch ohne Weiteres in eine gleichgeschlechtliche Beziehung hinüberwechseln. Sie ist die Frau, die jede Konvention zu jeder Zeit außer Kraft setzen kann. Und: Sie ist stolz darauf.

DIE PHASEN DES LEBENS

Der erkrankte Zustand, bei dem die homöopathische Arznei Sepia hilft, kann in unterschiedlichen Lebensphasen entstehen:

- Die erste kritische Phase stellen die junge Ehe und das erste Kind dar, wenn eine Frau erkennt, dass vielleicht mehr Sex gefordert wird, als sie zu geben bereit ist, und die Realität ihrer Familie ihre beruflichen Träume zu verschlingen droht.
- Die zweite kritische Phase setzt ein, wenn die Familie wächst und sich bei ihr das Gefühl verdichtet, mehr und mehr zur „Nur-Hausfrau" herabgewürdigt zu werden (selbst, wenn sie parallel berufstätig ist).
- Die dritte Klippe sind die Wechseljahre. Sepia-Frauen leiden oft nicht nur extrem an, sondern auch unter den typisch weiblichen Symptomen wie hormonelle Schwankungen, unregelmäßige Blutungen oder Kopfweh.

Die Missachtung, mit der Frauen in unserer Gesellschaft heute noch betrachtet werden, wenn sie in mittleren Jahren und nicht mehr gebärfähig sind, verschlimmert Sepias Beschwerden. Sie fühlt sich einmal mehr in ihrer Würde als Frau verletzt. Diese Art von Verletzung zeigt sich sehr oft auch in der Biografie dieses Typs.

WIE ALLES BEGANN

Überproportional häufig finden Homöopathen bei einer erkrankten Sepia in deren Vorgeschichte sexuellen Missbrauch. Daraus entwickeln sich in ungezählten Fällen überhaupt erst ihre Symptome. Drei kleine Mädchen von zehn müssen irgendeine Art von sexuellem Übergriff ertragen. Die Folgen daraus bleiben oft ein Leben lang. Doch die betroffenen Frauen reagieren auf unterschiedliche Weise darauf:

- Sepia – das Schlimmste für diese Frau ist, dass ihre Würde verletzt wurde, dass jemand sie nicht als menschliches Wesen wahrgenommen und wertgeschätzt hat. Sie wird und bleibt von da an eine Kämpferin gegen Männer.
- Kreosotum – sie gibt sich auf und verdrängt den Konflikt. Oft hat sie den Missbrauch vergessen. Sie lebt in einer Mischung aus Harmonie- und Todessehnsucht.
- Staphisagria – sie verabschiedet sich innerlich in eine Traumwelt und lebt dort ein nobles und perfektes Dasein, das mit der Realität ihrer Partnerschaften oft wenig zu tun hat.
- Anacardium – sie fühlt sich so zerrissen, dass in ihr eine Art Spaltung entsteht. Ihr Selbstwertgefühl ist als Folge so extrem niedrig, dass sie sich ständig beweisen muss.
- Lachesis – sie übernimmt unbewusst die Schuld für den Missbrauch, indem sie wiederholt, womit die meisten Täter sich rausreden: „Ich bin so sexuell, da konnte er gar nicht anders."
- Natrium muriaticum – sie kann das Geschehene nicht verzeihen; wenn sie zurückschaut, erstarrt sie zur Salzsäule. Sie erinnert sich immer wieder an schlimme Einzelheiten.

Eine Frau, deren Konstitution Sepia entspricht, wird bis ins Mark durch jegliche Art von Entwürdigung getroffen. Mehr als andere Frauentypen reagiert sie extrem empfindlich auf das Machoverhalten von Männern: auf grobe Witze und anzügliche Bemerkungen – aber auch auf betont verführerisches Verhalten von Frauen.
Egal, wie viel über Missbrauch berichtet und gesprochen wird: Die deutsche Rechtsprechung sieht selbst den Missbrauch von Kindern als ein Delikt, das im Höchstfall – wenn überhaupt – nur wenige Jahre Gefängnis nach sich zieht und die Täter viel vehementer schützt als die Opfer. Sepia kämpft unaufhörlich gegen diese permanente Verletzung weiblicher Integrität.

SEPIAS ABGRENZUNG

Sepia hüllt sich oft in eine Wolke aus Sarkasmus, Scharfzüngigkeit und verletzenden Kommentaren, sodass andere Menschen erst einmal geschockt sind. Diesen Schock nutzt sie, um sich gleich wieder in ihre Höhle zurückzuziehen. Für sie ist es ausgesprochen schwierig, ihre Gefühle zu zeigen.

Sie kann ungeheuer viel arbeiten; ihre Symptome bessern sich sogar, je mehr sie sich anstrengt. Nur sich auf Menschen einzulassen, das ist nicht ihre Sache. Gefühle bedeuten, Schwäche zu zeigen, und je kränker sie wird, umso brutaler geht sie mit ihrer Verletzlichkeit um. Sie will sich zum einen ihre Privatsphäre bewahren und zum anderen ihre Unabhängigkeit. Dass jemand in ihre – und seien es nur ihre gedanklichen – Räume eindringt, ist schon wieder gleichbedeutend mit dem Anzapfen ihrer Energiereserven.

Sepia kann sehr nachtragend sein und auch nur schwer verzeihen, wenn jemand ihre Grenzen überschreitet. Doch die sind wiederum so rigide gesteckt, dass es fast unmöglich ist, nicht daran zu rühren. Mit ihren oft großen und dunklen Augen schaut sie einen dann entweder so an, dass man geradezu Angst bekommt, oder sie sieht selbst sehr ängstlich aus, als hätte man sie gerade gefangen genommen.

SEPIA UND DIE MUTTERSCHAFT

Welch große Probleme sie mit Grenzen hat, sieht man daran, dass Sepia eines der wichtigsten Mittel bei Schwangerschaftserbrechen ist … kaum dass etwas in ihrem Uterus ist, scheint ihr Körper das Fremde wieder abstoßen zu wollen (mehr dazu auf Seite 183). Zudem wird Sepia oft erfolgreich nach einem Abort oder einer Fehlgeburt eingesetzt oder wenn sich einfach kein Baby einstellen will (siehe auch Seite 132-137); oder aber, wenn eine Mutter nach der Geburt ihr Baby nicht annehmen kann (mehr auf Seite 185).

Trotz ihres inneren Widerstreits kann Sepia aber unterm Strich eine wunderbare Mutter sein, die ein tiefes Verständnis für den Freiheitsdrang ihres Nachwuchses hat und ihn zu achtsamen, eigenständigen Menschen erzieht … ohne jedoch dabei allzu nachgiebig zu sein. Sepia hat es schwer mit sich selbst und schwer mit den Erwartungen, die eine „normale" Gesellschaft an Frauen stellt: dass sie Mehrfachbelastungen locker wegstecken; dass sie für ihren Mann und ihre Kinder allzeit bereit sind; dass sie, weil sie ja „ohnehin schwanger werden", ihre Karrierepläne denen der Männer nachordnen. Für die Sepia-Frau bedeutet das

---

Info

Muttertypen

Während **Sepia** vor allem die Unabhängigkeit ihrer Kinder fördert, badet **Pulsatilla** die ihren geradezu in Liebe und Zärtlichkeit (eine Phosphor-Mutter tut das ebenfalls). **Calcium carboncium** kann sich mühelos in ihre Kinder einfühlen und verwöhnt sie sehr, während **Arsenicum album** das Leben ihres Nachwuchses vor allem organisiert und dessen Bildung und Talente systematisch fördert. **Natrium muriaticum** hat die natürliche Gabe, ihren Kindern als Lehrerin zu dienen.

DIE 9 GROSSEN FRAUENMITTEL

Tipp

Sepia braucht für ihre persönliche Entfaltung, aber auch zur Liebe ihre Freiheit wie die Luft zum Atmen. Ein Mann, der das versteht, der sieht, dass in dieser scheinbaren Distanz auch ein Zauber liegen kann, der die Neugier aufeinander immer wieder frisch entfacht, erfährt in Sepia eine ausgesprochen liebevolle und treue Gefährtin. Sie hat Sehnsucht nach einem gleichberechtigten Mann, nach einer gleichberechtigten Partnerschaft. Wenn sie einen solchen Mann findet und er sich nicht in die Flucht schlagen lässt, dann kann sie mit der Zeit ihre Gefühle zeigen.

---

eine solche Herabsetzung, dass sie eines Tages aufstehen und ihre Familie verlassen kann, weil sie diese automatisierte Einschränkung einfach nicht länger erträgt. Mann und Kinder stellen die größten und unmittelbarsten Anforderungen an sie. Deshalb sind sie in der Wahrnehmung von Sepia die größte Bedrohung.

SEPIAS MANN-FRAU-KONFLIKT

Ihre Unzufriedenheit – niemand kann dann schwärzer sehen als Sepia! – resultiert nicht nur aus einem konventionellen Frauenleben allein, sondern auch daraus, dass sie selbst es ist, die an den herkömmlichen Klischees klebt – natürlich nicht in dem Sinne, dass sie diese erfüllt, sondern dass sie alles, was auch nur irgendwie in diese Richtung weist, als würdelos deutet und bekämpft. Sie ist dann geradezu ein Magnet für dumme Sprüche. Andere Frauen würden die Herabsetzung nicht einmal sehen; sie wären entspannter bei frauenfeindlichen Bemerkungen, weil zuvor ihr Selbstwert nicht so tief verletzt wurde. Doch Sepia verliert an dieser Stelle noch mehr Energie als ohnehin schon: durch ihre Fixierung auf Mann-Frau-Konflikte. Eine wirklich würdevolle Frau wird in allererster Linie würdevoll mit sich selbst umgehen – mit den eigenen Gefühlen, mit ihrer eigenen Verletzlichkeit. Sie muss nicht dafür kämpfen, sie lebt stattdessen danach. Doch der Sepia-Typ verstrickt sich oft immer tiefer in seine düstere Betrachtungsweise. Und nicht selten versucht Sepia, auch noch ihre Freundinnen mit auf ihren „Trip" zu nehmen. Was wiederum dazu führt, dass es diesen irgendwann zu viel wird.

TYPISCHE SYMPTOME

Entsprechend ihrer besonderen Achillesferse – das Frau-Mann-Thema – ist Sepia das wichtigste Mittel bei diversen weiblichen Unterleibssymptomen. Neben den Problemen rund um Empfängnis, Schwangerschaft und Wochenbett gehören auch die folgenden Beschwerden zum Wirkspektrum der Arznei: Fehlstellung und Senkung der Gebärmutter – Sepia muss gegen dieses Gefühl des Nach-unten-Drängens die Beine kreuzen oder übereinanderschlagen – sowie Menstruationsstörungen (zu früh, zu spät, zu reichlich). Wenn sie großen Kummer hat, kann die Regel ganz ausbleiben. Außerdem leidet Sepia unter Umständen an Schmerzen beim Sex oder an Empfindungslosigkeit (Frigidität). Der Sepia-Typ hat ohnehin nicht besonders große Lust auf Gesellschaft – aber wenn sie an diesen Beschwerden leidet, will sie am liebsten überhaupt niemanden mehr sehen, weil das einfach mehr Anstrengung bedeuten würde, als sie aufzubringen bereit ist.

DAS GANZE AUSMASS DER VERLETZUNG

Das Paradoxe ist: Sepia lehnt die weibliche Seite in sich selbst ab, kämpft aber gleichzeitig um die Gleichberechtigung der Frauen. Dabei geht es ihr nicht darum, die weibliche Seite anzuerkennen – sondern die männliche Seite der Frau, die sie in Männern so verabscheut. Hier zeigt sich das ganze Ausmaß ihrer inneren Verletzung. Wenn man sich vorstellt, dass eine Sepia-Frau vielleicht den Mann, der sie auf irgendeiner Ebene missbraucht hat, geliebt oder verehrt hat, ihm vertraut hat (das ist bei über 70 Prozent missbrauchter Frauen der Fall), dann gerät sie in einen furchtbaren Zwiespalt. Ihr Rückschluss: Sie muss gegen diese Art von Männlichkeit, wie ein solcher „Beschützer" sie gezeigt hat, ankämpfen. Sie muss klarstellen, dass man so etwas mit Frauen nicht machen kann. Sie muss stärker werden als er, während sie sich zugleich innerlich verletzt und wehrlos fühlt. Doch durch ihren gewaltsamen Widerstand, ihre Verhärtung und ihren Zynismus wird sie unter Umständen selbst genau zu dem, was sie so sehr hasst.

VOM WINDE VERWEHT

Scarlett O'Hara, die Heldin aus dem Epos „Vom Winde verweht" hat starke Sepia-Züge. Sie war auf eine geheimnisvolle Weise schön, mit dunklem Haar und dunklen Augen, einer schmalen Taille und breitem Becken. Kraft ihres eisernen Willens verstand sie es, ihren etwas eckigen Körper ohne großartige Empfindungen zu ihrem Vorteil einzusetzen. Ihre kühle Distanz ist anders als die von Platin (ab Seite 102), vor der man keine Angst bekommen würde. Scarlett ist eher so furchterregend wie Sepia und so hypnotisch wie Lachesis (ab Seite 110): jederzeit bereit, ihre Männer zu unterwerfen. Auch ihre Tränenausbrüche passen zu diesem Mittelbild: Sepia weint oft, wenn sie von ihren Problemen erzählt. Es muss nicht einmal Traurigkeit vorhanden sein – das Fass läuft einfach über. Und sie weint auch dann, wenn sie von Symptomen erzählt, bei denen es gar nicht um Emotionen, sondern um körperliche Beschwerden geht. Ihre Kapazitäten von Intelligenz und Effizienz, die beim Karrieretyp Sepia beträchtlich sind, haben sich erschöpft. Betrachtet man, wie die Welt darum zittert, dass Angelina Jolie eines Tages Brad Pitt in die Pampa schicken könnte – und diese Bedrohung ist immer spürbar im Raum –, repräsentiert dies die Art, wie Sepia zu ihren Rechten als Frau steht, wie sie Familie und Karriere verbindet und wie sie diejenige ist, welche die Regeln bestimmt.

SCHÖNHEIT UND ENERGIE

Was Sepia in mittleren Jahren zu schaffen machen kann, ist, dass ihr Haar früh ergraut (oder ausfällt). Sie bekommt unter Umständen Hautprobleme wie zum Beispiel Akne im Erwachsenenalter, Ekzeme oder diverse braune Hautmale und eine fahle Gesichtsfarbe mit braunen Ringen um Augen und Mund. Ein ganz typisches Symptom ist, dass sie sich auch ohne all diese Widrigkeiten nicht hübsch fühlt und denkt, dass ihr Körper entstellt und hässlich sei (auch wenn das Gegenteil der Fall ist). Eine der Ursachen ihrer Hautprobleme kann Verstopfung sein (mehr zum Thema Verdauung ab Seite 170). In den Wechseljahren sind Hitzewallungen mit Schweißausbrüchen und Schwächegefühl ganz typisch für Sepia-Frauen. Alle Beschwerden gehen bei ihr von unten nach oben – auch die so häufigen Stiche in der Gebärmutter, die zum Nabel hin ausstrahlen. Homöopathisch potenziertes Sepia ist in allen Fällen ein Mittel, um die gestaute Energie wieder in Fluss zu bringen … was sie wieder erblühen lässt und ihre Kraftreserven auf einen neuen Level hebt. Auch Sepias sehr große Empfindlichkeit gegenüber Licht, Gerüchen und Geräuschen, die sie schnell aggressiv machen können, wird gemildert.

DIE SACHE MIT DER KRITIK

Sepias Stärke ist, dass sie sich keinen Illusionen über sich selbst hingibt. Doch ihre Schwäche ist, dass sie sich keinerlei Kommentare von anderen über sich anhören kann. Die Arznei hilft ihr, sich durch Kritik nicht immer gleich gekränkt zu fühlen.
Und mit etwas Glück schafft sie es auch, ihre geradezu berüchtigte Unverblümtheit so zu zügeln, dass sie nicht pausenlos anderen Menschen auf den Schlips tritt: „Dich hab ich ja lange nicht gesehen", ruft sie, wenn man sie auf der Straße trifft, „ich hab gerade gestern mit X darüber gesprochen, ob du immer noch in dieser stinklangweiligen Firma arbeitest und nicht den Mut hast, etwas Vernünftiges mit deinem Leben anzufangen." Oder: „Neulich hab' ich deinen Ex-Freund gesehen", erzählt sie frei heraus, „seine Neue sieht genau-so aus wie du, nur in hübsch." Oder: „Dein Mann hat immer noch keinen neuen Job? Findest du nicht, dass er ein Versager ist?" Ihre Kommentare sind übrigens deshalb umso furchtbarer, weil sie den Nagel sehr oft genau auf den Kopf treffen.
Die Arznei kann bewirken, dass Sepia spürt, wie viele ihrer eigenen Beschwerden auf frühere Verletzungen zurückgehen. Während sie endlich heilen, kann sie mehr Mitgefühl mit sich selbst entwickeln und kann es wagen, nun auch einfühlsamer mit anderen Menschen zu werden.

»Die selbstsichere Frau verwischt nicht den Unterschied wischen Mann und Frau – sie betont ihn.«

COCO CHANEL (1883 – 1971)

MUT ZUR SANFTMUT

Sie findet eine gute Balance zwischen ihrem Beruf, der ihr enorm wichtig ist, und ihrer Familie. Sie kann sich einlassen auf ihre Kinder, auf das Muttersein – ohne sich dadurch entwürdigt zu fühlen.
Frauen wie Sepia verkörpern ein – auch wenn ihre Schonungslosigkeit manchmal schwer zu nehmen ist – Menschenbild von Fairness und Aufrichtigkeit. Sie heucheln nicht und spielen nicht das Mäuschen. Durch ihr hohes Maß an Integrität weiß man, woran man mit ihnen ist, und das ist eine Qualität, die frei ist von „Mann oder Frau". Sie steht jedem gut zu Gesicht. Sepia hat den Mut, den wir unseren Töchtern für die Zukunft wünschen, und wenn sie gesund wird, entwickelt sie schließlich die Sanftmut, die weitaus mehr Zivilcourage erfordert als der Kampf und am Ende auch mehr bewirkt. In gesundem Zustand kann Sepia die Stufe 2 der Frauenbewegung zünden – doch dieses Mal mit der Erkenntnis, dass wir selbst es sind, die unsere ganz besondere Art, die Welt zu sehen, anerkennen müssen.

Symptome

SYMPTOME VON KÖRPER UND SEELE

Typische Auslöser der Beschwerden:
Verletzung der Würde, Überarbeitung, Schwangerschaft, Wechseljahre, sexuelle Ausschweifungen.

Symptome und Anwendungsgebiete:
- Abneigung und Gleichgültigkeit gegen alles, was Sie vorher geliebt haben, aber besonders gegenüber Mann und Kindern.
- Sie brauchen Distanz und Freiheit.
- Weinen ohne ersichtlichen Grund, Neigung zur Depression.
- Sie lieben es, zu tanzen und zu reiten.
- Sie erleben sich in ärgerlicher Gereiztheit und Kritiksucht.
- Sie frieren leicht, haben schnell kalte Füße und Hände.
- Sie kennen „Putzwut" vor der Regelblutung.
- Bei der Regel: Empfinden, die Gebärmutter falle heraus.
- Erbrechen in den ersten drei Schwangerschaftsmonaten und/oder Verstopfung während der Schwangerschaft.
- Symptome durch Abtreibung, Fehlgeburt und hormonelle Veränderungen; Hitzewallungen in den Wechseljahren.
- Verstopfung, Gefühl eines Klumpens im Mastdarm/Rektum.
- Sie leiden unter linksseitigen Kopfschmerzen.
- Risse in der Mitte der Unterlippe oder den Mundwinkeln.

Modalitäten: Besser durch kräftige körperliche Bewegung, Beine übereinanderschlagen, nach dem Schlaf, Beschäftigung allgemein, im Freien, bei Wärme, bei Gewitter. Beschwerden verschlimmern sich vor Gewitter und allgemein bei drückenden atmosphärischen Stimmungen vor Wetterwechsel (etwa vor Schneefall, bei Schwüle); durch Ruhe, Stehen, Aufenthalt am Meer, während und nach der Regelblutung, durch Kälte, durch Vornüberbeugen.

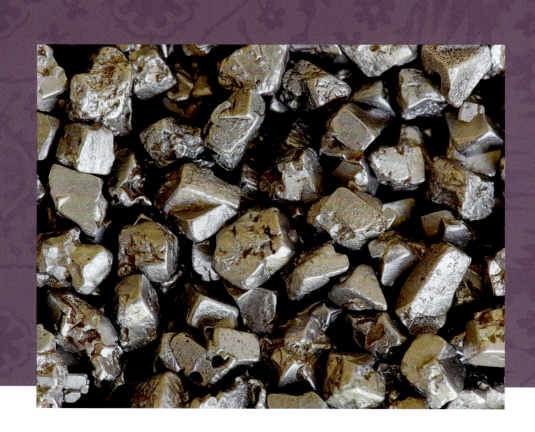

Platin

IN UNSERER SEXUALISIERTEN Welt hat eine homöopathische Arznei eine ganz neue Bedeutung erlangt: Platin. Gewonnen aus einem der edelsten und teuersten aller Metalle – es dient der Schmuckherstellung und der Geldanlage –, ist diese Arznei die Helferin für die Königinnen der Nacht.

Sie kommt zum Einsatz, wenn der Bogen aus romantischer Sehnsucht und sexuellem Begehren überspannt wird. Sie heilt die Wunden, wenn eine Frau zu viele Frösche küsst. Sie lindert den Schmerz der Enttäuschung, aus dem heraus sich Demütigung in falschen Stolz verkehrt. Platin ist das Mittel, wenn Frauen ihre Ansprüche immer höher schrauben und nichts ihre Wünsche mehr befriedigen kann. Sie suchen nach der vollkommenen Liebe. Doch sie suchen an der falschen Stelle. Immer tiefer verstricken sie sich in Exzesse, die sie immer weiter fortlocken von ihrem eigentlichen Ziel. In unzähligen Märchen wurde das Platin-Thema beschrieben, von kleinen Mädchen in allen Variationen nachgespielt und von zahllosen erwachsenen Frauen insgeheim erträumt: die

Geschichte von der Frau, die von einem perfekten Prinzen heim auf sein Schloss gebracht wird.

Obwohl weich und leicht zu schmieden, ist die Spannung von Platin so hoch, dass es allein dadurch in der Lage ist, einen Stein in seiner Fassung zu halten. Im 17. Jahrhundert wurde das Edelmetall in Südamerika als lästiges Begleitmaterial beim Goldwaschen entdeckt … und wieder zurück in die Flüsse geworfen. Im 18. Jahrhundert hat der italienische Humanist Julius Caesar Scaliger Platin erstmalig beschrieben als ein seltsames weißliches Metall, das einfach nicht zum Schmelzen zu bringen war. Wenig später war es in den Königshäusern so heiß begehrt, dass sich die Herrscher Platin in ihre Gewänder einnähen oder ganze Zimmer daraus bauen ließen. Seit dieser Zeit gilt es als kostbarer als Gold.

MÄRCHEN UND LUXUS

Er muss vollkommen sein, der Prinz, der Platin heimholt. Einzigartig, gut aussehend, reich, makellos und intelligent. Er bringt sie auf sein Schloss (wahlweise Landsitz, Penthouse, Yacht, Luxusvilla) und sie hat es endlich allen gezeigt. Am meisten jedoch sich selbst.

Um die komplexe Seele des extravaganten und verführerischen Platin-Typs zu verstehen, muss man ihre Geschichte kennen. In vielen Grundzügen sind sich Platin und Ignatia (ab Seite 62) ähnlich. Doch was sie unterscheidet, ist die Härte von Platin. Eine Frau, die diese Arznei braucht, lebt in einem ungeheuren Spannungsfeld. Einerseits empfindet sie abgrundtiefe Einsamkeit und Selbstzweifel (wie das verwaiste Aschenputtel). Oder sie befindet sich am entgegengesetzten Ende der Skala: dort, wo Stolz, Selbstüberhöhung und Arroganz zu Hause sind (wie bei Aschenputtels Stiefschwestern). Letzteres soll helfen, Ersteres zu kompensieren. Bei Platin gibt es keine Mitte. Es gibt nur diese Spannung, den Spagat über dem Abgrund ihrer gespaltenen Gefühle. Sie ist, wie die Stil-Ikone Victoria Beckham, an und auf den Laufstegen der Topmodels zu finden; sie erscheint beim Casting, wenn Deutschlands nächster Superstar gesucht wird; sie tanzt wie Paris Hilton in den Clubs, wo die Königinnen der Nacht ein- und ausgehen.

Sie könnte jederzeit entdeckt werden. Entsprechend makellos ist ihre Erscheinung. Platin ist tatsächlich außergewöhnlich: klug, schön, sinnlich und exklusiv gekleidet … der Typ, der jeden Mann in Aufruhr versetzt. Doch er wird nicht lange bleiben. „Er kann mir nicht das Wasser reichen", stellt Platin fest nach einer einzigen Nacht. Er ist einfach zu unkultiviert, zu unsensibel. Er ist nicht ideal. Er ist stattdessen menschlich. Das ist sein Todesurteil.

»Wenn Männer mich beeindruckt haben, dann nicht mit der Art, wie sie mein Herz erobert haben, sondern wie sie es wieder verlassen haben.«

SALMA HAYEK (*1966)

AUF DEM HOHEN ROSS

Oft hat eine Platin-Frau in früher Kindheit einen Elternteil verloren, durch Scheidung oder Tod, oder sie ist als Kind nicht beachtet worden. Zum Schutz hat sie sich eine Prinzessinnen-Scheinwelt erbaut, in der niemand ihr mehr wehtun kann. Oder sie ist – im Gegenteil – überhöht worden. „Schau doch nur, ist sie nicht einzigartig? Die Schönste? Und so klug! Sie ist ein Wunder …" Eltern wissen nicht, was sie Kindern antun, wenn sie sie ignorieren oder auf ein solches Podest stellen, wie tief ihre Töchter stürzen, wenn sie von ihrem hohen Ross herunterfallen. Denn oft haben sie alle, die sie auffangen könnten, aus ihrem Leben vertrieben oder gar nicht erst hereingelassen. Platins größte Sehnsucht bleibt fortan, in ihrem wahren und hohen Wert erkannt zu werden. Sie ist geradezu süchtig danach. Doch sie selbst macht dieses Unterfangen schwer: Sie versteckt sich zwar nicht hinter Manipulation und Verführung wie Lachesis (ab Seite 110) und auch nicht hinter Aufopferung und Nützlichkeit wie Natrium (ab Seite 46). Stattdessen gibt sie sich unnahbar, damit sie (ähnlich wie Natrium) unter keinen Umständen verletzt oder zurückgewiesen wird. Sie stilisiert sich selbst zur unantastbaren und überlegenen Königin.

JAGD NACH BESTÄTIGUNG

Ausgelöst wird die entgleiste Seite von Platin häufig durch Enttäuschung, Ablehnung und Missachtung. Demütigung trifft sie bis in die tiefsten Grundfesten ihrer Seele, und so kommt ihr (selbst-)zerstörerisches Rad in Schwung: das Gefühl von Wertlosigkeit, kompensiert durch Arroganz, gefolgt von mehr Wertlosigkeitsgefühlen und noch mehr Arroganz. Beide Zustände sind bei Platin extrem. Und genauso ist es auch ihr Verlangen nach Sex. Beides zusammen ergibt einen Cocktail, der sie trunkener macht, als ihr guttut. Verehrer riechen diese einzigartige Mischung. Doch sie kommen nicht, um diese tiefgründige, kultivierte, sehnsüchtige, meist kluge und nahezu immer sinnliche Frau zu treffen. Sie kommen einfach, um abzusahnen. Und dann gehen sie wieder. Ihre Jagdgründe sind die Internet-Edelplattformen der Partnerschaftsvermittlung, die Bars von schicken Restaurants, wo Platin-Frauen auf ihren Tisch warten, oder die vorderen Reihen angesagter Modenschauen. Was eine Frau, die dieses Mittel braucht, unter keinen Umständen fühlen will, ist ihre Trauer, wenn jemand ihren Wert nicht sieht. Stück für Stück wird sie so abhängig von permanenter Selbstbestätigung. Sexuell überreizt und seelisch enttäuscht, wird sie zur Jägerin der Nacht.

PLATINS SINNLICHKEIT

Entsprechend ihrem eigenen Gefühl, besonders zu sein, kommt für sie – unabhängig von der Anzahl der Frösche, die sie inzwischen geküsst hat – auch weiterhin nur ein perfekter Mann infrage. Sie ist überaus idealistisch und romantisch bei ihrer Suche: Irgendwo ist er, der vollkommene Seelengefährte, direkt von Gott zu ihr gesandt. Sie hasst Männer, die nur auf Sex aus sind und sich nicht für Liebe und deren spirituelle Seite interessieren.
Platin verdrängt dabei ihre eigene Sexualität oder erhebt sie in einen „heiligen Akt". Doch andererseits kann sie auch nur die animalische Seite ihrer Sinnlichkeit ausleben. Sie benutzt Sex dann lediglich zu ihrer Entspannung, bisweilen auch exzessiv. Wie auch immer: Es fehlt ihr wieder die Balance. Weil Platin ihren eigenen inneren Zwiespalt – ihr starkes sexuelles Verlangen im Kampf gegen ihre spirituelle Sehnsucht – kaum erträgt, will sie nicht auch noch von einem Mann in eine (noch) verhängnisvolle(re) Beziehung verstrickt werden. All ihre Gefühle dringen tief in sie ein. Doch sie macht sie eher mit sich aus – auf eine feine und zurückhaltende Art –, als andere in ihren emotionalen Strudel zu ziehen, so wie es zum Beispiel Lachesis (ab Seite 110) durch Eifersucht, Ignatia (ab Seite 62) durch dramatische Auftritte oder Pulsatilla (ab Seite 70) durch Bedürftigkeit tun würden.

> ### Tipp
>
> Die Art, wie sich die Angst vor dem Älterwerden bei einer Frau zeigt, kann auf die zu ihr passende homöopathische Arznei hinweisen: **Platin** ist „die Schönste im ganzen Land" und will auch schön und attraktiv bleiben: Sie hat generell Probleme damit, für die jüngere Generation Platz zu machen. **Arsenicum album** will nicht alt werden, weil sie sehr große Angst vor Krankheiten und dem Tod hat. **Silicea** fürchtet sich davor, dass sie eines Tages nicht mehr kontrollieren kann, was mit ihrem Körper und mit ihrem Geist geschieht. **Argentum nitricum** hat Angst vor Veränderung und davor, dass sie mit zunehmendem Alter in ihren Möglichkeiten eingeschränkt werden könnte.

In der feinen Kunst japanischer Geishas, für die Männer für eine einzige Nacht (auch ohne Sex) fünfstellige Summen bezahlen, ist die Persönlichkeit von Platin auf vollkommene Weise repräsentiert. Wenn man Platin – auch das ist eine Seite ihres Wesens – im Zustand der hübschen Barbie-Puppe mit ihren schönen Kleidern trifft, dann lebt sie ganz und gar in ihrer eigenen unerreichbaren Welt, für immer jung und schön. Dort ist sie anziehend, attraktiv und wird bewundert. Sie selbst merkt gar nicht, dass sie mit dem Kokon, den sie um sich spinnt, genau das erzeugt, was ihr selbst angetan wurde und worunter sie leidet: nämlich Distanziertheit und Vereinsamung.

KARRIERE ZUM VORZEIGEN

Natürlich hat sie auch im Beruf einen hohen Anspruch an sich selbst: Sie mag Ordnung, Pünktlichkeit und dass man ihr Verantwortung überträgt. Sie ist dabei zielorientiert, strategisch sicher und aufmerksam. Doch anders als bei Arsenicum (ab Seite 78) ist ihre Haltung nicht übertrieben, solange sie gesund ist. Sie fühlt sich einfach gut, wenn sie anerkannt wird, Lob bekommt – wenn sie sich attraktiv und erfolgreich fühlt. Das stärkt ihr den Rücken. Sie ist selbstbestimmt, informiert, kultiviert und sexy – und sie weiß es. Der große Wert, den sie in sich trägt, soll sich in ihrer Außenwelt widerspiegeln. Eine Platin-Frau ist oft hochbegabt. Sie kennt sich aus in Kunst und Kultur, nutzt ihr Wissen und ihre Verbindungen. Sie benutzt gern Fremdwörter im Gespräch, und wenn ihr Gegenüber die nicht kennt, sieht man auch gleich wieder ihr leichtes Naserümpfen. Doch solange sie sich anerkannt fühlt, macht es Spaß, mit Platin zu arbeiten.

Verliert sie jedoch ihr Selbstwertgefühl – eine andere Frau wurde befördert, ihr Chef hat ihre Vorschläge ohne weitere Begründungen ignoriert –, dann strengt sie sich sofort wieder unverhältnismäßig an, um dennoch ihre Karriere voranzutreiben. In ihrer dann losbrechenden Redelust und ihren atemberaubenden Überzeugungsversuchen erinnert sie ein wenig an Lachesis (ab Seite 110), dem Typ, mit dem Platin oft verwechselt wird. Auch im Beruf überspannt sie unter Druck sogleich den Bogen, sodass man kaum mehr etwas Natürliches in ihrem Bestreben erkennen kann. Weil sie in einer solchen Situation selbst so viel von sich erwartet, verlangt auch ihre Umgebung ihr nahezu Unmenschliches ab. Man bekommt den Eindruck, als spreche sie aufgrund ihrer überhöhten Selbstwahrnehmung eine wortlose Einladung aus, die Latte immer höher zu legen, als sie eigentlich springen kann.

DIE UNNAHBARE

Platin unterwirft ihre eigenen Bedürfnisse oft dem Zepter dessen, was sie für vollkommene Herrschaft hält: die nahtlose Verschmelzung von Körper und Geist. Sie wünscht sich zwar eine spirituelle Liebe, lässt sich aber andererseits nicht auf Beziehungen ein. Frauen fühlen sich befremdet durch ihre überzogene Anspruchshaltung, empfinden sie oft als arrogant und unrealistisch. Männer dagegen fesselt das Versprechen hinter der hoheitsvollen Maske. Es stachelt ihren Ehrgeiz geradezu an, hinter diese Fassade zu dringen.

Nicole Kidman, der australische Filmstar, weckt diese Art von Sehnsucht, bei der viele Männeraugen zu glitzern beginnen. Eine faszinierende Erscheinung, eine Lady, schlank und feingliedrig, sehr erotisch, ein bisschen geheimnisvoll: In ihrer Sexualität liegt etwas Be- und Verzauberndes … was umso reizvoller wirkt, da es ihr scheinbar nicht bewusst ist. Sie trägt ihre Ausstrahlung nicht zu Markte – sie zelebriert sie stattdessen. Wenn Platin gesund und in einer festen Beziehung ist, dann flirtet sie nicht, weil ihre Verlustängste dazu viel zu groß wären. Vollkommenheit, einmal erreicht, würde sie für keinen Flirt aufs Spiel setzen.

WENN DER STOLZ KRANK MACHT

Wenn sie nach all den Enttäuschungen und Schocks, die sie erlebt hat, jedoch schließlich krank wird, dann verzerrt sich ihre Wahrnehmung. Sie wird nicht etwa verbittert oder rachsüchtig. Stattdessen zieht sie ihre stolze Mauer immer höher und redet sich nun ein, einfach zu gut für diese Welt zu sein, zu hochstehend, zu erhaben. Auf der körperlichen Ebene entwickelt sie vielerlei Taubheitsgefühle, besonders im Gesicht. Oder es kommt ihr vor, als ob ihr Mund verzerrt sei. Einzelne Körperteile fühlen sich plötzlich größer an, während andere Menschen oder Gegenstände kleiner wirken, als sie tatsächlich sind. Was einer solchen Frau das homöopathisch potenzierte Platin schenken kann: dass sie nicht länger Opfer der Sicht- und Handlungsweisen anderer Menschen ist (und auch nicht ihrer eigenen). Sie kann aufhören, zwanghaft über dem zu stehen, was sie bis ins Mark ihres Frauseins trifft. Sie kann auf die Erde heruntersteigen und anderen erlauben, sie wirklich kennenzulernen. Denn anders als der erste Eindruck glauben macht, ist Platin in ihrem Wesen offen und freundlich. Sie wünscht sich sogar, dass man sie mag. Sie wirkt vielleicht so, als wollte sie etwas Besonderes sein. Doch in Wirklichkeit will sie einfach erkannt und angenommen werden, wie sie ist, ohne Abstriche machen zu müssen … nicht in ihren Stärken und auch nicht in ihren Schwächen.

WIE KANN ICH DENN UM HILFE BITTEN?!

Im erkrankten Zustand ist es ihr nahezu unmöglich, um Hilfe zu bitten. Nachdem ihr Bedürfnis nach Unterstützung oft zurückgewiesen wurde, ist einer Platin-Frau das Risiko, erneut enttäuscht zu werden, einfach zu hoch geworden. Sie will alles allein durchstehen. Es ist, als ob sie ihren inneren Schmelzpunkt neu suchen oder überhaupt erst finden müsste, an dem ihre extreme innere Spannung sich wieder verflüssigen kann. Wenn sie weinen könnte, sich anvertrauen, verletzlich werden, könnte sie auch wieder zugänglich werden für das Le-

> ### Info
>
> #### Die verschiedenen Zwänge und Phobien der einzelnen Typen
>
> Den einen erscheinen sie wie nette kleine Verschrobenheiten. Für die anderen sind Zwänge oder Phobien eine Tortur, die zunehmend ihr Leben beherrscht. Wenn man sie frühzeitig homöopathisch behandelt, kann das passende Mittel helfen, die Störung zu harmonisieren.
>
> **Platins** Zwang ist lautes, demonstratives und ungestümes Lachen, das oft in einem Tobsuchtsanfall endet. **Silicea** fragt sich: Ist der Herd aus? Das Bügeleisen? Sie geht zur Tür, kommt zurück, eventuell ein paar Mal. Zudem hat sie große Angst vor Nadeln. **Arsenicum albums** Bad muss blitzsauber sein; sie hat einen Hygienewahn und eine Bakterienphobie. **Argentum nitricum** steht vor dem Herd und starrt, ob er auch aus ist. Sie verharrt und kann sich nicht lösen vom Objekt ihrer Angst. **Stramonium** hat eine Spinnenphobie und/oder Angst vor Hunden. **Calcium carbonicum** hat Angst vor Mäusen.

ben mit all seinen Unvollkommenheiten. Doch bis dahin ist es noch ein langer Weg für sie. Ihr großer Vorteil ist jedoch, dass sie eine große Bereitschaft zur Selbsterkenntnis hat, die nicht gespielt ist. Ihr Denken ist tiefgründig und differenziert. Anders als zum Beispiel Silicea (ab Seite 107), die sich den Rat anderer Menschen anhört und dann doch weitermacht wie bisher, will Platin es wirklich wissen. Denn ihre Getrenntheit von sich selbst ist ihre größte und schmerzlichste Wunde.

WENN IHR DIE AUGEN AUFGEHEN...

Wenn die Platin-Frau sich schließlich jemandem anvertraut, der keine Angst vor ihrer Art von Stolz hat, dann kann sie sehen: An ihrer Grundstruktur ist irgendetwas überspannt und aus der Schwingung geraten. Sie kann erkennen, dass sie auf vielerlei Weise seelisch und körperlich darunter leidet, und das will sie mithilfe der Homöopathie ändern:

- Fühlt sie sich nicht anerkannt, kann sie verbal absolut hysterisch und vernichtend werden.
- Alternativ leidet sie still und verschwindet wieder in ihrem Elfenbeinturm.
- Die Menschlichkeit geht ihr bei so viel Erwartung an sich und andere leicht verloren.
- Andere Menschen können unmöglich erfüllen, was sie von ihnen verlangt.
- Sie sieht ihre schreckliche Angst vor Kontrollverlust: Beim Sex kann sie dadurch sogar in Ohnmacht fallen.
- An den weiblichen Geschlechtsorganen – Symbol für Verletzlichkeit (auch beim Mann) – ist sie extrem empfindlich. Oft verkrampft sie sich bei Berührung so sehr, dass keine gynäkologische Untersuchung möglich ist.
- Die Schleimhäute sind ebenfalls überempfindlich und sensibel gegen jede Berührung, inklusive der von Tampons und Binden.
- Wenn sich die körperlichen Symptome verstärken, bessern sich bei ihr die seelischen – und umgekehrt.

- Bei steigender Spannung kann sie das Gefühl entwickeln, sie könne „ihren Partner umbringen", obwohl sie das nie tun würde.
- Sie entwickelt die Angst, wenn nicht die Zwangsidee, ihm könnte etwas zustoßen.

Platins (Er-)Lösung liegt nicht darin, ihre innere Spannung immer wieder aufs Neue auszutarieren. Sie muss vielmehr an die Grenzen ihrer Sehnsucht nach Lob und Bewunderung stoßen. Für eine Platin-Frau geht es darum, ihren Stellenwert, den sie generell zu hoch einstuft, ganz neu zu definieren – und zwar aus sich selbst heraus, ohne die permanente „Fütterung" von außen.

AUS DEM OLYMP IN DIE MENSCHLICHKEIT

Interessant ist, dass das Gegenmittel zu Platin – also die Arznei, welche die Wirkung von Platin außer Kraft setzt – Pulsatilla ist. Sie ist so viel näher am Thema der Verletzlichkeit, so weich und nachgiebig wie Platin hart und gespannt. Auch bei Pulsatilla finden sich die wechselnden Stimmungen, die Platin so vertraut sind. Doch Pulsatillas Sehnsucht nach Unterstützung ist viel vordergründiger. Auch sie hat große Angst vor dem anderen Geschlecht – doch ihre Erwartungen sind nicht so übersteigert und ihr Lustempfinden ist nicht so chronisch überreizt. Pulsatilla ist vom Grundsatz her großzügig, nachgiebig und versöhnlich auch bei großen Dingen, während Platin selbst bei unwichtigen Kleinigkeiten gereizt und ernsthaft reagiert. Und noch ein weiteres Symptom ist bei ihr besonders auffällig: Wenn sie sich gerade in ihrer „verächtlichen Phase" befindet, das heißt, wenn sie sich selbst gerade als besonders verletzlich und verachtenswert empfindet, dann wird sie oft von Heißhungerattacken überfallen, deren Befriedigung sie dann zumindest ein wenig tröstet. Immer wieder verfängt sich Platin im Widerstreit von Instinkt und Intellekt. Wenn sie diese beiden Seiten, die in jedem Menschen vorhanden sind, nicht als Widersacher kategorisieren würde; wenn sie sie einfach in sich einbetten könnte als zwei Aspekte derselben Medaille – des Menschseins schlechthin –, dann wären ihre Probleme bereits auf dem Weg zur Lösung. Dank der homöopathischen Arznei Platin wird die innere Spannung auf sanfte Weise gemildert, sodass die extremen Zacken in eine sanftere Welle übergehen. Platin wird wieder formbar. Sie lernt, nur so viel Spannung aufzubauen, wie sie tatsächlich braucht, um ihr inneres Juwel in sich zu halten.

AUF DEM WEG ZU SICH SELBST

Charismatisch, wie Platin ist, wollen Menschen in ihrem Dunstkreis sein. Mithilfe ihres Mittels kann sie endlich die Bewunderung zulassen, die andere ihr zollen, ohne dadurch

»Unsere Träume können wir erst dann verwirklichen, wenn wir uns entschließen, einmal daraus zu erwachen.«

JOSEPHINE BAKER (1906 – 1975)

übermäßig stolz zu werden – und auch ohne Angst zu haben, dass sie sie wieder verliert. Ihre Ausstrahlung ist tatsächlich edel und exklusiv. Ihr Geschmack, was Kunst, Architektur und Musik angeht, ist in der Tat anspruchsvoll. Und auch ihre Erotik ist nicht (nur) gute Hausmannskost, sondern voller Wagnis, Neu-

SYMPTOME VON KÖRPER UND SEELE

Typische Auslöser der Beschwerden:
Enttäuschung, verlassen werden, Verluste, Sorgen, Sex.

Symptome und Anwendungsgebiete:
- Körperliche Symptome wechseln ab mit Gemütssymptomen.
- In der Wahrnehmung erscheinen Dinge in Ihrer Umgebung kleiner, Sie können Entfernungen nur schlecht einschätzen.
- Sie leiden an psychischer Überempfindlichkeit, Sie brauchen Aufregung oder Drama.
- Sie haben Angst, von Ihrem Ehemann verlassen zu werden.
- Sie weinen aus Wut.
- Sie leiden auf Reisen an Verstopfung.
- Depression, Schlaflosigkeit und Menstruationsstörung.
- Bei Beschwerden auf einer Körperhälfte, Gesichtslähmungen.
- Bei krampfartigen Schmerzen, Wadenkrämpfen, Ameisenlaufen.
- Sie spüren Taubheits- und Kältegefühl an kleinen umschriebenen Stellen, besonders am Kopf und im Gesicht.
- Bei Kopfschmerz: Ihre Augen flimmern und flackern vor dem Beginn des Kopfschmerzes.
- Schmerzen erscheinen und verschwinden allmählich.
- Schmerzen im Bein wie Zusammenschnürung, wie bandagiert.
- Bei klebrigen Absonderungen.
- Bei Nymphomanie.

Modalitäten: Besser durch Gehen im Freien, frische Luft, Sonnenschein, sich strecken, Bewegung. Verschlechterung abends, nachts, bei Gemütsbewegungen, bei sexuellen Emotionen, während des Koitus, während der Regelblutung, beim Sitzen, Stehen, in der Schwangerschaft, in warmen Räumen, beim Fasten.

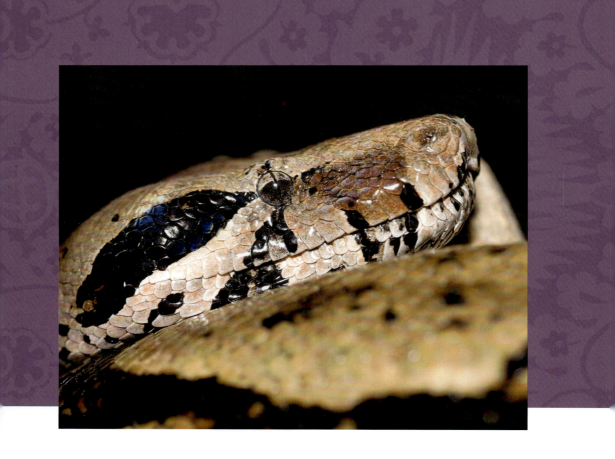

Lachesis

DORT, WO DIE GESCHICHTE der Menschheit einst begann – bei Adam und Eva im Garten Eden –, darf sie nicht fehlen: die Schlange – Symbol für Weisheit und Heilung, aber auch für Intrige, Verführung und die letztendliche Vertreibung aus dem Paradies.

Die Persönlichkeit dieser Frau ist gespalten – und ihre Wunde ist die Eifersucht. Leidenschaftlich und intensiv, wie sie ist, kämpft sie unaufhörlich entweder gegen sich selbst oder gegen andere Menschen, durch die sie sich bedroht fühlt. Während bei anderen Typen entweder die eine oder die andere Seite eines Aspektes vorherrscht –, Liebe *oder* Hass, Stolz *oder* Demut –, empfindet Lachesis immer beides gleichzeitig. Sie schwebt zwischen „Genie und Wahnsinn" mit einer geradezu prophetischen Hellsicht. Alles, was sie fühlt, kann sich in jedem Augenblick ins Gegenteil verkehren. Die homöopathische Arznei Lachesis wird aus dem Gift der Buschmeisterschlange *Lachesis muta* hergestellt. Ihr Gattungsname – Lachesis = die Loserin – stammt von einer der drei griechischen Schicksalsgöttinen, den sogenannten Moiren. Sie stehen in den Sagen symbolisch für das allen Lebewesen von Geburt an zugeteilte Schicksal.

Wunderschön gezeichnet mit einem symmetrischen Rautenmuster auf dem Rücken, wird die nachtaktive Schlange bis zu drei Meter lang. Sie kann Tage, wenn nicht sogar Wochen, an derselben Stelle verharren und auf Beute lauern. Im Gegensatz zu allen andern Grubenottern in Amerika legt sie Eier. Bis ihre Babys schlüpfen, umschlingt sie das Gelege. Am gefährlichsten wird sie, wenn sie ihre Brut bedroht sieht – was im übertragenen Sinne auch auf eine Lachesis-Mutter zutrifft. Homöopathen beschreiben, dass sowohl die Schlange als auch der Lachesis-Typ Angreifer unerbittlich verfolgt. Ihr Gift führt zu Übelkeit, schweren Darmkrämpfen, Erbrechen und schließlich zu Blutgerinnungsstörungen, die unbehandelt tödlich enden können. Constantin Hering, der Urvater der amerikanischen Homöopathie, prüfte 1828 erstmalig die Wirkung des Giftes bei einer Expedition nach Südamerika. Zusammen mit seinen Schülern fand und beschrieb er nach der Arzneimittelprüfung 3800 Lachesis-Symptome. Das Gift stieg durch seine Heilwirkung auf eine Vielzahl hormonell bedingter Beschwerden zu einem der wichtigsten großen Frauenmittel der Homöopathie auf.

HIER BIN ICH!

Bei der Frau, die dem Lachesis-Typ entspricht, fällt äußerlich als Erstes ihre Kleidung auf. Man kann sie einfach nicht übersehen: nicht ihre intensive erotische Ausstrahlung und auch nicht die sehr auffällige und dennoch geschmackvolle Kleidung. Ihre Lieblingsfarben sind Rot, Türkis, Orange – Hauptsache leuchtend. Das gilt umso mehr, je angespannter sie wird. Auf ihre Weise ist sie äußerst anziehend. Wenn sie einen Raum betritt, verschafft sie sich als Erstes Platz. Sie wirft den Mantel ab, schiebt Gegenstände auf dem Tisch mit einer großräumigen Geste beiseite und ihre Körpersprache ruft: „Hier bin ich!"

CHARMANT UND WACHSAM

Meist gewinnt diese Frau die Herzen der Menschen im Sturm, weil sie Charme und Charisma hat. Ihre Ausstrahlung ist gefühlvoll und geradezu hypnotisch, ohne dass der andere überhaupt merkt, dass er bereits in ihrem Bann gefangen ist. Ihre Begrüßung ist offen und überschwänglich.

> »*Für jedwedes Ding haben die Unsterblichen jedem Sterblichen seinen Anteil bestimmt.*«
>
> HOMER (8. JAHRHUNDET V. CHR.)

Doch gleichzeitig ist auch ihre Wachsamkeit spürbar. Sie checkt ihr Gegenüber, ebenso alle anderen Menschen, sogar den Raum selbst. Ihre Augen haben eine geradezu magische Anziehungskraft und sind, wie auch ihre Zunge (ähnlich der Schlange), ständig in Bewegung. Sie tasten die Umgebung insgeheim ab, denn Lachesis fürchtet immer Bedrohung. Ihr Gegenüber spürt, dass ihre Freundlichkeit vielleicht nicht ganz echt sein mag. Doch die Energie ist zu fein, als dass das Bewusstsein sie wirklich greifen könnte.

MIT KLUGER VORAUSSICHT

Ist eine Lachesis-Frau gesund, hat sie einen geradezu beängstigend guten Instinkt. Sie erkennt und durchschaut die Motivationen anderer Menschen bis in die tiefsten Winkel. Mehr noch: Sie ist klug genug um vorauszusehen, welche Konsequenzen Handlungen nach sich ziehen werden. Entsprechend befindet sie sich in einer Art ruhender Wachsamkeit, die zu jeder Zeit startklar ist und sie das Richtige im richtigen Moment tun lässt. Sie sieht das komplette zukünftige Bild von etwas, dessen Entstehung andere vielleicht noch nicht einmal bemerkt haben. Es ist nahezu unmöglich, ihr etwas vorzumachen. Und oft sind ihre Intelligenz und lebenskluge Weisheit ebenso bestechend wie bereichernd.

DIE ERKRANKTE LACHESIS

Gerät Lachesis jedoch aus dem Gleichgewicht – und dafür ist meist irgendeine Art von Eifersucht der Auslöser – kann man bei einer Frau, die dieses Mittel braucht, keine normalen Maßstäbe mehr anlegen. Denn wenn Lachesis krank wird, fühlt sie über sich selbst genau das, was die Menschheit seit Urzeiten über Schlangen denkt: dass sie niederträchtig sind, arglistig, Symbole für Lust und Versuchung – und insgesamt verantwortlich für das Desaster der Menschheit. So sieht sich auch der erkrankte Lachesis-Typ. Ihre Furcht, dass andere sie auch so sehen könnten, beginnt jeden ihrer Gedanken zu beherrschen.

Ihr größter innerer Zwiespalt ist, wie auch bei Platin (ab Seite 102), der zwischen Spiritualität und Sinnlichkeit. Doch ihre Schuldgefühle sind ungleich intensiver. Die Unberechenbarkeit, mit der dieser Zwiespalt sie regelmäßig überfällt und die Intensität ihrer animalischen Instinkte lassen sie sich schuldig fühlen, selbst wenn sie (noch) gar nichts getan hat. Sie kennt ihre geheimsten Gedanken und weiß, wozu sie in der Lage wäre …

WAS IHR (NICHT) GUTTUT

Nachts ist die Zeit, in der Lachesis kaum mehr zur Ruhe kommt. All ihre Symptome verschlimmern sich durch Schlaf (auch tagsüber) – also dann, wenn das Unterbewusstsein die Oberhand gewinnt. In diesem Sinne hilft es ihr, dass sie nach Mitternacht ihre kreativste Zeit hat und ihre besten Ideen entwickelt. Sie kann sogar tagelang ohne jeglichen Schlaf auskommen und unglaublich hart arbeiten. Auch Wärme und Alkohol – beides könnte die immensen Kräfte des Unterbewusstseins auf den Plan rufen – verträgt sie nicht gut. Wärme verursacht ihr Kopfschmerzen, besonders linksseitig. Und von Alkohol rötet sich ihre Haut oder schuppt. Wenn Lachesis ihre Instinkte jedoch zu sehr unterdrückt – und es ist Teil ihres Wesens, dass sie dies nahezu ständig tut (!) –, dann dauert es nicht lange und alles an ihr scheint intensiv, übertrieben und unersättlich. Im Gespräch mag sie äußerst interessiert an ihrem Gegenüber wirken, doch vor allem wartet sie auf einen Hinweis, wo es gerade nicht so gut läuft. „Ach wirklich, du hattest Streit mit Oliver? Erzähl doch mal …" Klatsch lenkt sie vom eigenen inneren Überdruck ab.

Ein körperlicher Weg, ihren sinnlichen Frust abzubauen, sind Fressattacken. Sie isst, bis nichts mehr hineinpasst, und darüber hinaus. Das Verlangen nach Zucker ist dann nahezu unbezwingbar. Aber sie mag auch gern Früchte und kalte Säfte, nach deren Genuss sie sich besser fühlt.

REDEN IST GOLD, SILBER UND BRONZE

Lachesis braucht irgendein Ventil. Und ein sehr wirkungsvolles (und in ihrem Fall extrem auffälliges) ist ihre Redelust. Sie redet und redet, unablässig, endlos. Der Strom ihrer Worte, das Bedürfnis, sich mitzuteilen, ist wie die Ersatzdroge für all die anderen Austausch-

> **Tipp**
>
> Eifersucht ist nicht gleich Eifersucht. Welches Mittel in welchem speziellen Fall hilft, lesen Sie hier:
> **Pulsatilla** ist ein wichtiges Mittel unter Schwestern, wenn sie denselben Mann lieben: Wenn ein tränenreicher Krieg um seine Aufmerksamkeit ausbricht, sollten Sie beide Pulsatilla nehmen. **Nux vomica** hilft bei starkem Konkurrenzdenken – Sie wollen nicht, dass irgendjemand besser ist, dass Ihr Chef auch nur mit jemand anderem redet. Wenn Alkohol ins Spiel kommt, können Sie sehr rabiat und ausfallend werden. **Apis** ist speziell für Eifersucht unter Frauen in der Familie (Schwiegermütter/Schwiegertöchter) geeignet oder wenn unter mehreren Frauen eine mehr Aufmerksamkeit erntet als die andere. **Hyoscyamus** ist angesagt, wenn Ihre Eifersucht keinerlei Mitgefühl mit Ihrem Partner mehr zulässt. – Sie reagieren extrem argwöhnisch, obszön und schamlos, und wenn Sie eine Szene machen, sind Sie ohne jegliche Zurückhaltung zu jeder Abgründigkeit bereit.

möglichkeiten, die sie sich selbst verbietet. Wenn sie unter Dampf steht, redet sie tatsächlich schneller, als ihr Gegenüber hören kann! Sie redet sich selbst und andere in eine Art Hypnose und ihr Schwall ist mit anschaulichen Bildern gespickt. Gleichzeitig versucht sie die ganze Zeit, genau die Rolle zu spielen, von der sie glaubt, dass andere sie von ihr erwarten. Denn auf gar keinen Fall möchte sie, dass andere schlecht über sie denken. Erschwerend kommt hinzu, dass sie bei diesen endlosen Tiraden oft unterhaltsam und faszinierend ist. Sie hat nahezu immer interessante und witzige Themen parat, die sie eins nach dem anderen aus dem Hut zaubert. Ihre Gedanken springen dabei schneller als der Schall, die Sätze bleiben unvollendet, ihrer Ideenfülle kann man nur mühsam folgen.

DER WUNDE PUNKT: EIFERSUCHT

Oft ist Lachesis verheiratet und/oder hat Kinder, die ihr viel bedeuten. Der Lachesis-Typ ist ihnen und auch anderen gegenüber äußerst hilfsbereit und würde gleich herbeieilen, wenn man sie braucht. Ihre andere Seite ist jedoch ihre extreme Eifersucht auf Frauen – nicht nur in sexueller Hinsicht, sondern auch, was Aussehen, Ansehen, Kleidung, Erfolg auf allen Ebenen, Kochen, Wohnung und die Beziehung zu den Kindern angeht: auf nahezu alles! Wenn die schillernde und interessante Lachesis-Frau innerlich aus dem Gleichgewicht gerät, findet sie immer mehr Dinge, die sie an ihren vermeintlichen Rivalinnen auszusetzen hat, und hackt extrem auf ihnen herum. Wenn jemand die gleiche Person mag wie sie selbst, dann schaltet sie blitzartig um und versucht nun mit allen Mitteln, ihre(n) Gesprächspartner(in) davon zu überzeugen, wie schlecht diese dritte Person ist, die sie eigentlich gerade eben beide noch sehr mochten. Sie ist ungemein erfinderisch bei diesem Spiel, eine echte Schlange und ausgesprochen manipulativ. Sie kann Dreierbeziehungen absolut nicht ertragen – und eine Dreiecksbeziehung ist für sie bereits gegeben, wenn zwei Menschen dieselbe dritte Person gerne mögen.

EXTREM UND INTENSIV

Mit ihrer kritischen und wachsamen Haltung anderen Menschen gegenüber hat Lachesis insgesamt gesehen oft nicht einmal unrecht in ihrem Urteil – ihr Blick ist äußerst scharf. Durch ihre tiefe Auseinandersetzung – mit sich selbst, mit ihrem Glauben, mit Gott, mit der permanenten Versuchung durch ihre starken Instinkte –, kennt sie so ziemlich alle Täler, die ein Mensch durchwandern kann. Mystik, Spiritualität und Gott sind Themen, die sie zutiefst beschäftigen. Ihr Glaube ist tief in ihr verwurzelt. Gott ist derjenige, dem sie ihre Probleme anvertraut ... der Einzige, der sie retten kann. Und in ihrer beträchtlichen Verzweiflung findet sie tatsächlich oft zu großer spiritueller Tiefe. Doch auch das Gegenteil ist bei ihr möglich: das dogmatische Vertreten einer religiösen Richtung oder leidenschaftlich tiefer Hass und Hohn für alle, die an Gott glauben. Auch sektiererische Vertreter der Homöopathie („Sie ist die einzig wahre Methode!!!") fallen unter diese Kategorie. Ebenso wie die leidenschaftlichen Hasser und Verächter, die wüst und beleidigend werden, wenn jemand Globuli nimmt und damit gute Erfahrungen gemacht hat: „Ich bitte Sie!! Wo ist der wissenschaftliche Beweis, die Doppelblindstudie? Ich wünsche Ihnen von Herzen eine schreckliche Krankheit, dann werden Sie schon sehen!" Es ist das Extreme ihrer Ansichten, das den Hinweis auf das Mittel liefert. Lachesis ist leidenschaftlich fromm, leidenschaftlich engagiert und leidenschaftlich besorgt um den Zustand der Welt. Dabei ist sie so tief überzeugt von ihren Glaubenssätzen, dass sie sich nicht vorstellen kann, wie jemand nicht ihrer Ansicht sein könnte. So hält sie es auch in Liebe und Partnerschaft.

SIE LÄSST SICH NICHT BEHERRSCHEN

Mit ihrer Intensität und ihren Eifersuchtsanfällen macht Lachesis den anderen mundtot und behält so die Oberhand. Wie genau das Verhältnis zwischen Partnern ansonsten aussieht, lässt sich durch einen Vergleich erhellen – auch mit Mitteln, die das genaue Gegenteil repräsentieren.

Hier hat ER das Sagen:

- Pulsatilla – sie passt sich gern an und lässt sich umsorgen. Sie hat kein Bedürfnis danach, eigene Entscheidungen zu treffen.
- Ignatia – sie liebt Dramen und er liefert ihr die Anlässe dafür. Für wen sonst sollte sie einen großen Auftritt hinlegen, wenn nicht für ihren Traumprinzen?
- Staphisagria – sie tut alles um der Harmonie willen. So kann sie ihre Fantasie von der vollkommenen Beziehung aufrechterhalten. Ihre Angst vor dem Alleinsein ist einfach zu groß.
- Natrium – sie fürchtet sich vor dem Kummer, der als Folge einer Trennung oder eines Streites auftauchen könnte, und bleibt deshalb.
- Silicea – sie vermittelt den Eindruck, dass sie ihrem Mann folgt. Doch das tut sie nur, wenn ihr Wertesystem absolut deckungsgleich ist.

Hier ist SIE der Boss:

- Lycopodium – sie gibt unter keinen Umständen nach, hat immer recht. Sie muss einfach das letzte Wort haben.
- Platin – ein Mann braucht sehr viel Stärke, um ihrem Hochmut etwas entgegenzusetzen. Lässt er sich von ihrem Stolz beeindrucken, hat er keine guten Karten.

- Sepia – sie hat aus Prinzip die Hosen an, weil sie sich von einem Typen nichts vorschreiben lässt.
- Aurum – aufgrund ihres Einkommens oder Vermögens und ihres Erfolgs im Beruf hat sie ihren Partner oft in der Hand. Sie macht ihm großzügige Geschenke, um ihn von sich abhängig zu machen und ihn zur Dankbarkeit zu verpflichten.
- Arsenicum – sie glaubt nicht an Gewaltenteilung. An die Macht kann nur einer kommen: sie.

UNUMSTÖSSLICHE LOYALITÄT GEFORDERT

Es mangelt dem Lachesis-Typ an Klarheit, nämlich in dem Sinne, Dinge nicht nur beim anderen zu erkennen, sondern auch bei sich selbst zu sehen. Wenn jemand sich aus ihrer Sicht zum Beispiel manipulativ verhält (was oft auch auf sie selbst in hohem Maße zutrifft!), dann erklärt sie dies sofort zur schlimmsten aller Manipulationen und brandmarkt diese Eigenschaft beim anderen als absolut unverzeihlich. Wenn sie in einem solchen Zustand ist, dann fordert sie ganz selbstverständlich Solidarität und Bestätigung von ihrer Familie. Ihre Verordnung: „Wir sind eine Einheit gegen den Rest der Welt." Sie erwartet unumstößliche Loyalität.

KEINE HASST SO INBRÜNSTIG

Ihre Familie erscheint nach außen hin trotz dieses Drucks meist harmonisch: Eine Lachesis-Mutter ist sehr fürsorglich und sie verteidigt ihre Kinder. Doch genau da gerät sie schon ins nächste Debakel. Wenn irgendjemand es wagt, etwas gegen ihre Kinder zu sagen, und sei es noch so wahr, dann ist es in etwa so, als wäre man der Schlange auf den Schwanz getreten. Entweder tötet sie dann mit Worten oder mit Blicken, meist beides. Und selbst wenn sie noch vermeintlich freundlich reagiert, vernichtet sie ihr Gegenüber wenig später auf subtile Art und Weise. Lachesis weiß, wo die Wunde beim anderen ist; und sie kann und wird versuchen, ihn dort zu treffen. Hass, Rache, Grausamkeit, das Streuen übler Gerüchte: Ihre scharfe Zunge kennt kein Pardon, wenn sie sich angegriffen fühlt. Sie schreckt in einem solchen Fall vor keiner Hinterhältigkeit zurück und sie wird auch nicht aufhören, bis sich ihr ganzer Zorn entleert hat. Intrigen am Arbeitsplatz fallen ebenfalls in diese Kategorie. Und voller Genugtuung nimmt Lachesis wahr, wie sich die Schlinge um andere immer weiter zuzieht.

NICHTS ALS DIE WAHRHEIT

Als wären die Dinge noch nicht verfahren genug, ist die entgleiste Lachesis-Persönlichkeit auch noch ausgesprochen empfindlich gegen die Unwahrheiten und Lügen anderer Menschen ... merkt aber nicht, wie sie selbst zunehmend die Dinge verdreht. Wenn sie gesund ist, hat sie ein geradezu untrügliches Gespür für Wahrheit oder Lüge. Wird sie jedoch krank, scheint sie besessen von ihrer Wahrheitssuche – so sehr, dass sie schließlich den Wald nicht mehr erkennt vor lauter Bäumen. Anfänglich empfindet sie nur Misstrauen. Doch in ihren akuten Phasen ist ihr so, als hätte sich die ganze Welt gegen sie verschworen. Lachesis spioniert ihrem Partner hinterher, durchsucht seine Taschen, liest seine E-Mails, riecht an seiner Wäsche. Sie macht ihm unglaubliche Szenen ohne den kleinsten Beweis einer Untreue. Ihre Eifersucht ist gigantisch und verkehrt sich oft in Neid. Sie wird von Rachsucht getrieben, sodass sie ohne Weiteres den anderen komplett zerstören kann. Die Vorstellung, ihn zu verlieren und keinen Sex mehr zu haben, ist für sie die schlimmste von allen. Sie macht sich so verrückt, dass sie ge-

DIE 9 GROSSEN FRAUENMITTEL

nau das erzeugt, wovor sie sich am meisten fürchtet: Sie plant – aufgrund der eingebildeten Untreue ihres Partners – strategisch dessen Vernichtung und sie ist (ohne homöopathische Hilfe) nun keinem Argument mehr zugänglich.

DIE ENERGIE UMLEITEN

Dieser Typ lebt in einer ständigen inneren Konkurrenz. Wenn Lachesis wütend wird, weil sie sich zurückgesetzt oder gekränkt fühlt, wissen gute Homöopathinnen, dass es wichtig ist, sie jetzt nicht zu unterbrechen. Denn zuerst muss sie ihre ganze Rage loswerden. Sie muss sich so sehr leeren, wie eine Pulsatilla-Frau erst einmal weinen muss, um ihren Druckpegel zu senken, oder wie eine Staphisagria-Frau als Erstes immer versuchen muss, alle Anwesenden zu besänftigen. Lachesis würde in erkranktem Zustand fast alles, was man ihr persönlich sagt oder sie persönlich fragt, als Angriff sehen. Doch sie kann diese Empfindung schon allein deshalb nicht zugeben, weil sie sich in bestimmten Phasen einfach nicht mehr ausbremsen kann.

> *»Man kann nur in Berührung sein, wenn man fühlt.«*
>
> ANAIS NIN (1903 – 1977)

Während der Wechseljahre, aber auch bei anderen hormonellen Schwankungen und deren Folgen ist Lachesis eine unschlagbare Arznei. Ihre sanfte, nachdrückliche Wirkung bezieht sich keineswegs nur auf die vielen zuvor beschriebenen Seelensymptome. Sie ist auch dann hilfreich, wenn Frauen zum Beispiel unter prämenstruellem Syndrom leiden, mit Wassereinlagerung (Ödem) im Gewebe, Rücken- oder Kopfschmerzen und Emotionen wie Wut, Weinerlichkeit oder Depression. Wenn in den Wechseljahren die Regel aussetzt, versucht ihr Körper, sich durch Schwitzen die nötige Erleichterung zu verschaffen; das Blut fließt bei Lachesis nun zum Kopf und verursacht dort berstende oder zusammenschnürende Kopfschmerzen. Sie hat das Gefühl, alles wäre zu eng an ihrem Hals und um die Taille. Auch hier wirkt die Lachesis-Arznei wahre Wunder. Bei diesem Typ muss irgendetwas fließen, damit es ihm besser geht: Schnupfen, Tränen, Worte, Schweiß, Blut; aber auch Geld, das Lachesis zum Beispiel bei exzessivem Shoppen ausgibt; oder durch Selbstausdruck beim Schreiben, Malen oder bei Schauspielerei – und natürlich beim Sex. (In dieser Lebensphase darf ihr Liebhaber gern jünger sein!) Es ist dieses Symptom – *die zwingende Notwendigkeit der Entladung* – das Frauen helfen kann, ihre Energie mithilfe der Homöopathie ganz bewusst umzuleiten und für sich zu nutzen, statt sie gegen sich arbeiten zu lassen. Und es funktioniert.

DIE WEISE FRAU IN IHR

Nicht nur die Abgründe der Verzweiflung in der Seele sind grenzenlos – sondern auch der Himmel darüber. Lachesis kann wieder zu ihrer Lichtseite finden. Sie ist weise und hellsichtig wie die Tempelpriesterinnen der Antike, warmherzig und scharf in ihrem Verstand, fürsorglich und inspirierend. Im erlösten Zustand zeigt sich ihr höchstes Potenzial: Dank ihrer erlebten und erlittenen Erfahrung – und weit über das Vordergründige und Offensichtliche hinaus – kann sie anderen Menschen Einsicht und Heilung bringen.

Symptome

SYMPTOME VON KÖRPER UND SEELE

Typische Auslöser der Beschwerden:
Eifersucht, Kränkung, Wechseljahre, unterdrückte Sexualität

Symptome und Anwendungsgebiete:
- Sie erleben eine extreme innere Überreizung.
- Ihre Symptome verschlimmern sich im Schlaf.
- Schmerzen in der linken Körperhälfte oder die Schmerzen wandern von links nach rechts.
- Sie haben eine generelle, große Empfindlichkeit gegen Berührung.
- Sie mögen keine enge Kleidung an Hals oder Bauch.
- Bei Halsschmerz ist das Schlucken von Flüssigkeit schmerzhafter als das Schlucken fester Nahrung.
- Gefühl von einem Kloß oder Klumpen im Hals, Erstickungsgefühle.
- Sie haben Eierstockbeschwerden (links).
- Sie neigen zu großer Geschwätzigkeit, weil Sie viele Ideen und Gedanken haben, die Sie schnell entleeren müssen.
- Sie leiden unter Kopfschmerzen, drückend in den Schläfen.
- Sie sind grundsätzlich sehr schmerzempfindlich.
- Hitzewellen und Schweißausbrüche, vor allem in den Wechseljahren.
- Sie leiden unter Thrombose, Krampfadern, Hämorrhoiden.
- Kleine Wunden bluten stark und lange.

Modalitäten: Alle Symptome bessern sich bei ungehemmter Ausscheidung; Besserung auch durch kalte Getränke, Essen, frische Luft und Bewegung, Wärmeanwendung (Wärmflasche, Kirschkernkissen). Alles ist schlechter nach dem Schlafen; verschlechternd wirken auch Enge, Zusammenschnürung, Alkohol, Ruhe, bedecktes Wetter, Hitze (Sauna, überheizte Räume, Sommerhitze), Berührung und Druck, bücken, Frühjahr und Herbst.

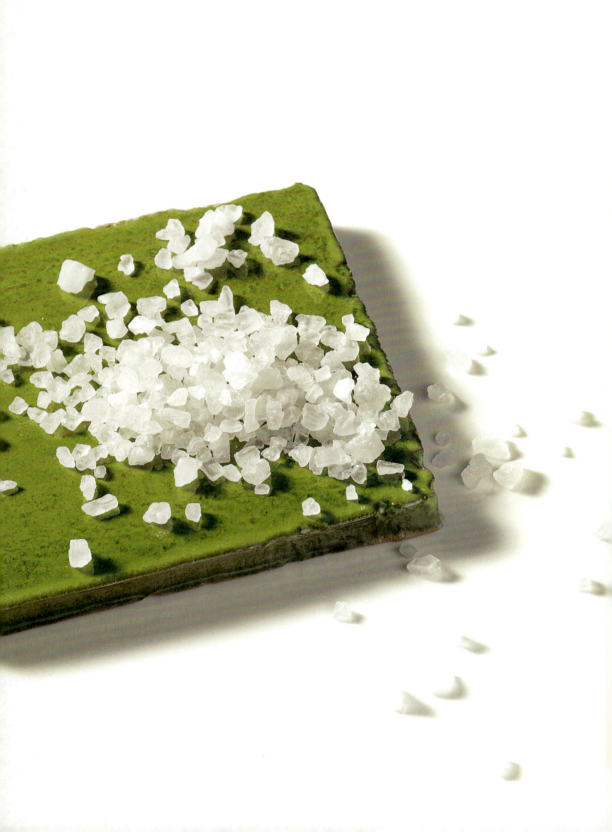

Kapitel 3

MODERNE FRAUEN
UND HOMÖOPATHIE

Hahnemanns Heilmethode umfasst das alltägliche Leben von Frauen ebenso wie ihre Erfolge und ihre schweren Zeiten. Unsere Interviews mit neun starken Frauen beleuchten die Chancen und Möglichkeiten der Homöopathie aus ganz unterschiedlichen Perspektiven. Eine entscheidende vertritt Prof. Dr. Ingrid Gerhard: Sie ist eine der führenden deutschen Expertinnen für unerfüllten Kinderwunsch und eine Galionsfigur ganzheitlicher Medizin.

MODERNE FRAUEN UND HOMÖOPATHIE

Interview

ZU GAST IN GOTTES TALKSHOW

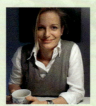

Julia Scherf – Moderatorin bei N24, Richterin am Familiengericht, Mutter von vier Kindern

Da ist diese Frage nach Gott, die Julia Scherf jeden zweiten Sonntag um 8.30 Uhr auf N24 stellt. Wo verbirgt er sich, wenn die Welt sich von ihrer finstersten Seite zu zeigen scheint? Michael Stich, der Ex-Tennisprofi und Vorreiter einer radikalen Aufklärungskampagne gegen HIV war 2007 ihr erster Talkshow-Gast in „Um Gottes Willen – N24 Ethik". Seitdem suchen Menschen aus Politik und Wirtschaft, Kunst, Kultur und Gesellschaft gemeinsam mit Julia Scherf nach Antworten. Ihre Fragen sind behutsam auf eine Weise, die nicht nach Sensation sucht, sondern nach dem Sinn in dem, was der menschliche Geist oft nicht fassen kann. Sie hat keine Berührungsängste mit Gott.

Sie sind die typische Multitasking-Frau: Mutter, Richterin am Amtsgericht, Moderatorin. Wie bekommen Sie das unter einen Hut?
Mein Mann und ich teilen uns die Arbeit. Unsere vier Kinder sind ja nicht vom Himmel gefallen. Wir wussten, dass wir uns gut organisieren müssen.

Fünf Tage die Woche am Gericht, nachmittags die Kinder, jedes zweite Wochenende Talkshow ... geht Ihnen manchmal die Puste aus?
Na klar. Als ich kurz nach der Geburt unseres Kindes im zweiten Staatsexamen saß, war ich so erschöpft, dass ich homöopathische Hilfe gesucht habe.

»Ich habe mit Gott immer nur gute Erfahrungen gemacht.«

Von wem lassen Sie sich behandeln?
Meine Freundin und Gynäkologin hat eine homöopathische Zusatzausbildung gemacht. So habe ich quasi meine eigene Haus-und-Hof-Homöopathin. Sie kennt meine Kinder und mich und hat im Ernstfall immer die passenden Globuli zur Hand.

War sie Ihr erster Kontakt zur Homöopathie?
Nein, den hatte ich zur Abiturzeit – ich war komplett gestresst. Meine Mutter schickte mich zu einer Homöopathin. Unsere Familie war von jeher der anthroposophischen Medizin sehr verbunden. Das Ergebnis der ersten Behandlung waren Ausgeglichenheit und ein gutes Abi.

Julia Scherf, Elisabeth von Wedel

Interview

HOMÖOPATHIE ALS BERUFUNG

Wenden Sie die gleiche Strategie bei Ihren eigenen Kindern an?
Ja, aus voller Überzeugung. Unser Sohn stürzte zum Beispiel mit seinem Roller auf einer abschüssigen Straße. Er hatte starke Schmerzen, jammerte, weinte und bekam nachts trotz Schmerzzäpfchen kaum ein Auge zu. Meine Homöopathin verordnete ihm ein paar Globuli – und die Schmerzen verschwanden.
Ich selbst hab mir mal kochend heißen Tee über die Oberschenkel gekippt, und der Arzt in der Klinik diagnostizierte Verbrennungen 2. Grades. Ich ließ mich homöopathisch behandeln ... auf der Haut sind alle Folgen weggeheilt. Man sieht keine einzige Narbe mehr.

Haben Sie eine Erklärung für all die homöopathischen Erfolge in Ihrer Familie?
Ja. In der Natur liegen heilende Kräfte. Und die Homöopathie ist eine wunderbare Erfindung, weil sie die Vorteile der Natur für die Menschheit nutzbar macht. Ich habe mich ganz bewusst für diesen Weg entschieden. Nach dem soundsovielten Scharlach hab ich die Kinder nach Rücksprache mit unserem Arzt drei Monate aus dem Kindergarten genommen und zu Hause homöopathisch betreut. Danach war ihr Immunsystem so gestärkt, dass sie kaum noch Infekte bekommen haben.

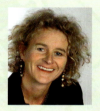

Elisabeth von Wedel – Homöopathin und Bundesvorsitzende der Hilfsorganisation „Homöopathen ohne Grenzen"

Als Elisabeth von Wedel 1992 in Jever ihre Praxis für Homöopathie eröffnete, war sie die Einzige, die in Ostfriesland Samuel Hahnemanns Heilmethode anbot. Sie spürte damals zweierlei: Skepsis in der Bevölkerung und Ablehnung durch die Schulmedizin. So mancher Arzt sagte damals: „Wer zu der geht, braucht zu mir nicht mehr zu kommen." Die Skepsis hat sich in Vertrauen verwandelt. Die Ostfriesen lassen sich gern von Elisabeth von Wedel behandeln. „Und", so die erfahrene Therapeutin, „Ärzte überweisen sogar Patienten zu mir."

Warum sind Sie Homöopathin geworden?
Nach der Pubertät litt ich unter schlimmer Neurodermitis, Allergien und allergischem Asthma. Mein Leben war wirklich eine Qual. Jahrelang bin ich von Arzt zu Arzt – selbst Hautspezialisten in der Münchner Uniklinik konnten mir nicht helfen. Durch Zufall geriet ich an eine Homöopathin. Die Begegnung mit ihr war für mein Leben ausschlaggebend. Sie hat sich für die Anamnese zwei Stunden Zeit genommen. Ich spürte, dass ich bei ei-

MODERNE FRAUEN UND HOMÖOPATHIE

Interview

ner Untersuchung zum ersten Mal als ganzer Mensch wahrgenommen wurde. Und außerdem – die drei Arzneimittel Silicea, Acidum nitricum und Tuberculinum machten mich komplett beschwerdefrei. Da habe ich beschlossen, die Heilmethode zu lernen, die mir geholfen hat.

Aber ursprünglich wollten Sie Maskenbildnerin werden ...
Ja, doch die Homöopathie ist für mich zu einer wahren Berufung geworden. Sie gibt mir die Möglichkeit einer tiefen Begegnung mit Menschen und ist eine tägliche Freude für mich. Auch bei „Homöopathen ohne Grenzen": Es ist ein Wunder, was dort unter schwierigsten Bedingungen mit Globuli erreicht wird.

Welches sind Ihre Einsatzgebiete in der Praxis?
Viele, die mir ihren Körper und ihre Seele anvertrauen, haben einen langen Leidensweg hinter sich und suchen nach erfolgloser schulmedizinischer Behandlung endlich Hilfe. Die Homöopathie lässt sich ja hervorragend sowohl in der Behandlung akuter als auch chronischer Beschwerden einsetzen. Zu mir kommen Menschen, die zum Beispiel unter Entzündungen, Bronchitis, Arthritis, Asthma, Kopfschmerzen, Migräne, Depressionen oder Angstzuständen leiden. Eltern bringen ihre Kinder mit Wahrnehmungsstörungen in die Praxis. Überhaupt – die Tendenz Eltern mit Kindern ist steigend. Andererseits behandle ich in Abstimmung mit dem jeweiligen Arzt auch Menschen mit Krebs.

Behandeln Sie auch Ihre Familie ...?
Meine mittlerweile erwachsene Tochter wird 100-prozentig homöopathisch behandelt – aber nicht von mir! Denn professionelles Arbeiten erfordert Distanz zum Patienten. Sie hat noch nie ein Antibiotikum bekommen. Apropos Tochter: Meine Schwangerschaft mit ihr wurde von meinem Gynäkologen homöopathisch begleitet. Als das Baby dann kurz vor der Geburt verkehrt herum lag und eine normale Hausgeburt nicht möglich gewesen wäre, bekam ich Pulsatilla. Es gab einen Blubb im Bauch – am anderen Tag hat sich mein Baby gedreht und lag ideal für eine perfekte Geburt.

Bilden Sie auch aus?
Als Antwort auf die steigende Nachfrage bietet „Sequoia", unsere Schule für Homöopathie und Wachstum, eine fundierte berufsbegleitende Ausbildung an. Unser Ausbildungsangebot richtet sich an Heilpraktiker, Ärzte aller Fachrichtungen, Psychologen, Apotheker, aber auch an Laien, welche die Homöopathie im Rahmen ihrer Möglichkeiten anwenden möchten.

Alexandra von Rehlingen

Interview

DAS KLEINE ETUI IMMER DABEI

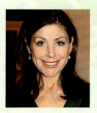

Alexandra von Rehlingen – Mitinhaberin der PR-Agentur Schoeller & von Rehlingen

Mit ihrer Partnerin und Freundin Andrea Schoeller führt Alexandra von Rehlingen seit über 20 Jahren eine der erfolgreichsten deutschen PR-Agenturen mit Sitz in Hamburg, München und Berlin. Auf ihrer Kundenliste stehen unter anderen Armani, Montblanc, Salvatore Ferragamo, ETRO und IWC. Sie ist ebenso exklusiv wie die Kultur-Events, welche die Agentur veranstaltet.

Alexandra von Rehlingen ist keine Freundin von Steaks, Pelzen und Gänsestopfleber und sagt von sich selbst: „Manchmal bin ich ein bisschen missionarisch, damit mache ich mir nicht nur Freunde."

Wenn das so ist, legen wir doch gleich los mit der ersten Frage.

Was denken Sie über die hartnäckigen Kritiker, die Homöopathie verteufeln, weil es angeblich keine wissenschaftlichen Beweise für die Wirksamkeit gibt?

Ich lese das auch immer wieder. Und es ärgert mich. Ich finde es komplett respektlos, wie viele Schulmediziner die Homöopathie immer noch belächeln. Sie tun so, als würden sich alle Menschen, denen die Methode hilft, nur einbilden, dass sie ihnen geholfen hat.

Meine persönliche Erfahrung ist, dass Hahnemanns Medizin keinem schadet, sondern den Menschen nur nutzt. Und die Kritiker – unter ihnen auch Journalisten – sollten meines Erachtens weniger die Homöopathie attackieren, sondern sich lieber um Dinge kümmern, wo wirklich einiges im Argen liegt. Ich denke dabei besonders an Tierversuche und Pharmaindustrie. Da könnten intensive Recherchen so manche unbequemen Wahrheiten ans Tageslicht bringen.

> »Man muss flexibel sein und mindestens immer sechs bis acht Bälle gleichzeitig in der Luft haben.«

Seit wann spielt Homöopathie eine Rolle?

Ich bin damit groß geworden. Ich war Waldorf-Schülerin, somit habe ich sehr früh gelernt, ganzheitliches Denken zu verinnerlichen. Für meine Eltern war es selbstverständlich, Hahnemanns Heilmethode anzuwenden. In einem Satz gesagt: Homöopathie war bei uns immer erste Wahl – Schulmedizin immer die letzte Wahl.

MODERNE FRAUEN UND HOMÖOPATHIE

Interview

DER WILLE, UM KINDER ZU KÄMPFEN

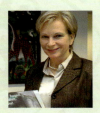

Marianne M. Raven – Deutsche Geschäftsführerin der Kinderhilfsorganisation PLAN INTERNATIONAL

Gilt das auch heute noch?
Es hat sich bisher kein Grund ergeben, warum wir das ändern sollten. Natürlich gibt es Situationen, in denen man nicht ohne die Allopathie auskommt. Aber die Homöopathie hat bei mir und meiner Familie immer noch einen hohen Stellenwert. In meiner Handtasche habe ich immer Arnica. Falls ich mich mal verletze oder mich eine Wespe gestochen hat – da hilft Apis –, lege ich schnell ein paar Globuli unter die Zunge und alles ist gut. Und wenn ich verreise, ist in meinem Gepäck immer ein kleines Etui mit den 24 wichtigsten homöopathischen Arzneimitteln. Dazu gehören Nux vomica, Okuabaka und Cocculus, weil wir viel unterwegs sind und die Mittel bei Zeit- und Nahrungsumstellung sehr gut wirken.

Und mit Ihren Kindern konsultieren Sie vornehmlich einen homöopathischen Kinderarzt?
Ja, und wir haben nur gute Erfahrungen gemacht. Nur ein Beispiel: Warzen unter den Füßen sind ein Problem, und Hautärzte tun sich schwer mit einer erfolgreichen Behandlung. Nicht so die Homöopathie – wenn die Kinder heute die passenden Globuli bekommen, sind morgen die Warzen verschwunden. Wir nutzen die Homöopathie bei den ersten Anzeichen, dann kommt die Krankheit erst gar nicht raus.

Im Arzneimittelbild von Marianne M. Ravens Konstitutionsmittel – Nitricum acidum – findet sich laut Lehrbuch eine „ausgeprägte Leistungsbereitschaft in kritischen Situationen". Davon hat die Hamburger Rechtsanwältin jede Menge: Sie ist seit 20 Jahren Geschäftsführerin von Plan Deutschland – dem Zweig des internationalen Hilfswerks PLAN INTERNATIONAL, das sich zum Ziel gesetzt hat, das Lebensumfeld der Kinder, die auf der Schattenseite des Lebens stehen, zu stärken und deren Existenz zu sichern.

Was treibt Sie an bei Ihrer Arbeit?
Kinder können nichts für ihr Schicksal, in das sie hineingeboren werden. Aber wir können sehr viel dafür tun, dass alle Kinder eine Chance auf eine bessere Zukunft haben.

Was haben Sie mit Ihrem Engagement erreicht?
Plan Deutschland betreut allein mehr als 300.000 von 1,3 Millionen Patenschaften in 48 Ländern – und das mit einem gigantischen Betrag: 80 Millionen Euro. Viele pro-

Marianne M. Raven

Interview

minente Paten unterstützen uns seit Jahren: Udo Lindenberg, Katja Riemann, Ex-Tagesthemen-Moderator Ulrich Wickert, Marius Müller-Westernhagen oder Bundespräsident Christian Wulff ... und natürlich viele meiner Freunde. „Er kam als Freund und ging als Pate" ist mein Lieblingsslogan.

»Ich bin eine bekennende Homöopathin. Ich reise nie ohne meine Globuli. Ehrlich, ich gehe nicht einmal in Hamburg ohne mein Konstitutionsmittel Nitricum acidum aus dem Haus.«

Sind Frauen besonders geeignet für solche Projekte wie PLAN?
Ja. Wenn etwas verändert werden soll, dann müssen Frauen ran. Männer ziehen gern nach – aber Frauen sind meist die Vorreiter.

Gilt das auch für die Homöopathie?
Ich bin zumindest durch eine Freundin darauf gestoßen. Sie bekam nach einem Magendurchbruch eine Blutvergiftung, an der sie fast gestorben wäre. In letzter Sekunde vertraute sie sich einer homöopathischen Ärztin an, die sie rettete. Aus der Hilfe wurde Freundschaft – und so lernte auch ich die homöopathische Ärztin kennen. Und schätzen.

Was hat Sie von Hahnemann überzeugt?
Ich bekam deshalb sehr schnell großes Zutrauen zur Homöopathie, weil ich gesehen hatte, was sie bei meiner Freundin bewirkte – und weil ich mit der Zeit erkannte, wie sie auch mir half. Ich reise viel und damit sind oft erhebliche Gesundheitsrisiken verbunden. Wenn nötig, nahm ich ein paar meiner Globuli – und schon ging's mir wieder besser.

Gab es ein Schlüsselerlebnis?
Ja, auf einer Rückreise von den Philippinen: hohes Fieber, Husten, Bronchitis, Seitenstrangangina. Bevor ich mich auf die Wirkung von Antibiotika verließ, nahm ich meine eigenen Globuli. Mit der positiven Wirkung hab ich sogar meine Hausärztin verblüfft – so sehr, dass die daraufhin beschloss, eine homöopathische Zusatzausbildung zu machen.

Erzählen Sie anderen Frauen von Ihren Behandlungserfolgen?
Klar. Meine ganze Konstitution ist durch die Homöopathie so stark geworden, dass ich in all meinen Berufsjahren tatsächlich nur drei Tage gefehlt habe.

MODERNE FRAUEN UND HOMÖOPATHIE

Interview

ALLES DARF SO SEIN, WIE ES IST

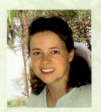

Irina von Schönburg – Mutter von drei Kindern

Die gebürtige Prinzessin von Hessen ist seit ihrem zweiten Lebensjahr mit Homöopathie vertraut gemacht worden. Ihre Eltern nahmen sie schon als kleines Mädchen mit auf große Weltreisen, die Homöopathie immer im Gepäck.

Ist diese positive Einstellung bis heute geblieben?
Oh ja. Es erstaunt mich immer wieder und es macht mich auch traurig, wenn die Homöopathie von manchen reduziert wird auf eine Therapie, die Leute anwenden, die nicht wissen, was sie tun. Aus meiner Sicht kann es nicht genug Homöopathen geben. Und man kann auch nicht früh und regelmäßig genug dort hingehen.

Welches ist für Sie der entscheidende Unterschied zur Schulmedizin?
Die Anforderung, sich selbst zu erkennen, sich selbst zu helfen, Verantwortung für die eigene Gesundheit zu übernehmen. Ich will kein „Oh, weh mir!"-Leben führen, sondern erkennen, was ich selbst tun kann. Je mehr ich die Zusammenhänge der Dinge verstehe, umso besser. Ein Homöopath schaut über das Vordergründige hinaus, und dadurch gewinnt man selbst neue Perspektiven.

»In Indien ist es ein ziemliches Risiko, in ein Krankenhaus zu gehen, wenn einem etwas fehlt. Da tröstet es ungemein, Homöopathie dabeizuhaben.«

Was sieht man, wenn man die Perspektive des Homöopathen einnimmt?
Dass jede Aktion eine Reaktion hat. Es kommt nicht von ungefähr, dass einem etwas auf den Magen schlägt oder Haare plötzlich ausfallen. Die Homöopathie fragt immer nach dem Warum. Alles darf dabei so sein, wie es ist. Das ist in der Schulmedizin nicht immer der Fall.

Behandeln Sie Ihre Kinder mit Globuli?
Ja. Und ich wünschte, ich hätte meine Homöopathin schon lange vor der Geburt gekannt, dann hätte ich mich am Anfang nicht so schwergetan. So blieb ihr nur, mir bei der Entgiftung von all den Schmerzmitteln zu helfen, die ich während der Wehen bekam.

Irina von Schönburg, Eva-Maria Zurhorst

Interview

VERÄNDERTES BEWUSSTSEIN

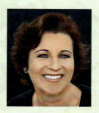

Eva-Maria Zurhorst – Bestsellerautorin von „Liebe dich selbst"

Bei unserer Tochter gab es schon in den ersten sechs Monaten vier Anlässe, bei denen der Kinderarzt Antibiotika empfahl. Nach dem dritten Mal wollte ich etwas anderes für sie. Eine Freundin empfahl mir eine Homöopathin, die die Tochter meiner Freundin von Neurodermitis geheilt hatte – der Klassiker. Für diese Homöopathin sind es eben nicht nur die Symptome, sondern immer auch das, was gerade in der Familie geschieht.

Teilt Ihr Mann Ihre Überzeugung?
Nein, und wir müssen in jeder Situation abwägen. Es sind auch seine Kinder. Bei unserer Großen helfen manchmal nur stärkere Mittel, aber sie weiß auch schon, welche Globuli sie braucht, in Eigendiagnose. Der Zweite reagiert gut auf so sanfte Reize wie Notfallbonbon (hergestellt aus Dr. Bach-Blüten) und Globuli. Es ist unser Job als Mutter, jeden Augenblick aufmerksam zu sein, und die Verantwortung, richtig zu entscheiden, ist riesengroß. Aber unsere Homöopathin geht den Weg mit, so oder so. Als die Frage nach der Impfung der Kinder aufkam, hat sie mir die Risiken geschildert. Und als ich gesagt habe, ich will sie trotzdem impfen lassen, hat sie ebenfalls gesagt: „Okay. Dann arbeiten wir von dem Punkt aus, falls Nebenwirkungen auftreten." So tolerant ist kaum ein Schulmediziner. Homöopathie ist wie ein großes grünes Tor, durch das man gehen kann.

Eva-Maria Zurhorst war schwanger, als sie einen Menschen traf, der ihr Bewusstsein für ganzheitliche Therapien veränderte. Doch Homöopathie ist nur einer der Aspekte, die ihren Lebensstil maßgeblich verändert haben. Mit ihrer „Satt & glücklich"-Kampagne (sie hat dafür eigens einen Film gedreht), einer sanften Frauenbewegung nach der Emanzipationswelle, ermutigt sie Frauen, ihrem Körper und ihrer inneren Weisheit auf ganz neue Weise zu vertrauen.

Wann kam die Homöopathie in Ihr Leben?
Ich kann mich noch sehr gut an das Telefonat erinnern. Der Homöopath sagte: „Sie müssen aber ein wenig Zeit mitbringen", und ich fragte: „Was heißt ein bisschen Zeit?" Er antwortete: „Rechnen Sie mit zwei Stunden." Zwei Stunden? So lange hatte sich noch nie ein Arzt Zeit für mich genommen. Und vor allem war eine Krankheit bei mir noch nie so von allen Seiten beleuchtet worden. Ich kannte nur eher symptombezogene Arzt-Patienten-Gespräche von einer Viertelstunde.

MODERNE FRAUEN UND HOMÖOPATHIE

Interview

Was gab den Ausschlag für den Richtungswechsel?
Irgendwie hatte ich das Gefühl, dass die klassische Medizin nicht mehr „meine" Medizin ist. Deshalb suchte ich etwas Ganzheitliches. Dieser Mann hat das Vertrauen zur homöopathischen Diagnostik und Therapie in mir geweckt. Und deshalb habe ich damals meine Schwangerschaft und die Geburt unserer Tochter von diesem Homöopathen begleiten lassen. Instinktiv hatte ich einfach gespürt, dass vor allem mein Kind von Anfang an sanfter und ganzheitlicher begleitet werden sollte. Dass es in seiner Ganzheit betrachtet und therapiert werden soll. Ich kann nur sagen: Wir hätten keinen besseren Weg zusammen gehen können. Unsere Tochter ist heute kraftvoll und hat in all den 15 Lebensjahren nur zweimal Antibiotika bekommen.

Was hat sich im Wesentlichen verändert?
Der wunderbare Nebeneffekt: Für unsere Tochter ist ein anderer Umgang mit Medizin und ihrem Körper heute ganz selbstverständlich. Sie weiß, dass es da auch um Eigenverantwortung und nicht einfach um „Symptome wegmachen" geht. Eines Tages hat sie mich aus ihrem Internat angerufen und war ganz verunsichert: „Mama, Mama, ich soll hier lauter Medikamente schlucken, bloß weil ich erkältet bin." Sie hat dann die Medikamente einfach unterm Kopfkissen versteckt und mich nach den richtigen Globuli gefragt.
Homöopathie hat etwas mit verändertem Bewusstsein zu tun. Man verändert sein Leben, seine Ernährung – und in so eine Lebensveränderung und -verbesserung passt natürlich sehr gut Hahnemanns Medizin.

»Wir tragen in uns das ganze Instrumentarium, um für ein Problem eine Lösung zu finden.«

Was hält Ihr Mann von der Homöopathie?
Wir haben Hahnemanns Methode beide beziehungsweise alle drei in unser Leben übertragen. Selbst unser Zahnarzt empfiehlt Homöopathisches. Vornehmlich dann, um die Nebenwirkungen von Schmerzmitteln abzupuffern. Als ich einmal mit meinem Mann über die Homöopathie sprach, über ihren Stellenwert in unserer Familie, sagte er mir: „Ich empfinde sie als eine sanfte, bewusste Form der Medizin, die eine gewaltige Wirkung hat. In meinem ‚alten Leben' bin ich mit der klassischen Medizin leichtfertig umgegangen – heute bin ich froh, dass ich danach meinen Zugang zur Homöopathie gefunden habe."

Ulrike Aulbach

Interview

DER SANFTE WEG INS LEBEN

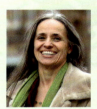

Ulrike Aulbach – Freie Hebamme in Hamburg, Landessprecherin des Bundes Freier Hebammen

„Jede Geburt", sagt Ulrike Aulbach, Hamburger Hebamme für Hausgeburten, „ist ein Wunder." 800 Babys hat sie geholt, 800-mal das Wunder der Geburt erlebt. Und fast bei jeder Schwangerschaft, bei jeder Geburt und bei der folgenden Stillzeit hat die Hebamme Homöopathie eingesetzt. „In meiner Hebammen-Tasche habe ich ein spezielles Etui mit 68 homöopathischen Medikamenten in unterschiedlichen Potenzen."

Wie kamen Sie auf die Homöopathie?
Ich hatte schon zu Beginn meiner Ausbildung ein kritisches Verhältnis zur Schulmedizin. Deshalb habe ich nach alternativen Methoden gesucht. Ich bin einfach felsenfest davon überzeugt, dass die chemischen Medikamente, die schwangeren Frauen verordnet werden, schädliche Nebenwirkungen haben. Und die Vorstellung, dass nicht nur die angehende Mutter, sondern mit ihr das winzige, hilflose Ungeborene davon betroffen ist, macht mich ärgerlich. Homöopathie bewahrt sowohl die Mutter als auch das Kind vor solchen Auswirkungen.

Wie wurden Sie ausgebildet?
Ich habe mich vor 15 Jahren einem homöopathischen Arbeitskreis angeschlossen. Da habe ich alles über diese sanfte Medizin gelernt und nie mehr von ihr gelassen.

Waren die Ärzte offen für Ihre Methoden?
Anfangs wurden wir belächelt. Aber all die guten Ergebnisse haben mich beflügelt, der Homöopathie treu zu bleiben. Mittlerweile wird sie ja auch in vielen Kliniken angeboten.

Wann wird Homöopathie eingesetzt?
Bei mir gehören Nux Vomica und Pulsatilla, Gelsemium und Cimicifuga, Arnica und Natrium muriaticum sowie Belladonna und Aconiticum zu den Mitteln, die ich überwiegend einsetze. Homöopathie ist ja eine sehr individuelle Medizin – also schaue ich mir immer die Situation ganz genau an, um zu entscheiden, welche Globuli ich in welcher Potenz gebe. Die medizinischen Indikationen sind dabei sehr vielschichtig – sie reichen von Übelkeit über Müdigkeit, von Schmerzen über Depressionen, vom Blasensprung ohne Wehen über heftige Ängste, von unregelmäßigen Wehen bis zu einem sich nicht öffnen wollenden Muttermund.

Woher bekommen Sie Ihre Arzneien?
Normalerweise kaufe ich die Globuli in der Apotheke – es gibt allerdings auch Ausnah-

MODERNE FRAUEN UND HOMÖOPATHIE

Interview

HOMÖOPATHIE ALS BODYGUARD

men. Mein Lieblingsapotheker hat mir zu meinem 50. Geburtstag Arnica als C 30 und C 200 geschenkt – die hat er als Pflanze im Hochgebirge selbst gepflückt (und dazu brauchte er eine Sondergenehmigung, weil die Pflanze unter Naturschutz steht), dann geschüttelt und verrieben. Außerdem hat er mir nach einem Uralt-Rezept Globuli produziert, die er aus der Muttermilch von neun Müttern verrieben hat. Die verordne ich meist bei Stillproblemen. Sie tun den Frauen sehr, sehr gut und in der Folge natürlich auch dem Baby.

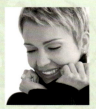

Alexandra Rietz – Fernsehkommissarin der Serie K 11- Kommissare im Einsatz (SAT1)

Alexandra Rietz löst heikle Fälle: Als Kommissarin von „K 11 – Kommissare im Einsatz" ermittelt sie jeweils um 19.30 Uhr, montags bis freitags, in SAT1. Mittlerweile hat sie in über 1600 Folgen Täter gejagt und Verbrechen aufgeklärt.

Vor Ihrer Fernsehkarriere waren Sie Oberkommissarin bei der Kripo?
Ja. Kommissarin zu sein – das war nicht mein Beruf, sondern meine Berufung. Ich habe in den Polizei-Jahren viel erlebt und gelernt. Das Faszinierende an diesem Job ist nicht nur die Bekämpfung der Kriminalität. Es ist das gute Gefühl, anderen Menschen helfen zu können und in einer Gruppe mit außergewöhnlichem Zusammenhalt arbeiten zu dürfen. Ich kann den Beruf nur jedem ans Herz legen – er ist wirklich ein Traum.

»*Vor jeder Geburt bete ich, erbitte den Segen für die Mutter und das Baby. Und wenn das Kind dann da ist, sage ich Dankeschön.*«

Behandeln Sie sich auch selbst homöopathisch?
Selbstverständlich. Auch meinen Sohn und meine beiden erwachsenen Töchter, deren drei Kinder ich geholt habe. Sie haben von mir jeweils eine Mutter-Kind-Homöopathie-Apotheke bekommen, die sie auch sehr erfolgreich einsetzen.

Sie haben auch als Personenschützerin beim LKA gearbeitet, als Bodyguard?
Ja, für Bundespräsident Christian Wulff, als er noch in Niedersachsen als Ministerpräsident regierte.

Alexandra Rietz

— *Interview* —

Für Sie selbst ist Homöopathie Ihr Bodyguard?
Ja. Ich schätze Hahnemanns Heilmethode sehr, weil sie den Menschen ganzheitlich sieht. Mir hat sie immer sehr geholfen – beziehungsweise mich im Vorfeld vor Erkältungen und anderen Infekten geschützt. Ich jogge außerdem gern, schwimme, skate – derzeit überlege ich, ob ich einen Kletterkurs machen sollte. Da habe ich schon mal ein paar blaue Flecken gehabt ... aber dann habe ich einfach Arnica genommen.

»Die Frage war: Soll ich meinen Traumjob bei der Polizei samt Pensionsansprüchen an den Nagel hängen und mich auf eine ungewisse Zukunft einlassen?«

Steht man als Schauspielerin unter einem besonderen Druck?
Ich denke schon. Ich kann es mir bei unserem hohen Drehpensum nicht erlauben, wegen Krankheit auszufallen. Und ich darf auch die anderen aus dem Team nicht anstecken. Toi, toi, toi – in sieben Jahren Drehzeit musste ich nur einmal zu Hause bleiben. Ansonsten hat es die Homöopathie immer geschafft, mein Immunsystem zu stärken und mich rechtzeitig wieder auf die Beine zu stellen.

Gibt es ein Problem, bei dem Sie auf Hahnemanns Heilmethode schwören?
Ich bin herpesgefährdet. Ein Herpes auf der Lippe – oft sind bei mir auch noch eingerissene Mundwinkel damit verbunden – ist eine einzige Katastrophe. Keine noch so gute Maskenbildnerin kann ihn perfekt wegschminken. Wenn ich also durch Kribbeln oder Pieken merke, dass wieder mal ein Herpes im Anflug ist, bekomme ich von meiner Therapeutin etwas Homöopathisches, und der Herpes hat tatsächlich keine Chance.

Sie haben von vielen Fans Extra-Ratschläge für diese Anfälligkeit bekommen – war etwas Brauchbares dabei?
Nicht wirklich. Die Tipps waren breit gefächert – sie reichten von „weniger Schminke" bei den Dreharbeiten bis zu Akupunktur. Eine Frau empfahl mir, kochend heißes Wasser auf ein Tuch zu träufeln und dieses Tuch dann gegen den Herpes zu drücken. Damit sollen angeblich die Keime abgetötet werden. Aber das war mir ehrlich gestanden im wahrsten Sinne des Wortes zu heiß. Ich vertraue lieber weiter meiner Homöopathin und ihrer Erfahrung.

MODERNE FRAUEN UND HOMÖOPATHIE

Interview

WEGE ZUM GESUNDEN BABY

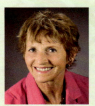

Prof. Dr. Ingrid Gerhard, Frauenärztin, Schwerpunkt Fortpflanzungsmedizin (Universität Heidelberg)

Als *die* deutsche Fachfrau für unerfüllten Kinderwunsch haben Sie sowohl mit schulmedizinischen Methoden als auch mit Naturheilkunde gearbeitet. Was empfehlen Sie Frauen, die sich ein Baby wünschen?
So sorgsam wie möglich mit ihrem Körper umzugehen. Frauen kommen nur mit einer bestimmten Anzahl von Eizellen auf die Welt. Jeder Einfluss, dem sie ausgesetzt sind, wirkt auf diese Zellen ein. Im Laufe der Jahre wird die Qualität immer schlechter. Bei einer 20-jährigen Raucherin herrschen andere Bedingungen als bei einer mit 30 … nicht nur in der Lunge.

Ist Rauchen der einzige Übeltäter, wenn sich kein Baby einstellen will?
Keineswegs. Ich stelle den Frauen gerne provokante Fragen: „Wenn Sie jetzt Baby wären – würden Sie sich in Ihrem Bauch wohlfühlen?" Viele würden antworten: „Im Moment wohl eher nicht."

Kann man sich auf den „Einzug" des Babys vorbereiten?
Ja. Zunächst muss man natürlich jede Verhütung einstellen. Anhand einer Fieberkurve kann eine Frau herausfinden, ob sie überhaupt einen Eisprung hat. Unmittelbar vor dem Eisprung sackt die Temperatur etwas ab und steigt dann um ca. 0,5 Grad an. Außerdem verändert sich in dieser Zeit der Schleim am Muttermund. Er wird glasig und zieht Fäden. So hat man also eine doppelte Absicherung über die hormonelle Lage.

Wann ist der optimale Zeugungszeitpunkt?
Etwa fünf Tage lang vor dem Eisprung. So lange sind gesunde Spermien lebensfähig, und nur dann ist das Milieu optimal für eine Befruchtung.

Damit ist die „innere Wohnung" aber noch nicht perfekt eingerichtet, oder?
Nein, ganz sicher nicht. Eine Frau muss eine saubere Umgebung schaffen. Das gilt für sie selbst: ihren Körper, die Wohnung, die Luft, die sie atmet, ihr Essen, das Wasser, das sie trinkt. Aber auch für psychosozialen Stress am Arbeitsplatz, (passives) Rauchen.

Muss man das alles schon vor einer Schwangerschaft beachten? Oder reicht es, wenn sich ein Baby ankündigt?
Vorher ist auf jeden Fall besser. Die oben genannten Dinge sind ja auch Faktoren, die eine Schwangerschaft verhindern können.

Prof. Ingrid Gerhard

Interview

Wie haben Sie Frauen mit unerfülltem Kinderwunsch dazu bewegt?
Sie haben zunächst 10-seitige Fragebögen ausgefüllt, damit sie sehen, was sie selbst alles tun können, um einen Eisprung auszulösen und schwanger zu werden (einen großen Test dazu finden Sie auf Seite 136).

Welches sind die häufigsten Ursachen, wenn sich kein Baby einstellt?
Wenn eine Frau trotz der oben genannten guten Voraussetzungen nach einem halben Jahr nicht schwanger wird, sollte sich zunächst der Mann untersuchen lassen. In über 50 Prozent der Fälle, in denen Paare keine Kinder bekommen, haben die Männer nicht mehr genügend befruchtungsfähige Samenfäden.

Woran liegt das?
Die Ursachen sind vielfältig. Paare werden immer älter. Der Lebensstil spielt eine Rolle: Rauchen, Übergewicht, zu enge Jeans, zu viel Arbeit am Computer.

Was haben Computer mit Samenzellen zu tun?
Die Hintergrundbeleuchtung hat einen zu hohen Blauanteil, wodurch in der Zirbeldrüse das Schlafhormon Melatonin blockiert wird – so bleibt man am Computer fit. Doch es kann auch zu Schlafstörungen kommen und in der Folge tritt eine Fehlregulation im Hormonhaushalt auf.

Betrifft das alle Männer?
Nein, aber bei manchen kann dies eine Ursache von Störungen in der Samenzellbildung sein.

Apropos Umweltbedingungen: Was steht dem Kinderwunsch noch im Weg?
Umweltgifte sind ein ganz großes Problem! Viele haben eine hormonähnliche Wirkung – zum Beispiel PCB, Schwermetalle oder Phthalate, die als Weichmacher in unzähligen Kunststoffen verwendet werden. Diese Gifte docken an die Hormonrezeptoren bei Mann und Frau an, mit dem Ergebnis, dass die Zelle nicht mehr weiß, was sie tun soll. Samenzellen bleiben dann vielleicht nur ein paar Minuten oder Stunden lebensfähig oder sie drehen sich zum Beispiel im Kreis.

Kann Naturheilkunde die Entstehung einer Schwangerschaft unterstützen?
Wenn der Mann gesund ist, die Temperaturkurve der Frau regelmäßig und es keinerlei Hinweise auf verschlossene Eileiter gibt – das sollte unbedingt bei Fachärzten geklärt werden! –, dann lohnt sich auf jeden Fall ein naturheilkundlicher Versuch. Was einem Paar hilft, ist jedoch individuell ganz verschieden.

MODERNE FRAUEN UND HOMÖOPATHIE

Interview

Was steht an Möglichkeiten zur Verfügung?
Pflanzliche Therapie, Akupunktur, Homöopathie. Jede Methode hat das Potenzial, die Hormonregulation zu aktivieren, sowohl bei der Frau als auch beim Mann. Wenn sein Samenbefund in Ordnung ist, braucht ein Mann keine weitere Therapie. Wenn nicht, dann lässt sich mit Naturheilkunde nicht nur der Hormonhaushalt verbessern, sondern auch die Qualität des Samens.

Sind diese Methoden Ihrer Erfahrung nach besser als das, was die Schulmedizin anbietet?
Wenn organisch alles in Ordnung ist, ja. Sie sind insofern besser, als sie keine Nebenwirkungen erzeugen. In der Schulmedizin hat man nur die Möglichkeit, Hormone zu geben, und das ist mit vielen Nebenwirkungen und Risiken für die Frau verbunden, etwa Gewichtszunahme und Thrombose. Und die Schwangerschaftsraten mithilfe der Naturheilkunde sind genauso hoch wie bei den schulmedizinischen Methoden.

Wie lange soll ein Paar es mit den sanften Methoden versuchen?
Wenn organisch alles in Ordnung scheint, etwa ein halbes Jahr. Wenn sich dann immer noch nichts tut, muss man bei einer Bauchspiegelung oder auch bei einem Ultraschall mit Kontrastmittel klären, ob die Eileiter bei der Frau tatsächlich völlig frei sind.
In sehr naher Zukunft wird auch eine neue Basishormonuntersuchung für Frauen Auskunft geben. Ein Blutbild zeigt dabei, wie funktionsfähig ein Eierstock ist und wie lange er noch arbeiten wird. Das ist besonders wichtig für Frauen, die ihre Babyplanung auf die späteren Jahre verlegt haben.

Was passiert, wenn auch die Naturheilkunde nicht weiterhilft?
Sie ist auch dann nützlich, wenn man zu schulmedizinischen Maßnahmen greifen muss, also zu künstlicher Befruchtung. Akupunktur und Homöopathie wirken psychisch stabilisierend. Sie helfen beim Stressabbau, denn eine solche Situation ist für ein Paar immer sehr belastend. Man sollte alles versuchen, was sich auf den energetischen Zustand auswirkt: Homöopathie, Bachblüten, Bioresonanztherapie ... Auch Meditaton, Yoga oder Taijiquan sind gut, lassen sich allerdings unter Stress nur schwer erlernen. Auch damit sollte man also beizeiten beginnen.

Wie wirkt sich Stress auf ein Baby im Mutterleib aus?
Schon unsere Großmütter wussten, dass man Schwangere nicht aufregen darf. Heute ist belegt, dass Kinder von Müttern, die in

Prof. Ingrid Gerhard

Interview

der Schwangerschaft unter starkem Stress oder großer Angst gelitten haben, einen erniedrigten Cortisol-Spiegel aufweisen. Das wirkt sich im ersten Lebensjahr negativ auf die geistige Entwicklung des Babys aus. Später, etwa mit sieben Jahren, litten die Kinder dieser Mütter deutlich häufiger an Asthma.

Worauf muss eine Frau achten, wenn sie schwanger geworden ist?
Ganz wichtig ist die Versorgung mit Folsäure und Vitamin B12, das sollte sie von Anfang an einnehmen, um Missbildungen vorzubeugen, am besten schon in der allerersten Planungsphase. Ein normales Gewicht ist ebenso wichtig. Schon im Mutterleib werden die Weichen gestellt, ob ein Mensch mit 30 Bluthochdruck bekommt, deshalb sollte man eine hochkalorische Ernährung (Fett, Zucker) meiden. Und Frauen, die zu frühen Geburten neigen, müssen ganz besonders auf Entspannung achten.

Gibt es Ernährungsempfehlungen?
Bio, wo immer es geht. Gemüse, Vollkorn, Obst; Fleisch nur etwa zweimal die Woche. Soja ist gut, aber Vollkorn hat ähnliche Pflanzenhormone. Außerdem mindestens zweimal pro Woche frischen Fisch.

Welches sind die größten Stressfaktoren für Frauen?
Alles perfekt und alles gleichzeitig machen zu wollen, Kinder, Mann, Job. Sie haben das Gefühl, sich überall profilieren zu müssen, und später kommt auch noch die Verantwortung für die alten Eltern dazu. Das kann kein Mensch durchhalten.

Sie haben etwa 120.000 Frauen in Ihrem Leben behandelt. Wie lautet Ihr Rat?
Frauen wissen selbst ganz genau, was ihnen guttut, wenn man die richtigen Fragen stellt. Sie vertrauen sich nur nicht. Mein Rat ist, für sich selbst Verantwortung zu übernehmen. Selbst bei Fehlgeburten oder unerfülltem Kinderwunsch wussten die Frauen immer intuitiv, woran es dann tatsächlich lag. Sie wissen, was falsch läuft – aber sie trauen ihrem eigenen Urteil nicht. Sie müssen lernen, das zu fordern, was sie für sich als richtig erachten.

DER GROSSE BABY-TEST

Auf den nächsten beiden Seiten haben wir Fragen für Sie zusammengestellt, die Ihnen den gesunden Weg zu einer Schwangerschaft weisen. Dort, wo Sie ein Kreuz machen, können Sie Ihre Chancen auf ein Kind noch ausbauen. So schaffen Sie die Voraussetzungen, dass ein Baby gern in Ihren Bauch einzieht und sich während der Schwangerschaft dort gut entwickelt.

MODERNE FRAUEN UND HOMÖOPATHIE

Großer Test

RISIKO-CHECK: WÜRDE SICH EIN BABY IN IHREM BAUCH WOHLFÜHLEN?

	Frage	*Erklärung*
☐	Rauchen Sie?	Giftstoffe passieren den Mutterkuchen. Mindestens drei Monate vor der Schwangerschaft aufhören (besser: länger), damit die Zigarettengifte noch ausgeschieden werden können, bevor Sie schwanger werden. Sonst erhöht sich das Risiko einer Fehlgeburt und der Schädigung des Babys.
☐	Trinken Sie regelmäßig Alkohol?	Alkohol passiert den Mutterkuchen. Die kindliche Leber hat noch keine Abbauenzyme, ist viel länger dem Alkohol ausgesetzt als die Mutter selbst. Auch das Gehirn ist ungeschützt. Bei Kinderwunsch in der zweiten Zyklushälfte keinen Alkohol.
☐	Nehmen Sie Drogen?	Wie Punkt 1 und 2
☐	Nehmen Sie regelmäßig Medikamente ein?	Besprechen Sie mit Ihrem Arzt, welche Medikamente sein müssen und wie hoch welches Risiko für das Baby ist.
☐	Haben Sie Amalgamfüllungen in den Zähnen?	Aus Amalgam wird immer Quecksilber freigesetzt, der als Dampf in das Blut und in das Gehirn gehen kann. Besprechen Sie mit dem Zahnarzt die Entfernung der Füllungen vor der Schwangerschaft unter gutem Schutz. Frauen mit Amalgam haben eine höhere Rate von Fehlgeburten, brauchen länger, bis sie schwanger werden. Ihre Kinder haben ein erhöhtes Risiko für Gehirnschädigungen und Autismus. Wenn die Entfernung nicht möglich ist, für gute Versorgung mit Selen und Zink sorgen, die das Quecksilber abbinden können.
☐	Haben Sie am Arbeitsplatz oder in der Wohnung mit Umweltgiften zu tun?	Dazu zählen Holzschutzmittel, Metallverarbeitung, Farben, Weichmacher (Phtalate), Pestizide etc. Besprechen Sie Schutz- und Entgiftungsmaßnahmen mit Ihrem Arzt. Klären Sie, wie lange Sie die Exposition – dass Sie sich diesen Giften aussetzen – stoppen sollten, bevor Sie schwanger werden. Bedenken Sie, dass das Baby im Mutterleib allen Giften schutzlos ausgeliefert ist, da die Leber noch nicht richtig entgiften kann und auch die Blut-Hirn-Schranke noch nicht intakt ist.
☐	Sind Sie Elektrosmog ausgesetzt?	Hochspannungsleitungen, Sendemasten, DECT-Telefone, WLAN etc. belasten das Immun- und Nervensystem Ungeborener noch stärker als das der Mütter. Die Verknüpfung der Nervenleitbahnen während der Gehirnentwicklung wird gestört.
☐	Sie treiben nicht mindestens dreimal in der Woche für eine Stunde Sport?	Bewegung ist gut für die Sauerstoffversorgung der Organe, für das Immunsystem, für das Gehirn. Je fitter Sie vor der Schwangerschaft sind, desto besser die Bedingungen für Ihr Baby. Am besten ist eine Kombination aus Kreislauf- und Muskeltraining.
☐	Sie gehen nicht jeden Tag mindestens eine halbe Stunde an der frischen Luft spazieren?	Nutzen Sie jede Gelegenheit aus, um Sauerstoff und Licht zu tanken. Nur wenn Ihre Haut regelmäßig mit Sonnenlicht bestrahlt wird, können Sie ausreichend Vitamin D für den Knochenaufbau produzieren, um zusammen mit Ihrem Baby gut durch die Jahreszeiten zu kommen.
☐	Sie können nicht gut mit Stress umgehen?	Besser Stress vor der Schwangerschaft abbauen, denn Stress macht Sie beide krank. Notwendige Veränderungen nicht aufschieben, bis die Schwangerschaft eintritt, denn dann wird eine Umstellung noch schwieriger. Bei einer Mama, die vom ersten Schwangerschaftstag an gelassen ist, fühlt sich ein Baby richtig wohl.

Risiko-Check: Würde sich ein Baby in Ihrem Bauch wohlfühlen?

Großer Test

☐	Nehmen Sie regelmäßig Arbeit mit nach Hause oder machen Überstunden?	Der Wechsel zwischen An- und Entspannung ist jetzt wichtiger denn je. Ihr Baby läuft mit der gleichen „Umdrehungszahl" wie Sie, das heißt: Wenn Sie sich nicht ausruhen und keine entspannenden Erlebnisse gönnen, wenn Ihre Stresshormone ständig aktiv sind, kann das Baby in Ihrem Bauch ebenfalls nicht „abschalten".
☐	Gibt es Beziehungskonflikte?	Beziehungskonflikte stellen die größtmögliche Belastung für eine Schwangerschaft dar. Das Risiko vorzeitiger Wehen, einer Fehl- oder Frühgeburt steigt. Untersuchungen zeigen, dass Babys stark gestresster Schwangerer einen erhöhten Cortisolspiegel aufweisen oder im Alter von sieben Jahren häufiger an Asthma leiden.
☐	Können Sie ohne Hilfsmittel gut schlafen?	Schlafrituale – zehn Minuten ein schönes Buch lesen, heiße Milch, ein kleiner Spaziergang – helfen Ihnen beim Einschlafen. Wichtig ist, dass Sie während der Schwangerschaft keine schlaffördernden Medikamente nehmen, auch keine pflanzlichen, ohne vorher einen Arzt zu fragen. Sie können dem Baby schaden.
☐	Trinken Sie mehr als drei Tassen Kaffee am Tag?	Koffein ist ein Aufputschmittel und erhöht die Herzfrequenz. Amerikanische Studien zeigen, dass sich durch über drei Tassen pro Tag das Risiko einer Fehlgeburt verdoppelt.
☐	Sie essen weniger als zwei Portionen frisches Obst am Tag?	Frisches Obst versorgt Sie und Ihr Baby mit wertvollen Vitaminen und sekundären Pflanzenstoffen. Sie helfen, Ihr Immunsystem und das Ihres Kindes aufzubauen. Achten Sie auf Bio-Qualität, denn Pestizide und künstliche Düngemittel können dem Baby schaden.
☐	Sie essen weniger als zwei Portionen Salat und/oder Gemüse am Tag?	Je mehr Salat und Gemüse, desto besser. Diese Portionen sind nicht durch Obst zu ersetzen, da sie völlig andere Schutzstoffe enthalten.
☐	Essen Sie öfter als dreimal in der Woche Kuchen und Süßigkeiten? Trinken Sie süße Limonaden? Verwenden Sie Süßstoffe?	Zucker im Übermaß hat diverse Nachteile für Mutter und Kind: Er begünstigt eine zu starke Gewichtszunahme (ideal sind nicht mehr als 10-12 kg während einer Schwangerschaft). Er greift die Zähne an, die während dieser Zeit anfälliger sind als zu normalen Zeiten. Die großen Zuckermengen in Limonaden fressen gesunde Vitamine buchstäblich auf. Süßstoff (etwa in Cola, Limonaden, Joghurts, Light-Produkten) ist in größeren Mengen unter Umständen sogar giftig.
☐	Sie sind nicht normalgewichtig (BMI zwischen 19 und 25)?	Sowohl bei Unter- als auch bei Übergewicht gibt es mehr Fehlgeburten und Entwicklungsstörungen beim Baby. Deshalb unbedingt vor der Schwangerschaft das Gewicht normalisieren.
☐	Sie wissen nicht, welche Nahrungsergänzung für Sie im Hinblick auf eine Schwangerschaft wichtig ist?	Viele Frauen leiden unter einem unerkannten Jod-, Vitamin B-, Magnesium-, Eisen- oder Zinkmangel. Um Missbildungen und Fehlgeburten zu verhüten und von Anfang an eine normale Entwicklung des Babys zu gewährleisten, kann es nötig sein, schon vor der Befruchtung die Vitamin- und Mineralstoffspeicher bei Ihnen aufzufüllen. Sprechen Sie mit Ihrem Arzt.

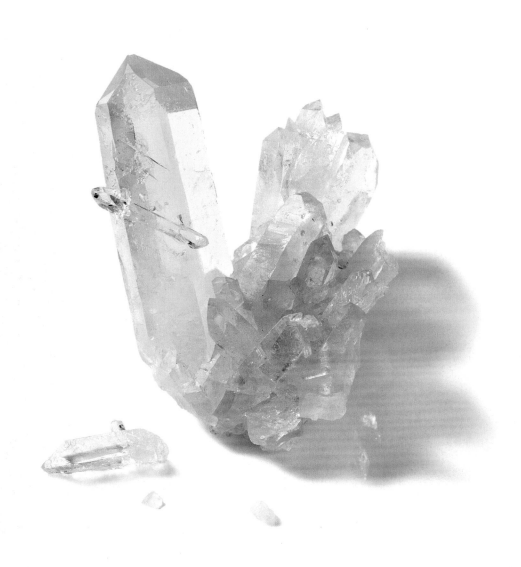

Kapitel 4

PRAXIS FRAUENHOMÖOPATHIE
WAS, WANN, WIE OFT, WOFÜR?

Weibliche Gesundheit funktioniert wie ein fein abgestimmtes, mehrdimensionales Räderwerk. Unaufhörlich beeinflussen innere und äußere Faktoren Körper, Seele und Geist. Homöopathie erhält Sie auf sanfte Weise gesund. Bewährte Mittel für 9 typisch weibliche Schwachstellen, wie zum Beispiel Kopfschmerz, Verdauungsbeschwerden oder PMS, sowie unsere Tipps für die richtige Anwendung helfen Ihnen, von Kopf bis Fuß fit zu werden – und zu bleiben.

Was Sie über Homöopathie wissen sollten

AUF DER SUCHE NACH der passenden Arznei geht ein Homöopath anders vor als ein Schulmediziner. Natürlich ist zunächst die Pathologie wichtig: die Missempfindung der Seele, der Schmerz in einem oder auch mehreren Körperteilen. Doch das war lange nicht alles, was Samuel Hahnemann, den Begründer dieser Heilmethode, interessierte. Der dritte Faktor, den er betrachtete, waren die Auslöser der Beschwerden: ein Schock, ein Streit, Angst, Kälte, ungewohntes Essen. Und der vierte Aspekt, der bis heute zur Bestimmung einer Arznei hinzugezogen wird, sind die Modalitäten: Wodurch wird es besser – zum Beispiel durch Reden, Essen, Trinken, Weinen? Und wodurch schlechter, zum Beispiel Gewitter, Kaffee, Baden?

Hören, sehen, sich einfühlen: Das ist die große Stärke von Hahnemanns sanfter Medizin; die Fähigkeit, sich vollkommen auf den Zustand des Patienten einzulassen – was der schulmedizinischen Lehre diametral gegenüberliegt.

ÄHNLICH LEIDEN

Während die klassische Medizin lehrt und lebt, dass der Arzt keine persönliche Verbindung mit dem Patienten eingehen sollte, um seine Objektivität nicht zu verlieren, lehrt die Homöopathie, dass der Therapeut ähnlich gelitten haben muss, um die richtige Arznei für seinen Patienten zu finden.
Das Wort Homöopathie stammt aus dem Griechischen und bedeutet „ähnlich (= homo-

Was Sie über Homöopathie wissen sollten

ios) leiden (= pathos)". Für dieses Credo ist Samuel Hahnemann einen weiten Weg gegangen. Er testete seine Arzneien an sich selbst, an seinen Kindern, an seinen Schülern. In gestochen scharfer Handschrift und auf Tausenden von Seiten schrieb er – und die, die nach ihm kamen – akribisch auf, was die Wirkstoffe an Symptomen bei den gesunden Probanden auslösten. So entstanden nach und nach seine Mittelbilder: das der Chinarinde mit ihren malariaähnlichen Frostschauern – Hahnemanns berühmt gewordener erster Selbstversuch –, das Mittelbild der anhänglichen, zu Tränen neigenden Pulsatilla (ab Seite 70), der Charakter der zu Exzessen neigenden Lachesis (ab Seite 110), das Mittelbild der detailversessenen Arsenicum (ab Seite 78). Entsprechend Hahnemanns Lehre versucht ein Therapeut all das, was jemand als sein Leiden beschreibt, mit den Charakteristika der einzelnen Arzneien so gut wie nur möglich in Deckung zu bringen. Der ganze Mensch ist bei dieser Vorgehensweise wichtig: nicht nur seine Schmerzen, sondern auch seine Biografie, seine Krisen, Vorlieben, Abneigungen und die individuellen Besonderheiten: Sie weinen vielleicht wie der Sepia-Typ (ab Seite 94) immer dann, wenn Sie von Ihren Beschwerden erzählen. Ihre Rückenschmerzen werden besser, wenn Sie sich kontinuierlich bewegen (siehe Rhus toxicodendron, Seite 164). Sie bekämpfen Ihren Stress mit großen Mengen von Süßigkeiten (siehe Argentum nitricum, Seite 151). Oder Ihre Migräne erscheint immer pünktlich ausgerechnet am Wochenende (siehe Iris versicolor, Seite 152).
Gemäß Hahnemanns Regel „similia similibus curentur", was wörtlich übersetzt bedeutet: „Ähnliches möge durch Ähnliches geheilt werden", sucht man so präzise wie möglich die Arznei, die jene Symptome erzeugt wie die, an denen der Kranke bereits leidet. In der Therapie durch einen Homöopathen ebenso wie in der Selbstmedikation verstärkt man, was vorhanden ist, um im Körper einen Heilreiz auszulösen. Durch die Impulse, die man dem Körper damit gibt, findet das Abwehrsystem die passende Antwort auf die Krise.

WER WAR DIESER DOKTOR?

Schon zu seinen Kinderzeiten zeichnete sich ab, dass Christian Friedrich Samuel Hahnemann nicht mit normalen Maßstäben zu messen war. Er war als Sohn eines armen Porzellanmalers 1755 in Meißen geboren worden und seine Eltern konnten kaum die Schule bezahlen. Der Vater wünschte, dass der Junge möglichst früh zum familiären Einkommen beitragen sollte, statt noch lange die Schulbank zu drücken. Doch Samuel wollte weiter lernen. Er lief von zu Hause fort, und erst als seine Mutter ein Stipendium an der Fürstenschule St. Afra in Meißen für ihn erlangt hatte, kehrte er wieder heim.

> »Macht's nach,
> aber macht's genau nach.«
>
> DR. SAMUEL HAHNEMANN (1755 – 1843)

Er wurde Arzt, Chemiker und Apotheker. Er sprach fünf Sprachen und so konnte er sich als junger Student seinen Lebensunterhalt, unter anderem in Leipzig, Wien und Erlangen, mit Sprachunterricht und mit Übersetzungen medizinischer Bücher verdienen. Weil er an den brutalen medizinischen Methoden seiner Zeit verzweifelte, entwickelte er schließlich ein

PRAXIS FRAUENHOMÖOPATHIE – WAS, WANN, WIE OFT, WOFÜR?

neues Heilverfahren, das die Welt von Grund auf verändern sollte: Homöopathie. Hahnemanns Mutter war die erste Frau, die ihn mit ihrem Verständnis für seine tiefe Wissbegierde maßgeblich prägte. Die zweite war Henriette Küchler, eine Apothekertochter, die er 1782 zur Frau nahm. Sie schenkte ihm elf Kinder, die mehr als einmal seine homöopathischen Experimente über sich ergehen lassen mussten. Die dritte, Mélanie (Seite 8-13), eine Pariser Künstlerin, war 35 Jahre jung, als der Witwer sie mit 80 Jahren heiratete. Sie war nicht nur seine große Liebe. Sie war die Frau, die von ihm und durch ihn alles über die Homöopathie lernte, die wahre Schülerin eines großen Meisters. Wie kein anderer Mensch zuvor beobachtete sie ihn Tag für Tag mit seinen Patienten. Auf seiner lebenslangen Suche nach den Gesetzmäßigkeiten der Homöopathie, die von seinem berüchtigten Jähzorn, seiner Ungeduld und seiner furchterregenden Akribie begleitet war, stand Mélanie am Ende mit ihm an der Tür zu einem neuen Universum, das bis heute großen Einfluss auf alle medizinischen Systeme nimmt. Gemeinsam hatten sie den Schlüssel gefunden und das tiefe Verständnis dafür entwickelt, wie Homöopathie von nun an anzuwenden sei.

WAS HOMÖOPATHIE LEISTEN KANN

In diesem besonderen Buch der Frauen haben wir ganz bewusst den Fokus auf einen speziellen Aspekt gelegt: den der persönlichen Entwicklung. Ein Thema, das nahezu jede Frau ab einem bestimmten Zeitpunkt innerlich bewegt.

Ohne Frage sind die vordergründigen Symptome wichtig. Sowohl bei den neun großen Frauenmitteln (ab Seite 39) als auch im Praxisteil ab Seite 150 finden Sie die wichtigsten Beschwerden in den Bereichen, in denen Frauen besonders anfällig sind. Sie können auf die gewohnte und traditionelle Weise genau nach dem Ort des Schmerzes, seinen Auslösern und den Modalitäten schauen (siehe auch Seite 140 und 144). Ohne Ihre Beschwerden mithilfe dieser drei einfachen Regeln unter die Lupe zu nehmen, können Sie nicht zur passenden Arznei finden – nicht als Therapeut und schon gar nichts als Laie.

»Die Gesundheit des Menschen ist ein Zustand des vollständigen körperlichen, geistigen und sozialen Wohlergehens und nicht nur das Fehlen von Krankheit und Gebrechen.«

DIE WELTGESUNDHEITSORGANISATION (WHO)

Sie sind sogar der Schlüssel, um die ganze Welt der Möglichkeiten, welche die Homöopathie für Sie bereithält, aufzuschließen. Denn diese gehen weit über das hinaus, was momentan „falsch" oder besser gesagt: aus der Balance gefallen ist. Genauso wichtig ist das, was durch Hahnemanns Weg möglich wird: der Augenblick, in dem sich das Leben wieder „richtig" anfühlt.

SICH HEIL FÜHLEN

Seine homöopathische Methode ist nicht nur Therapie: Sie ist zugleich Präventivmedizin auf allen Ebenen, für Körper, Seele und Geist. Sie nutzt jede Krankheit, um mithilfe des Simile (dem Ähnlichen) den ganzen Organismus darin zu unterstützen, genau passende Immunantworten aufzubauen. Mit seinen

Ratschlägen zur Lebensführung – Ernährung, Bewegung, ausreichend Schlaf, Seelenhygiene – sah Hahnemann vor gut 200 Jahren voraus, was sich heute als medizinischer Goldstandard zu etablieren beginnt. Gibt es den vollkommen gesunden Menschen? Vermutlich nicht. Aber es gibt den Menschen, der sich gesund fühlt, eins mit sich selbst, im Einklang mit seinem inneren Takt. Sie fühlen sich heil – im Gegensatz zu dem heute so oft verwendeten „Ich bin total kaputt".

DAS GESUNDE IM KRANKEN ERKENNEN

Welchen Weg hätte Hahnemann einschlagen sollen, worauf mit seinen Patientinnen hinarbeiten, wenn er kein inneres Bild davon entwickelt hätte, wie eine emotional stabile Pulsatilla (ab Seite 70) sich fühlt? Wie Staphisagria (ab Seite 54) handelt, wenn sie sich selbst ernst nimmt? Welche Magie Lachesis (ab Seite 110) ausstrahlt, wenn ihre permanente Überreiztheit austariert ist? Wie hätte er ohne diese Vision gewusst, wann es genug ist mit den Arzneien? Wann der Mensch gesund ist? Woher wissen Sie es?

In einem erkrankten Zustand ist der gesunde in seiner reinsten Form bereits enthalten:

- In unzählbaren, wenn nicht sogar den meisten Fällen entsteht das „Schlechte" (die Krankheit) durch die Übertreibung des vermeintlich Guten.
- Das Gute zeigt sich umgekehrt dann wieder, wenn das „Schlechte" durch den Charakter der passenden homöopathischen Arznei verstärkt und so ein Heilreiz ausgelöst wird.

Bei den neun großen Frauenmitteln haben wir den gesunden Zustand jeweils am Ende und auch immer wieder zwischendurch skizziert. Niemand weiß, wann Sie am Ziel angekommen sind, wann Sie sich tatsächlich gesund fühlen – außer Sie selbst. Zu oft sieht die moderne Medizin den Patienten als gesund an, während er sich selbst krank fühlt. „Der Befund", sagt die Hamburger Heilpraktikerin und Homöopathin Heidrun Hammerich-Schieder, „hat in den seltensten Fällen etwas mit dem Befinden zu tun." Die Systematik der Homöopathie dagegen kann Ihnen als Kompass dienen, Sie auf sanfte und ganzheitliche Weise auf Ihrem Weg unterstützen. In sehr vielen Fällen ist eine Krankheit ein Signal für einen neuen Schritt.

GRUNDPRINZIPIEN DER HOMÖOPATHIE

Homöopathie ruht auf drei Säulen: dem **Ähnlichkeitsprinzip**, der **Arzneimittelprüfung** und der **Potenzierung**.

- Das **Ähnlichkeitsprinzip** besagt, dass ein Wirkstoff, der an einem gesunden Menschen bestimmte Symptome auszulösen vermag, in der Lage ist, ähnliche Symptome bei einem Kranken zu heilen. Nehmen Sie als Beispiel die Arznei Coffea, die aus Kaffeebohnen gewonnen wird. Kaffee wirkt anregend, konzentrationsfördernd und belebt die Sinne. Aber wenn man es übertreibt mit der Menge, führt dies zu großer nervlicher Erregung und Ruhelosigkeit, Herzklopfen und Schlaflosigkeit. Die Gedanken drehen sich im Kreis, als hätte man den buchstäblichen Sprung in der Platte.
Verdünnt und verschüttelt (siehe unten: Potenzierung) man nun Rohkaffee – Coffea arabica –, dann vermag die so gewonnene Arznei ähnliche Symptome zu kurieren.
- Die zweite Säule ist die **Arzneimittelprüfung**. Von Anbeginn an hat Samuel Hahnemann die Wirkstoffe an sich selbst und anderen Menschen getestet – zunächst nur in ihrer ver-

dünnten Form. Die gesunden Probanden nahmen einen einzelnen Wirkstoff so lange ein, bis sich Symptome zeigten, die sie zuvor nicht hatten (ähnlich leiden). Jeder der Probanden notierte die Beschwerden, die er selbst durch den Wirkstoff erlebt hatte, und sortierte sie von stark nach schwach. Anschließend wurden diese Aufzeichnungen verglichen und zusammengeführt. So entstanden Arzneimittelbilder, wie wir sie heute kennen. Homöopathen führen bis heute an sich selbst solche Arzneimittelprüfungen durch.

~ Die dritte Säule ist die **Potenzierung**. Nachdem Hahnemann die Wirkstoffe zunächst nur verdünnt hatte, kam später die Potenzierung dazu. Das bedeutet: Die einzelnen Arzneien wurden nicht nur verdünnt, sondern nun auch noch verschüttelt. Dazu wird ein Tropfen einer Urtinktur für eine D1-Potenz (D = dezimal) im Verhältnis 1:10 mit einem Alkohol-Wasser-Gemisch verdünnt und das Mischgefäß dann anschließend zehnmal auf ein Lederkissen geklopft (verschüttelt). Um eine D2-Potenz zu bekommen, nimmt man wiederum einen Teil von dieser D1, verdünnt sie erneut im Verhältnis 1:10 und verschüttelt sie wieder zehnmal. Für jede höhere Potenz wird dieser Schritt wiederholt, bis die gewünschte Verdünnung erreicht ist. Um C-Potenzen (C = centesimal) zu gewinnen, verdünnt man die Urtinktur im Verhältnis 1:100.

Auf der Grundlage dieser Vorgehensweise entstand die homöopathische Materia medica mit etwa 2000 verschiedenen geprüften Arzneien.

DIE RICHTIGE ARZNEI FINDEN

Um diejenige Arznei herauszufiltern, die am besten zu Ihnen passt, gehen Sie wie folgt vor:

~ Bestimmen Sie den Ort des Geschehens: zum Beispiel Kopf, Bauch, Rücken.
~ Charakterisieren Sie die Beschwerden: zum Beispiel klopfend, brennend, stechend.
~ Überlegen Sie, was Ihre Symptome verschlechtert und was Ihnen guttut (Modalitäten).

Mithilfe dieser drei Kriterien können Sie die passende Arznei über das Sachwortregister (ab Seite 187), bei den neun Schwachstellen (ab Seite 150) oder bei den neun großen Frauenmitteln (ab Seite 39) schnell bestimmen. Die neun großen Frauenmittel sind sogenannte

---

Info

Was sind Konstitutionsmittel?

Wenn die Merkmale einer homöopathischen Arznei die körperlichen und psychischen Eigenschaften eines Menschen weitgehend umfassen – Erscheinungsbild, Charakter, Eigenarten und typische Erkrankungen –, kann es auch als Konstitutionsmittel eingesetzt werden.

Das bedeutet, dieses Mittel ist die langfristig passgenaue Arznei für einen bestimmten Menschen, die dessen Selbstheilungskräfte aktiviert, reguliert und aufrechterhält.
Konstitutionsmittel werden ab den höheren Potenzen, über D30 oder C30, eingesetzt.

Polychreste – homöopathische Arzneien, die ein großes Wirkspektrum abdecken, über Jahrhunderte erfolgreich eingesetzt wurden und sich immer wieder bei den dort genannten Symptomen bewährt haben. Sie werden nicht nur in der akuten Therapie, sondern oft auch als Konstitutionsmittel in höheren Potenzen (siehe auch Kasten-Info) eingesetzt.

DIE RICHTIGE POTENZ

Im Normalfall ist eine D12- oder C12-Potenz für die Selbstmedikation optimal. Sie bewirken einen kräftigen Heilreiz, ohne eine Erstverschlimmerung (Seite 146) auszulösen. Ausnahmen sind Arzneien, bei denen explizit eine andere Potenz angegeben ist, wie zum Beispiel bei Okoubaka (Seite 171) oder Cimicifuga (Seite 176), oder bei bestimmten Notsituationen (Seite 59 und 146).

Man kann nicht sagen, mit welcher von den beiden Potenzen man sich wohler fühlt, bis man es ausprobiert hat. Fakt ist jedoch, dass es Unterschiede gibt und dass auch die niedrigen Potenzen von D1 bis D12 (beziehungsweise C1 bis C12) von jeder Frau unterschiedlich empfunden werden. Vertrauen Sie also Ihrem Gefühl, wenn Sie für sich die passende Potenz auswählen.

Nehmen Sie auf eigene Faust keine höheren Potenzen als C30. Denn diese können über mehrere Wochen wirken und sollten genau passen, damit zu den eigentlichen Symptomen nicht noch Symptome (siehe Arzneimittelprüfung, Seite 143–144) hinzukommen von einer Arznei, die womöglich gar nicht die richtige für Sie ist.

Homöopathen arbeiten mit unterschiedlichen Potenzen: D, C, aber auch zum Beispiel mit M und LM (für M wird die Urtinktur im Verhältnis 1:1000, für LM 1:50.000 verdünnt und anschließend verschüttelt).

> **Info**
>
> ### Hohe und niedrige Potenzen
>
> Ein homöopathisches Mittel gilt als umso wirkungsvoller, je stärker es verdünnt ist. Entsprechend spricht man bei starker Verdünnung von einer hohen Potenz. Die D- und C-Potenzen bis D/C12 gelten zum Beispiel als niedrig, bis D/C30 als mittel und darüber als hoch.

GLOBULI, TABLETTEN ODER TROPFEN?

Sie haben bei der Behandlung mit homöopathischen Mitteln die Wahl zwischen drei Darreichungsformen: Globuli, Tabletten und Tropfen.

- Globuli, kleine Rohrzuckerkügelchen, die mit der homöopathischen Arznei imprägniert werden, sind für alle Altersstufen gut geeignet. Damit arbeitete übrigens auch Samuel Hahnemann bevorzugt.
- Zudem stehen Tropfen zur Auswahl, die Alkohol enthalten. Sie sind für Kinder weniger gut geeignet, es sei denn, man verdünnt sie in einem Glas Wasser (0,1 l). Für Menschen mit Alkoholkrankheit sind sie nicht geeignet.
- Die dritte Darreichungsform sind Tabletten. Sie enthalten Lactose und Weizenstärke (Gluten) und sind deshalb für Menschen mit Allergien auf diese beiden Bestandteile nicht geeignet. Wenn Sie daran leiden, können Sie jedoch problemlos auf Globuli ausweichen.

Alle drei Darreichungen sind gleichermaßen wirksam.

DIE RICHTIGE DOSIS

Unter einer homöopathischen Gabe versteht man bei Erwachsenen 5 Globuli, 5 Tropfen, die Sie auch mit Wasser verdünnt einnehmen können, oder 1 Tablette.
Kinder unter sechs Jahren bekommen 3 Globuli, eine halbe Tablette oder 3 Tropfen; in diesem Fall die Tropfen immer in einem Glas Wasser verdünnt verabreichen.
Wie oft Sie Ihre Arznei nehmen, hängt von der Intensität der Beschwerden ab. Grundsätzlich gilt:

- Bei hoch akuten Beschwerden alle 10 bis 30 Minuten eine Gabe einer D12-Potenz, jedoch nicht öfter als 10-mal hintereinander. Hoch akute Symptome können zum Beispiel auftreten nach einem Schock, Unfall oder bei einer plötzlichen, heftig beginnenden Entzündung. Auch bei Fieber und starken Schmerzen, die mit einem Schlag einsetzen, empfiehlt sich die oben genannte Dosierung.
- Treten die Symptome akut auf (jedoch nicht so dramatisch heftig wie im hoch akuten Fall), nehmen Sie alle 1 bis 2 Stunden eine Gabe Ihrer passenden Arznei. Wenn sich die Symptome bessern, vergrößern Sie die zeitlichen Abstände. Keine Sorge: Ihr Gefühl wird Sie dabei sicher leiten.
- Wenn Beschwerden gerade erst im Anzug oder schon wieder auf dem Rückzug sind, nehmen Sie 2- bis 3-mal täglich eine Gabe Ihrer Arznei, bis Ihre Symptome wieder vollständig abgeklungen sind.
- Bei chronischen Beschwerden, die entweder nicht verschwinden oder schon länger vorhanden sind, fragen Sie einen Homöopathie-Experten um Rat.

VERSTÄRKTE SYMPTOME

Immer wieder taucht in der Homöopathie die Frage nach der Erstverschlimmerung auf. Sie ist weitaus weniger bedrohlich, als das Wort klingt. Eine Erstverschlimmerung ist nicht gefährlich, sondern sogar erwünscht. In den allermeisten Fällen werden Sie jedoch nichts davon bemerken. Die Idee der Homöopathie ist ja gerade, vorhandene Symptome minimal zu verstärken, damit der Körper seine ganz persönliche Immunantwort darauf findet. Doch der Reiz ist so fein, dass er im Allgemeinen unterhalb der Wahrnehmungsgrenze liegt. Wenn Sie also eine Art leichter „Beschleunigung" Ihrer vorhandenen Symptome bemerken, ist das ein gutes Zeichen. Sie sind auf dem richtigen Weg mit Ihrer Arznei, ganz besonders dann, wenn Sekretion auftritt: Schwitzen, Tränen oder Schleim, der sich im Bereich von Hals, Nase und/oder Ohren löst.

WIRKT DAS MITTEL?

Je länger Sie mit Homöopathie arbeiten, umso besser werden Sie erkennen, ob und wie eine Arznei wirkt. Dabei helfen Ihnen die folgenden Hinweise:

- Ihre Arznei wirkt dann, wenn sich Symptome deutlich verbessern, beginnend mit dem Allgemeinbefinden. Zunächst spüren Sie, wie Ihre Kraft zurückkehrt, Sie fühlen sich vitaler, zuversichtlicher und ausgeglichener. Unter Umständen fallen Sie in einen tiefen, erholsamen Schlaf, während dessen Sie Ihre Krankheit geradezu „ausschwitzen". Erst danach verschwinden die körperlichen Symptome. Wenn Sie an hoch akuten Beschwerden gelitten haben, kann dieser Effekt manchmal innerhalb weniger Minuten oder Stunden auftreten – sie

Was Sie über Homöopathie wissen sollten

gehen im Idealfall sogar so schnell, wie sie kamen. Bei akuten Beschwerden kann es ein paar Tage dauern, bis Sie wieder ganz fit sind. Im Normalfall verschwinden Symptome rückwärts in der Reihenfolge, in der sie zuvor erschienen sind.

∼ Ihre Arznei wirkt nicht, wenn sich nach der Einnahme Ihr seelischer Zustand weiter verschlechtert und die körperlichen Symptome bestehen bleiben oder sogar schlimmer werden. Die seelische Komponente ist ein wichtiger Wegweiser in der Homöopathie: Es kann sein, dass Sie nach der Einnahme einer Arznei weinen müssen oder auch wütend werden, aber durch diese Öffnung der inneren Ventile geht es Ihnen anschließend besser, wenn das Mittel richtig passt. Sie fühlen sich geradezu „grundgereinigt". Wenn sie jedoch nicht passt, werden Sie dumpfer und apathischer oder auch trauriger. Dies ist ein sicheres Zeichen, dass die Behandlung in die falsche Richtung läuft. Setzen Sie die Arznei in einem solchen Fall ab und überprüfen Sie noch einmal die Typen beziehungsweise Symptome, um ein besser passendes Mittel zu finden. Bei den niedrigen Potenzen bis D12 oder C12 ist die Wirkung nach kurzer Zeit verflogen, sodass Sie sich keine Sorgen um eine längere unerwünschte Wirkung machen müssen. Im Zweifelsfall fragen Sie immer einen Arzt.

∼ Wenn Ihre Arznei für kurze Zeit wirkt und dann aber kein Fortschritt mehr zu erkennen ist, kann es sein, dass Sie das Mittel wechseln müssen. Das ist dann der Fall, wenn Ihre Symptome sich verändern. Sie gehen einfach genauso vor wie bei der Auswahl der ersten Arznei: Ort, Auslöser und Modalitäten ermitteln und erneut die passende Arznei zu Ihrem jetzigen Zustand auswählen. Das Mittel zu wechseln ist in der Homöopathie eine völlig normale Vorgehens-

---

Tipp

Um die Wirkung der Arzneien nicht zu beeinträchtigen, sollten Sie folgende Punkte beachten:

∼ Nehmen Sie die Arznei eine halbe Stunde vor oder nach dem Essen ein.

∼ Verwenden Sie bei flüssiger Darreichung einen Plastik- oder Holzlöffel, weil Metall unter Umständen die Wirkung beeinträchtigt.

∼ Verzichten Sie in der Zeit der Behandlung auf starke ätherische Öle, wie Kampher oder Menthol (wie zum Beispiel in Zahnpasta, Kaugummi oder Hustenbalsam).

∼ Coffein in Kaffee, Schwarztee oder Coca-Cola beeinträchtigt bei manchen Menschen die Wirkung der homöopathischen Arzneien. Verzichten Sie deshalb auf diese Getränke, wenn Sie sichergehen möchten.

∼ Auch Kamille enthält starke ätherische Öle. Wenn Sie also zum Beispiel eine Arznei gegen Blasenentzündung einnehmen und dazu ein Sitzbad mit Kamille machen, wird die Wirkung der Arznei gestört. Das Gleiche gilt für Kamillentee, den Sie während der Behandlung nicht trinken sollten.

PRAXIS FRAUENHOMÖOPATHIE – WAS, WANN, WIE OFT, WOFÜR?

weise. Wenn man krank ist, ändern sich die Dinge täglich, oft sogar mehrmals. Was gerade noch galt, ist vielleicht im nächsten Augenblick schon Vergangenheit. So vollzieht sich Schritt für Schritt die Heilung.

~ Eine vierte Möglichkeit ist, dass die Arznei, obwohl Sie sie sorgfältig ausgewählt haben, gar nichts zu bewirken scheint. In diesem Fall nehmen Sie sie einen Tag lang 4-mal täglich weiter, und wenn sich dann immer noch nichts tut, fragen Sie einen Experten um Rat.

Info

Die Hering'sche Regel

Die Regel des deutschen Arztes Constantin Hering (1800 – 1880) über die Homöopathie besagt, dass Symptome sich von den lebenswichtigen zu den weniger lebenswichtigen Organen hin bessern sollten: von oben nach unten, also vom Kopf zu den Füßen und von innen nach außen. Von den Organen kommend verabschieden sie sich über Haut und Schleimhaut.

Als junger Medizinstudent in Leipzig sollte er eine Abhandlung über den „Irrweg" der Homöopathie schreiben. Stattdessen wurde er ihr glühender Verfechter und promovierte 1826 mit dem Thema „Die Medizin der Zukunft". Berühmt wurde seine Prüfung der Arznei Lachesis (Seite 111).

GRENZEN DER SELBSTBEHANDLUNG

Während die Potenzen bis D/C 30 im Wesentlichen die körperliche Ebene ansprechen und bei akuten Beschwerden eingesetzt werden, wirken die höheren Potenzen (über D/C30) außer auf den Körper auch auf Seele und Geist. Der Rückschluss daraus ist jedoch keineswegs, dass man viele Hochpotenzen (siehe Seite 145) einsetzen sollte, um möglichst viel zu erreichen. Er lautet vielmehr, dass man die akuten Symptome im Vordergrund am besten mit niedrigen Potenzen behandelt und die im Hintergrund – also in der Konstitution verankerten (Seite 42 und 145) – mit den höheren. Nach dem Zwiebelprinzip arbeitet man bei der Selbstmedikation immer Schicht für Schicht, sprich: zuerst an den Symptomen, die vordergründig und offensichtlich sind. Ist dort das Problem gelöst, geht man, falls nötig, zum nächsten über. Man sucht jeweils das, was am besten zu Symptom und Umständen passt (siehe Seite 144).

Wenn Sie das Gefühl haben, dass Sie mit einem bereits seit Langem bestehenden Problem zu kämpfen haben, sei es körperlicher oder seelischer Natur (oder beides!), dann sind Sie bei einem erfahrenen Homöopathen besser aufgehoben. An dieser Stelle sind die Grenzen der Selbstbehandlung erreicht. Wenn eine Krankheit chronisch geworden ist, hat nur ein Experte das nötige Wissen, um den Hebel an der richtigen Stelle anzusetzen. Mit der nötigen Geduld kann er oder sie den Patienten durch die Krankheit zur Heilung führen. Und selbst wenn die Eigenregulation nicht mehr in der Lage ist, auf den Heilreiz eines Mittels zu antworten, kann Homöopathie immer noch helfen, Schmerzen oder Nebenwirkungen anderer Medikamente zu lindern und die Lebensqualität zu verbessern.

WICHTIGE FRAGEN & ANTWORTEN

WO BEKOMME ICH HOMÖOPATHISCHE ARZNEIEN?

Die zuverlässigste Bezugsquelle ist Ihre Apotheke. Auch im Internet kann man Homöopathika bestellen, aber die Anzahl der gefälschten Arzneimittel dort hat inzwischen erschreckende Ausmaße angenommen.

WO BEWAHRE ICH DIE ARZNEIEN AUF?

Am besten an einem dunklen Ort bei Zimmertemperatur. Strahlen durch Handys oder bei Röntgenkontrollen an Flughäfen können den Mitteln schaden. Tragen Sie Ihre Globuli also nicht in der Handtasche neben dem eingeschalteten Mobiltelefon.

SIND DIE MITTEL IN IRGENDEINER WEISE GIFTIG FÜR MICH?

Nein. Auch wenn giftige Substanzen wie Belladonna oder Arsenicum album für die Urtinkturen verwendet werden, sind die homöopathisch gefertigten Arzneien dennoch so stark verdünnt, dass Sie sich damit nicht vergiften können.

KANN ICH MEINE ANDEREN MEDIKAMENTE MIT HOMÖOPATHIE KOMBINIEREN ODER SOLL ICH SIE BESSER ABSETZEN?

Sie können Ihre homöopathischen Arzneien ohne Weiteres mit Ihren schulmedizinischen Medikamenten kombinieren. Sie sollten diese auch niemals ohne Rücksprache mit Ihrem behandelnden Arzt absetzen. Manchmal lassen sich herkömmliche Arzneien durch die homöopathische Behandlung reduzieren, aber auch das sollten Sie immer mit Ihrem Hausarzt besprechen. Oder Sie wählen einen Arzt, der sich auf beide Verfahren versteht. So lässt sich die jeweilige Wirkung maximal nutzen.

KANN ICH HOMÖOPATHIE IN DER SCHWANGERSCHAFT ANWENDEN?

Ja, sehr gut sogar, doch Sie sollten vorher mit einer homöopathisch erfahrenen Hebamme sprechen oder mit ihrem Gynäkologen, weil manche Homöopathika Blutungen auslösen können.

WURDE DIE WIRKSAMKEIT VON HOMÖOPATHIE IN STUDIEN UNTERSUCHT?

Ja, es gibt kontinuierlich Studien zu ihrer Wirksamkeit. Homöopathie wird zunehmend an Universitätskliniken eingeführt und von diesen auch in Bezug auf Einsatzgebiete und Behandlungserfolge verifiziert.

WIE FINDE ICH EINEN GUTEN HOMÖOPATHEN?

Das Homöopathie-Forum e.V. oder der Bund Klassischer Homöopathen Deutschlands (BKHD) stellt Ihnen Therapeutenlisten mit qualifizierten und zertifizierten Homöopathen zur Verfügung (Adressen auf Seite 186).

WIRD MEIN WESEN DURCH HOMÖOPATHIE VERÄNDERT?

Durch Homöopathie kann man kein anderer Mensch werden als der, der man tatsächlich ist. Was Ihrer besten Freundin durch eines der neun großen Frauenmittel zu einem phänomenalen Durchbruch verholfen hat, kann bei Ihnen vielleicht ins Leere laufen, wenn die Zeit noch nicht reif ist für diese spezielle Arznei oder wenn sie überhaupt nicht zu Ihrem Typ passt.

Homöopathie ist Feintuning auf der Basis Ihrer persönlichen Realität – nicht auf der von jemand anderem. Ihre ureigenen Anlagen werden optimiert, so wie eine Rose mit der genau richtigen Menge an Sonne, Wind, Regen und Humus zu ihrer schönsten Blüte findet.

Kopfschmerzen und Migräne

DIESE BESCHWERDEN SIND die Krux der klugen Frauen, die sich viele Gedanken um andere Menschen machen und auf denen viel Verantwortung lastet. Wenn Sie sich oft den Kopf zerbrechen um die Dinge des Lebens, dann haben Sie vermutlich schon Bekanntschaft mit Spannungskopfschmerzen oder Migräne gemacht. Ihr Leistungsanspruch an sich selbst ist enorm hoch. Wenn man Sie nicht zwingt, schalten Sie niemals ab. Ihr Gehirn ist schließlich so überreizt, dass Ihnen sogar die Bilder vor den Augen verschwimmen. Sie erwachen oft schon morgens mit Übelkeit, die aus einem zermarterten Gehirn resultiert. Oder Sie wissen: Das Wochenende, an dem Sie entspannen könnten, wird Ihnen wahrscheinlich einen Migräneanfall bescheren.

BESSERUNG MIT HOMÖOPATHIE UND REGELMÄSSIGKEIT

Homöopathie rückt die Ausschläge Ihrer immensen inneren Schwingungen wieder in eine verträgliche Verhältnismäßigkeit. Sie wirkt ausgleichend, harmonisierend und schmerzlindernd. Sie kann also viel gegen Ihre Kopfschmerzen tun. Doch es braucht auch Ihre Einsicht: Eine Frau mit regelmäßiger Migräne braucht einen festen Tagesablauf, in dem Auszeiten eingeplant sind, die dann auch eingehalten werden. Schmerzstudien beweisen, dass regelmäßige Mahlzeiten und wöchentlich-rhythmische Fitnesseinheiten ebenso wichtig sind wie gleichmäßige Schlafenszeiten und Entspannungsübungen.

Kopfschmerzen und Migräne

ARGENTUM NITRICUM – SCHMERZEN WIE SPLITTER

Als Argentum-nitricum-Typ – Silbernitrat – werden Sie von Ihren emotionalen und geistigen Impulsen manchmal überwältigt. Den Kontrollverlust empfinden Sie dann als bedrohlich. In der Folge sind Sie oft impulsiv, gehetzt und ängstlich. Typisch sind schnelle Wechsel von Gemütszuständen (lacht schnell, weint schnell, wird schnell wütend, vergibt allerdings auch schnell). Frauen dieses Typs zeigen kindliches und naives Verhalten. In ihrem Kopf überschlagen sich die Ideen. Sie empfinden viele Ängste, etwa bei Enge, im Flugzeug, vor Unfällen, in Menschenmengen oder davor, zu spät zu kommen. Sie neigen außerdem zu Schwindelgefühlen mit Ohnmacht. Die Schmerzen fühlen sich an wie von einem Splitter. Argentum nitricum ist außerdem ein hervorragendes Mittel bei Prüfungsängsten.

Bewährt: bei Angst, Hezrhythmusstörungen, entzündlichen Darmstörungen, Depressionen, Kopfschmerzen, Migräne, Augenentzündungen, Multipler Sklerose, zwanghaftem Verhalten.

Symptome und Anwendungsgebiete:

- Kopfschmerzen, die sich zunächst immer mehr steigern, dann plötzlich aufhören.
- Nervöser Kopfschmerz mit Kälte und Zittern (vor allem innerlich).
- Gefühl, als ob der Kopf vergrößert wäre.
- Kopfschmerzen oder Migräne, die mit Erbrechen endet (danach hört der Schmerz auf).
- Halbseitiger Kopfschmerz.
- Schwindelgefühl mit Ohnmachtsneigung oder Schwindelgefühl mit Ohrensausen.
- Kopfschmerz mit heftigem Pochen im Kopf und bei Kopfschmerz nach langer geistiger Arbeit oder langer geistiger Erregung.
- Bei Kopfschmerz nach Süßigkeiten, vor allem nach weißem Zucker.

Modalitäten: besser durch festes Einbinden des Kopfes oder Druck auf den Kopf, durch kühle Luft, Bewegung, Zusammenkrümmen; schlimmer durch Tanzen und geistige Anstrengung, Angst, Prüfung, Gemütsbewegung, Zucker.

HILFE BEI FLUG- UND PRÜFUNGSANGST

Bevor Sie einen teuren Kurs buchen, um Ihre Flugangst zu überwinden, probieren Sie dieses Mittel in folgender Dosierung:

- 5 Globuli Argentium nitricum D 12 unmittelbar vor Ihrer Abfahrt von zu Hause.
- Einnahme beim Check-in wiederholen.
- Ebenso beim Einsteigen in den Flieger.

Der gleiche Einnahmerhythmus gilt für Prüfungsängste (Losfahren, Schule oder Uni betreten, Prüfungsbeginn).

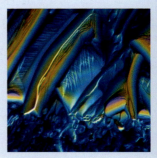

Silbernitrat

IRIS VERSICOLOR – BEI WOCHENENDMIGRÄNE

Die Schwertlilie – *Iris versicolor* – ist das wichtigste Mittel für Migräne, die regelmäßig dann auftritt, wenn Sie sich entspannen könnten. Nicht selten befinden Sie sich gerade in einer Lebenssituation, die Sie nicht mehr ertragen können. In der Folge zerbrechen Sie sich unaufhörlich den Kopf über Ihre Lage. Typisch ist, dass ein bis zwei Tage vor der Migräne große Müdigkeit auftritt. Symptomatisch ist auch eine länger anhaltende Übermüdung, und es ist auch möglich, dass Sie ein Dröhnen, Brummen oder Klingen in den Ohren hören.

Bewährt: bei Migräne, Kopfschmerzen, Gürtelrose, Neuralgien, Magengeschwüren, Cholera

Symptome und Anwendungsgebiete:

- Einschnürungsgefühle an der Kopfhaut.
- Schwindelgefühl mit Ohrensausen.
- Symptome setzen plötzlich und immer in der gleichen Abfolge ein.
- Einleitende Symptome sind Sehstörungen (Schleier vor den Augen), Übelkeit und Erbrechen; Erbrechen bringt keine Erleichterung und kann lange andauern, bis Galle erbrochen wird; nach dem Erbrechen wird der Kopfschmerz sehr stark.
- Klassischer Schmerzpunkt ist die rechte Schläfe, wobei der Schmerz oft so stark ist, dass er nicht zugeordnet werden kann: Man spürt nicht, ob er unterhalb oder oberhalb vom Auge ist.
- Kopfschmerz, der abwechselnd an beiden Gesichtshälften auftritt.
- Gefühl von Hitze und Druck im Kopf.
- Heftigster Kopfschmerz – ziehend, bohrend, stechend, hämmernd.
- Kopfschmerz in Verbindung mit Durchfall oder Verstopfung.
- Der Kopfschmerz erscheint periodisch zum Beispiel immer am Wochenende oder im Frühjahr und im Herbst.
- Wochenendkopfschmerz bei dauerhaft geistig anstrengender Arbeit.
- Stirnkopfschmerz mit Übelkeit.

Modalitäten: besser bei sanftem Umhergehen, bei kalten Anwendungen; schlimmer bei Ruhe und Hitze, durch Husten.

VORSICHT: ZUCKERFALLE!

Durch ein ausgeprägtes Müdigkeitsgefühl entsteht bei Ihnen oft ein großer Drang nach Süßem, dem Sie dann nachgeben – obwohl Süßes für Sie ein typischer Migräneauslöser ist! Besser ist es, wenn Sie ein Stück Schwarzbrot oder etwas Obst essen.

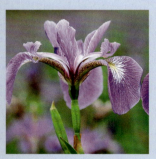

Schwertlilie

GLONOINUM – UNTER HOCHSPANNUNG

Leiden Sie unter großer Mattigkeit und haben keine Lust, zu arbeiten? Sind Sie vielleicht äußerst reizbar? Schon die kleinste Opposition gegen Ihre Meinung lässt Ihnen das Blut in den Kopf steigen? Dann sind Sie eine Kandidatin für die Arznei Glonoinum – Nitroglyzerin: ein wichtiges Mittel bei Spannungskopfschmerz. Es wirkt auch hervorragend bei Kopfschmerzen durch unterdrückte Regel beziehungsweise bei klimakterischen Störungen. Sehr typisch ist, dass Ihr Kopf sich schwer anfühlt, dass Sie ihn aber nicht aufs Kissen legen können. Sie leiden an pulsierenden Schmerzen im ganzen Körper.

Bewährt: bei Kopfschmerzen, Migräne, Sonnenstich, Hitzewallungen, Wechseljahre, Bluthochdruck, Demenz.

Symptome und Anwendungsgebiete:

- Kopfschmerz kommt rasch und heftig.
- Heftiges Pulsieren im Kopf.
- Rotes Gesicht, Blutandrang im Kopf.
- Heftiger, klopfender Kopfschmerz, der in Wellen abwechselnd an beiden Schläfen auftritt.
- Sie können keine Hitze am Kopf vertragen.
- Das Blut scheint aufzusteigen zu Herz und Kopf.
- Kopfschmerz vor, bei, nach oder anstatt der Regelblutung.
- Kopfschmerz wird empfunden wie Stauung im Kopf.
- Herzklopfen mit Atemnot.
- Sie können auf keinen Hügel steigen.
- Jeder Herzschlag ist in den eigenen Ohren zu hören.
- Pulsieren des Herzschlags bis in die Fingerspitzen.
- Die Regel ist verzögert oder hört plötzlich auf, woraufhin Blutandrang zum Kopf einsetzt.

Modalitäten: besser durch Branntwein; schlimmer durch Sonne oder die Wirkung von Sonne (zum Beispiel schwitzen, Sonnenbrand, Sonnenstich), offenes Feuer, Gas, Stoß, Bücken, Hinlegen, Haareschneiden sowie Pfirsiche und Stimulanzien wie Kaffee oder Tee.

WIE GEHT ES IHREN AUGEN?

Nachlassende Sehkraft, die nicht durch eine Brille ausgeglichen wird, kann ein Auslöser für Spannungskopfschmerz und Migräne sein. Wenn Sie also zu Kopfschmerzen neigen, sollten Sie Ihre Augen untersuchen und dabei auch den Augeninnendruck messen lassen, um ein Glaukom (Grüner Star) auszuschließen. Einen Sehtest macht Ihr Optiker mit Ihnen, doch den Innendruck muss ein Augenarzt messen.

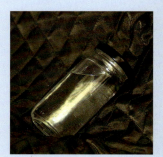

Nitroglyzerin

Erkrankungen der Brüste

QUELLE DES LEBENS, Sexsymbol, sensibelster Angriffspunkt für Krebserkrankungen bei Frauen: An den Brüsten, dem Symbol der Weiblichkeit schlechthin, begegnen sich das Leben, die Liebe, der Tod. Sie sind Ihr zuverlässiges Radarsystem für hormonelle Veränderungen: Eisprung, Schwangerschaft, PMS-Syndrom oder Wechseljahre. Das drüsenreiche Gewebe reagiert hoch sensibel und kündigt die Phasenwechsel oft schon an, wenn noch keine anderen Zeichen in Sicht sind.

Ihre Brüste erscheinen Ihnen vielleicht robust und unzerstörbar. Doch das ist beileibe nicht immer der Fall. Denn dort, wo die Milch produziert wird, die ein Kind über Jahrzehnte vor Krankheit schützt, können auch bösartige Zellen wachsen.

BRUSTERKRANKUNGEN VORBEUGEN

Ihre Brüste brauchen deshalb Ihre regelmäßige Kontrolle, um gesund zu bleiben. Gefühle von Spannung, Verhärtung, Berührungsempfindlichkeit und ganz besonders schon die kleinsten Knoten in der Brust sollten Ihre ungeteilte Wachsamkeit auf den Plan rufen! Ihr wichtigstes Vorbeugeinstrument gegen Tumorerkrankungen ist das monatliche Abtasten von Brust und Achselhöhle in der ersten Zyklushälfte. Bei verdächtigen Veränderungen sollten Sie umgehend einen Experten um Rat fragen. Das Gleiche gilt auch für Entzündungen. Je früher die Behandlung ansetzt, umso sanfter sind die Heilmethoden, die Ihnen helfen können – in der Stillzeit und auch bei Brustkrebs.

Erkrankungen der Brüste

PHYTOLACCA – BEI BRUSTENTZÜNDUNG

Dieses Mittel – die Kermesbeere – wirkt auf Knochen und Drüsen, vor allem aber auf die Brustdrüsen und auf den Hals. Die generellen Symptome sind heftige Schmerz- und Erschöpfungsgefühle im ganzen Körper, wobei die Schmerzen sehr plötzlich auftreten. Sie fühlen sich energielos und gleichgültig dem Leben gegenüber. Schon morgens beim Aufstehen sind Sie der Ohnmacht nahe und empfinden Abscheu gegen die Tagesroutine.

Bewährt: Brustdrüsenabszess, Brustentzündung, Mumps, Ohrspeicheldrüsenentzündung, Mandelentzündung, Psoriasis (Schuppenflechte), Sehnenentzündung, Arthritis, Zerrungen, Iritis (Regenbogenhautentzündung).

Symptome und Anwendungsgebiete:

- Bei Brustentzündung ist die Brust sehr hart, geschwollen, heiß und schmerzhaft.
- Berührungsempfindlich, besonders links, die Empfindung ist wie wund und schwer.
- Das Stillen ist sehr schmerzhaft, der Schmerz strahlt von der Brustwarze in den ganzen Körper aus.
- Die Brustwarzen sind empfindlich, wund und rissig.
- Risse und kleine Geschwüre in der Nähe der Brustwarze.
- Absonderungen aus der Brust lange nach dem Abstillen.
- Bei offenen, schweren Entzündungen der Brustdrüsen.
- Bei Krebsleiden und Brustkrebs.
- Harte Knoten in der Brust mit geschwollenen Lymphknoten in der Achselhöhle.
- Zysten in der Brust.
- Empfindliche und gereizte Brüste vor und während der Regelblutung.
- Eierstockentzündung rechts.

Modalitäten: besser durch Stützen der Brüste, Baden, Ruhe, Wärme; schlimmer beim Aufstehen, Aufrichten, durch Bewegung, nachts, bei Kälte und feuchter Kälte.

NEUE BRUSTKREBS-STUDIE

In den USA werden zurzeit von Onkologen große Studien mit drei homöopathischen Arzneien durchgeführt: Phytolacca, Lac caninum (Hundemilch) und Carcinosinum (aus Tumorzellen verdünnte Arznei). Ihre Wirksamkeit bei Brustkrebs wird gegen die Wirksamkeit von Chemotherapeutika getestet. Die bisherigen Ergebnisse werden als äußerst vielversprechend eingestuft.
Sprechen Sie gegebenenfalls mit Ihrem Homöopathen darüber.

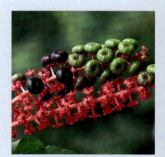

Kermesbeere

CONIUM MACULATUM – BEI UNTERDRÜCKTEM SEX

Frauen, die dieses Mittel – gefleckter Schierling – brauchen, sind praktisch, materialistisch und stehen mit beiden Füßen fest auf der Erde. Gleichzeitig haben sie eine starke Tendenz, sich der Welt und ihren eigenen Bedürfnissen gegenüber zu verschließen. Ein ganz wichtiger Auslöser für ihre Beschwerden, bis hin zu einer Krebserkrankung, ist bei ihnen eine über einen langen Zeitraum unterdrückte Sexualität.

Bewährt: bei Brustkrebs (während und danach), Entartungen und Vorstadien dieser Krebserkrankung, Augenleiden, Multipler Sklerose, Schwindel, Demenz, Impotenz, sexuellen Störungen.

Symptome und Anwendungsgebiete:

- Abneigung gegen Gesellschaft mit gleichzeitiger Furcht vor Alleinsein.
- Schwindel beim Hinlegen, Sichdrehen im Bett und beim Drehen des Kopfes.
- Bei schmerzhaft angeschwollenen Brüsten vor der Regelblutung.
- Sie fühlen Stiche in den Brüsten und Brustwarzen bei tiefem Einatmen und Bewegung.
- Bei steinharter Drüsenschwellung mit stechendem Schmerz.
- Brustverhärtung und/oder Schwellung durch Quetschung oder Prellung.
- Bei Wechseljahrbeschwerden älterer, alleinstehender Frauen.
- Bei Absonderung von dünner Milch lange nach dem Abstillen.
- Wichtiges Mittel gegen Entartungen und Präkanzerose.
- Brustkrebs mit verhärtetem Gewebe, möglicherweise Lymphknotenbefall.
- Wirkt auf Nerven und Muskeln.
- Bei Blasenlähmung.
- Hauptmittel für Krebs in der Homöopathie.

Modalitäten: besser durch Freilassen der Brüste (kein BH), Bewegung, Gehen, Wärme, gebeugtes Gehen, in der Sonne; schlimmer nachts, durch Heben der Arme, Anstrengung, im Alter, vor und während der Menstruation, bei Druck von enger Kleidung, bei sexueller Enthaltsamkeit.

KEIN TABU

Zahllose Studien zeigen: Ein erfülltes Liebesleben ist zu jedem Zeitpunkt – vorausgesetzt natürlich, die Beziehung stimmt – gut für Seele und Körper. Das Bedürfnis danach zu unterdrücken kann auf beiden Ebenen schwerwiegende gesundheitliche Folgen haben. Conium maculatum hilft, Sexualität wieder frei und ohne Schuldgefühle zu genießen. Die Liebe kennt keine Altersgrenze.

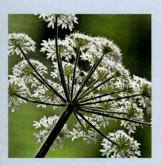

Gefleckter Schierling

Erkrankungen der Brüste

BELLADONNA – BEI HEFTIGER ENTZÜNDUNG

Klassische Symptome für Belladonna – die Tollkirsche – sind Rötung, Schwellung und Schmerz an den Brüsten. Es ist eines der wichtigsten Mittel der Homöopathie bei heftiger, akuter Erkrankung. Die Schmerzen beginnen plötzlich, hämmern und pulsieren. Allgemeine Auslöser sind Ärger, Schreck, Erregung, Furcht und Kummer. Meist fühlen Sie trotz Erkrankung viel Energie und kaum Schwäche. Aufgrund Ihrer Übererregtheit spüren Sie eine große Empfindlichkeit Ihrer Sinne gegen Licht, Lärm, Erschütterungen, Gerüche und Berührung.

Bewährt: bei akuten Entzündungen, Brustentzündung, Hitzewallungen, Kreuzschmerzen, schmerzhafter Regelblutung, Eierstockzysten, Fieberkrämpfen, Grippe, Furunkel, Mittelohrentzündung, Mandelentzündung, Bluthochdruck, Schwindel.

Symptome und Anwendungsgebiete:

- Die Haut an den Brüsten ist heiß und gerötet.
- Man hat das Gefühl, sich zu verbrennen, wenn man sie anfasst.
- Bei akuter, plötzlich auftretender Brustentzündung.
- Die Brust fühlt sich schwer an, ist hart und gerötet.
- Allgemeine hochgradige Berührungsempfindlichkeit.
- Sie halten Ihre Brust beim Gehen.
- Von der Brustwarze ausgehend verlaufen rote Streifen über die Brust.
- Klopfender Schmerz.
- Auffällig sind die heftigen Gemütssymptome während der Brustentzündung – schlagen, beißen, treten.
- Delirium durch Fieber.
- Beschwerden kommen heftig und plötzlich.
- Alle Sinne sind überempfindlich.

Modalitäten: besser bei leichter Bedeckung, Liegen, im Bett bleiben, Ruhe, halb aufrechte Haltung, nicht flach liegen, nach hinten überstrecken; schlimmer durch Erhitzung des Körpers, Hitze allgemein, Zugluft, Erschütterung, Berührung, Druck, Druck von Kleidung/BH, Bewegung, wenn die Brüste nicht gehalten sind.

DAS IST TYPISCH!

Bei einer Frau, die Conium maculatum braucht (siehe Seite 156), bessern sich die Beschwerden an den Brüsten, wenn sie keinen BH trägt. Bei einer Frau, die dagegen Belladonna braucht, führt genau das zu einer Verschlechterung.

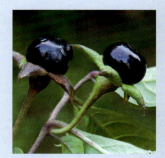

Tollkirsche

Gestörtes Bauchgefühl

EIN GUTES BAUCHGEFÜHL: Kluge Frauen wissen, dass diese ganz besondere Art der Intelligenz oft erheblich präziser funktioniert als der Verstand. Selbst dann, wenn dieser auf höchstem Niveau ausgebildet ist. Unser Bauch – der Instinkt, die Intuition – weiß 4000-mal schneller als unser Gehirn, was Sache ist.

AUF DEN BAUCH HÖREN!

Wenn dort Probleme auftreten, dann häufig deshalb, weil wir nicht auf unser Hirn im Bauch (das gibt es tatsächlich!) gehört haben, weil die Reizüberflutung zu hoch war – ähnlich wie bei Migräne – oder weil Frauen das, was ihnen vorgesetzt wird, im wahrsten Sinne des Wortes nicht verdauen können. Was Homöopathie in solchen Fällen bewirken kann, ist 1. eine Regulation überschießender Reaktionen, damit Sie Ihre Kraft nicht unnötig vergeuden, 2. eine ausgewogene Energieverteilung, sodass der Körper sich besser gegen Stress schützen kann, und 3. natürlich die Linderung von diversen Magen- und Darmsymptomen (siehe dazu auch Seite 170–173). Wenn Magen oder Darm auf Stress empfindlich reagieren, dann können Sie mit Homöopathie schon frühzeitig gegensteuern. Aufgrund der hirnähnlichen Nervenzellen im Magen-Darm-Trakt empfinden Sie sofort, wenn etwas nicht stimmt – ein Grummeln im Bauch. Und wir sind niemals gut beraten, wenn wir Dinge, die für uns nicht in Ordnung sind, „in uns reinfressen".

Gestörtes Bauchgefühl

NUX VOMICA – DIE KATERARZNEI

Die Brechnuss – Nux vomica – ist eine Arznei für Geistesarbeiterinnen und Workaholics mit eifrigem, feurigem und hitzigem Temperament. Symptome finden sich sowohl bei überreizten Managerinnen als auch bei überreizten Müttern. Sie spüren eine emotionale Verkrampfung und Verspannung bei gleichzeitiger hoher Gereiztheit der Nerven. Ihre Gefühlsausbrüche entstehen durch ein Zuviel von allem: durchwachte Nächte, zu üppiges Essen, Drogen und Alkohol, aber auch als Auswirkung von Medikamenten und Narkosen. Sie ist die wichtigste Arznei zur Entgiftung danach.

Bewährt: bei Sodbrennen, Übelkeit, Reizmagen, entzündlichen Darmerkrankungen, Dünndarmgeschwüren, Verstopfung, Koliken, Alkoholismus, Bluthochdruck, Blasenentzündung, Lebererkrankungen, Rückenschmerzen; Alkohol- und Drogenentzug.

Symptome und Anwendungsgebiete:

- Sie habend das Gefühl, als läge Ihnen ein Stein im Magen.
- Krämpfe im Magen-Darm-Trakt.
- Bei Übelkeit und Brechreiz, wenn nicht erbrochen werden kann.
- Sie sind angespannt, streitsüchtig oder sehr gereizt.
- Bei Mangel an Lebenswärme; Sie frieren leicht.
- Bei erfolglosem Stuhldrang oder Stuhlgang mit dem Gefühl, nicht fertig zu sein.
- Bei blutenden Hämorrhoiden.
- Bei Schmerzen im Magen, die zwei bis drei Stunden nach dem Essen auftreten.
- Bei saurem, bitterem Geschmack im Mund nach dem Essen.
- Starkes Bedürfnis nach Reizmitteln wie Kaffee, Nikotin oder Gewürzen.
- Bei Hunger mit Übelkeit.
- Gutes Mittel bei Magenschleimhautentzündung oder Magengeschwür.

Modalitäten: besser durch Wärme, abends, bei starkem Druck auf den Schmerzpunkt, nach dem Stuhlgang, bei Blähungsabgang; schlimmer nach dem Essen, bei sitzender Lebensweise, bei Überessen, Berührung, wenn Sie vorzeitig geweckt werden (schlaflose Mütter).

IM LAND DER ALPHAMÄDCHEN

Nux vomica galt lange als die wichtigste Arznei für Manager, die ihren Stress durch Wein, Weib und Gesang – sprich: ausgiebiges Feiern – kompensieren. Doch seit Frauen in die Führungsetagen vorrücken, wird die Arznei auch für sie zunehmend wichtiger, um die Folgen von hektischer Lebensweise und allgegenwärtiger Verfügbarkeit zu lindern. Das weibliche Pendant zu Nux vomica ist Ignatia (ab Seite 62)

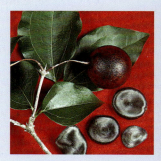

Brechnuss

PRAXIS FRAUENHOMÖOPATHIE – WAS, WANN, WIE OFT, WOFÜR?

PHOSPHORUS – WENN SIE AUSGEBRANNT SIND

Flüchtig, schnell verbraucht und leicht entflammbar: Diese Eigenschaften des gelben Phosphors treffen auch auf den Typ zu, dem dieses Mittel hilft. Durch Ihre große Offenheit und extrem starke Berührbarkeit laufen Sie ständig Gefahr, Energie zu verlieren. Durch immenses Mitgefühl spüren Sie das Leid anderer Menschen in Ihrem Körper.

Phosphor wirkt besonders gut bei Entzündungen und Degeneration der Schleimhäute, vor allem im Magen-Darm-Trakt.

Bewährt: bei Magenschleimhautentzündung, Angst, Arthritis, Diabetes, Bluthochdruck, Netzhautablösung, Lungenentzündung, Tinnitus.

Symptome und Anwendungsgebiete:

- Große Berührbarkeit für das Leid anderer Menschen.
- Sie erkranken an Symptomen, die jemand anders hat.
- Bei Magenschleimhautentzündung.
- Bei plötzlichem Erbrechen im Schwall.
- Verlangen nach eiskaltem Wasser, das aber erbrochen wird, sobald es im Magen warm wird.
- Saures Aufstoßen und saurer Mundgeschmack.
- Magengeschwüre brennen und bluten.
- Bei Erbrechen nach Operationen.
- Bei Krämpfen in der Speiseröhre.
- Bei Kältegefühl und Kälte, Schwäche und Leere im Magen.
- Aufstoßen großer Mengen von Luft nach dem Essen.
- Nächtliches Aufwachen mit Heißhunger.
- Bei Magenverstimmungen.
- Bei bösartigen Veränderungen im Magen.
- Bei Überempfindlichkeit im Magen gegenüber chemischen Substanzen.

Modalitäten: besser durch Essen, Schlaf, Massage, Sitzen, Reiten, Dunkelheit, Kälte; schlimmer durch Liegen auf der linken Seite oder dem Rücken, bei kleinen Gemütsbewegungen, sexueller Ausschweifung, plötzlichem Wetterumschwung, windigem Wetter, bei Dämmerung.

EMPFINDSAM WIE EIN SEISMOGRAPH

Eine Frau, die Phosphor braucht, reagiert ausgesprochen empfindlich auf atmosphärische Schwingungen. Licht, Musik, elektrische Einflüsse, Gewitter (!) und Zwielicht versetzen sie ebenso in eine innere Erregung wie Spannung zwischen den Menschen, die ihr wichtig sind. Ähnlich wie bei Arsenicum (ab Seite 78) und Sulfur (Seite 165) sind auch die Schmerzen bei der Phosphor-Frau brennend.

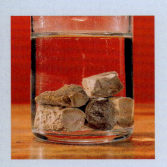

Gelber Phosphor

LYCOPODIUM – AUFGEBLÄHT AUF ALLEN EBENEN

Beim Lycopodium-Typ (Bärlapp) besteht ein Mangel an Selbstvertrauen, die er aber durch Arroganz zu kompensieren versucht. In der Männerwelt würde man ihn als Macho bezeichnen: Sie müssen unter allen Umständen recht haben, koste es, was es wolle. Homöopathisch aufbereitete Bärlappsporen sind ein wichtiges Mittel bei Magenschleimhautentzündung und Magengeschwüren.

Bewährt: bei Magenschleimhautentzündung, Darmentzündung, Verstopfung, Hämorrhoiden, Dünndarmgeschwüren, Leberentzündung, Gallenblasenentzündung, Ekzemen, Migräne, Neuralgien, Allergien.

Symptome und Anwendungsgebiete:

- Sie sind morgens nach dem Erwachen sehr reizbar.
- Es besteht ein Mangel an Lebenswärme.
- Sie verhalten sich aufgebläht: „Ich weiß, wie es geht!"
- Bei Appetitlosigkeit und Verdauungsschwäche.
- Bei brennendem Aufstoßen über längerer Zeit oder Aufstoßen, sodass Speisen wieder hochkommen.
- Bei aufgeblähtem Bauch, Blähungen und lautem Rumoren im Bauch.
- Magenschmerzen bessern sich durch leichtes Reiben und Massieren der Bauchdecke.
- Der Bauch ist empfindlich gegen enge Kleidung.
- Bei Leberzirrhose.
- Bei Morbus Crohn.
- Bei Magenkrebs.
- Bei Empfindlichkeit gegen Zugluft.
- Die Beschwerden wandern von rechts nach links.
- Braune Flecken auf dem Bauch.

Modalitäten: besser durch warme Getränke, warme Nahrung, kalte Anwendungen, Bewegung, Aufstoßen, Lockern der Kleidung, Bettwärme und im Freien; schlimmer auf der rechten Seite, beim Erwachen, durch Wind, Wärme, Druck von Kleidung, durch Zwiebeln und Brot, in der Zeit von 16 bis 20 Uhr.

JEDE MENGE HUNGER

Beim Lycopodium-Typ fallen die Hungersymptome ganz besonders auf:

- Wenn Sie morgens aufstehen, wird Ihnen schlecht vor Hunger.
- Der Hunger steigert sich nach dem Beginn des Essens.
- Nachts stehen Sie auf, um zu essen.
- Ganz kurz nach der Nahrungsaufnahme sind Sie bereits satt.
- Sie haben ein großes Verlangen nach Süßigkeiten.

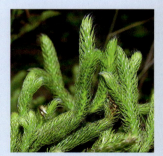

Bärlapp

Probleme mit dem Rücken

DEN RÜCKEN STÄRKEN – keine Methode der sanften Selbstbehandlung ist dazu so gut in der Lage wie die Homöopathie.

Frauen sind doppelt so häufig von Rückenschmerzen betroffen wie Männer. Und in der überwiegenden Zahl lässt sich, zumindest aus schulmedizinischer Sicht, die Ursache des Problems nicht finden. Universitäre Studien der Charité an Tausenden von chronischen Schmerzpatient(inn)en haben gezeigt, dass Hahnemanns Heilmethode selbst dann noch gute Wirkung zeigte, wo die Karten der Schulmedizin längst ausgereizt waren. Der Schlüssel dazu ist die ganzheitliche Betrachtungsweise der Homöopathie: Wie durch ein riesiges Nervenkabel verlaufen alle Informationen durch die Wirbelsäule, tragen von dort Informationen in die einzelnen Körpersegmente – und umgekehrt. Jeder noch so kleine körperliche oder seelische Einfluss bündelt sich in diesen Zentralkabeln.

WENN DAS LEBEN ZU SCHWER WIRD

Wie wir das Leben empfinden – beschwerlich, belastend, nicht zu (er-)tragen –, fließt als unaufhörlicher Datenstrom durch unser System. Homöopathie hilft Ihnen dabei, das (aus)zusortieren, was Sie nicht länger tragen können. Sie schützt Sie auf sanfte Weise davor, dass Sie sich überlasten, ohne zu bemerken, wo eigentlich Ihre Grenzen sind. Sie ist Ihr zuverlässiger Helfer, wenn Schmerz jede Bewegung unmöglich macht.

KALIUM CARBONICUM – WIE ZERBROCHEN

Frauen des Typs Kalium carbonicum (Pottasche) sind Verstandesmenschen. Sie haben starke Prinzipien, sind pflichtbewusst und halten sich an Regeln. Was besonders an ihnen auffällt, ist, dass sie große Angst um ihre Gesundheit haben – und speziell vor Krebs. Charakteristisch ist auch, dass folgende Symptome gemeinsam auftreten: Schwäche, Schweiß und Rückenschmerz.
Diese Arznei ist angezeigt bei einer generellen Schwäche im Kreuz – es fühlt sich an, als gebe Ihr Rücken nach oder als sei er zerbrochen.

Bewährt: bei Schwächegefühl im Rücken, in den Gliedmaßen und Bändern von Gelenken, in der Lendenwirbelsäule; Allergien, Asthma, Husten, Ischiasbeschwerden, Kopfschmerzen, Migräne, Kreuzschmerzen, Psoriasis (Schuppenflechte), Schlaflosigkeit, Myome (gutartige Wucherungen in der Gebärmutter), Magengeschwür.

Symptome und Anwendungsgebiete:

- Ischiasprobleme rechts, Schmerz zieht zum Gesäß oder in die Beine.
- Der Schmerz ist scharf, stechend und durchbohrend.
- Taubheit oder Kältegefühl einzelner Körperteile ist möglich.
- Der Schmerz bewegt sich entlang des Rückens herauf und herunter und strahlt auch in die Oberschenkel aus.
- Sie wachen um ca. 3 oder 4 Uhr morgens vor Schmerz auf und können nicht im Bett bleiben.
- Bei Lageveränderung im Bett müssen Sie sich aufrichten, um sich umdrehen zu können.
- Gutes Mittel bei Wirbelsäulenverkrümmung.
- Bei Rückenschmerz nach Entbindung oder Fehlgeburt.
- Der Rückenschmerz ist stärker während der Regelblutung.
- Intoleranz gegen kaltes Wetter.
- Schmerz von der Hüfte bis zum Knie.

Modalitäten: besser durch Wärme, sanfte und bewusste Bewegung, im Freien, flaches Liegen auf dem Rücken; schlimmer durch Zugluft, Kälte, kaltes Wasser, Liegen auf der schmerzhaften Seite, plötzliche unüberlegte Bewegung, Bücken und Berührung, nach Sex.

WISSENSCHAFT

Experten sind sich darüber einig, dass bei Rückenschmerzen immer auch eine psychologische Komponente zum Tragen kommt: zum Beispiel

- das Gefühl von mangelnder Unterstützung;
- das Gefühl, sich zu viel aufgeladen zu haben;
- das Gefühl, dass einem die Angst im Nacken sitzt;
- das Gefühl, dass einem jemand in den Rücken gefallen ist.

Im Rücken drückt sich unmittelbar die individuelle Seelenlage aus.

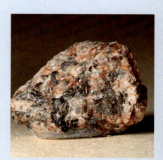

Pottasche

PRAXIS FRAUENHOMÖOPATHIE – WAS, WANN, WIE OFT, WOFÜR?

BEWEGUNG – JA ODER NEIN?

Das zentrale Charakteristikum bei dieser Arznei ist, dass die Beschwerden sich nach dem ganz typischen und unter Umständen auch starken „Anlaufschmerz" durch kontinuierliche Bewegung bessern. Damit steht Rhus toxicodendron im Gegensatz zu Bryonia: Diese Arznei ist angesagt, wenn bei Rücken- und Gelenksymptomen nur absolute Ruhe hilft.

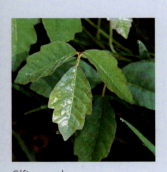

Giftsumach

RHUS TOXICODENDRON – NASS UND VERKÜHLT

Wenn Sie nass geworden sind und sich gleichzeitig verkühlt haben – das Ganze womöglich auch noch in Kombination mit Überanstrengung –, dann gibt es in der Homöopathie nur eine Antwort: Giftsumach. Sie fühlen sich steif, so als steckten Sie in einer Rüstung. Entsprechend fühlen Sie sich häufig eingeengt und festgelegt. Sie möchten lieber fliehen und laufen vor Problemen lieber davon, als sich ihnen zu stellen. Sie zweifeln zum Beispiel, ob Sie mit dem richtigen Partner zusammen sind. Typisch für den Einsatz des Giftsumachs sind auch Gefühle der Hilflosigkeit, Hoffnungslosigkeit und Verzagtheit.

Bewährt: bei Rückenschmerzen, Arthritis, Ischialgie, Ekzem, Kopfschmerzen.

Symptome und Anwendungsgebiete:

- Ihr Geist ist ruhelos und springt von einem Thema zum anderen.
- Die Schmerzen im Rücken können von starken Gefühlsausbrüchen begleitet werden.
- Schmerzen entstehen oft durch Überanstrengung, etwa Überheben.
- Sie fühlen wunden Schmerz im Rücken.
- Linker Schulterblattschmerz.
- Rücken schmerzt wie zusammengeschnürt, als würde er brechen.
- Die Schmerzen können reißend, schießend und stechend sein und treten besonders nachts auf.
- Schmerz zieht in die Oberschenkel.
- Ischiasbeschwerden; Sie haben das Bedürfnis, sich zu strecken.
- Rückenschmerz nach Unfall, nach Muskelzerrung.
- Steifheit und Anspannung im Nacken.
- Große Ruhelosigkeit der Beine, besonders nachts.

Modalitäten: besser durch Lageveränderung, fortgesetzte Bewegung, trockenes, warmes Wetter, Hitze, den Rücken reiben, auf etwas Hartem liegen, heißes Bad, Massage und Druck; schlimmer zu Beginn der Bewegung, beim Ruhen, durch Nasswerden (Regen), Überanstrengung, nach Mitternacht, Zugluft, Kälte, Sitzen.

SULFUR – BEI UNKLAREN BESCHWERDEN

Der gelbe Schwefel – Sulfur – ist die Arznei, die von Hahnemann am häufigsten eingesetzt wurde. Er entdeckte, dass sie in sehr vielen Fällen zur Klärung der Beschwerden beitrug (siehe Seite 12). Auslöser für den Sulfur-Zustand sind unterdrückte Erkrankungen, Impffolgen, lange Rekonvaleszenz (die dann wieder Auslöser für andere Symptome ist) und Schwächezustand nach chronischen Krankheiten. Hitzige, brennende Beschwerden sind ein Leitsymptom von Sulfur. Typisch: Ihre Beschwerden verschlechtern sich durch Waschen und Bettwärme!

Bewährt: bei Rückenschmerzen, Abszess, Ekzem, Hämorrhoiden, Psoriasis (Schuppenflechte), Kopfschmerzen, Migräne, Fisteln im Analbereich, Impfschäden, Durchfall, nach Antibiotika-Einnahme.

Symptome und Anwendungsgebiete:

- Sie sammeln lieber alles, als dass Sie etwas wegwerfen.
- Sie hinterlassen überall Chaos.
- Bei steifem Hals – Knacken und Knarren beim Drehen des Kopfes.
- Bei brennendem Schmerz zwischen den Schulterblättern.
- Stiche im Kreuz, Kreuzschmerz, der sich in den Magen erstreckt.
- Generell schlechte Haltung.
- Rückgratverkrümmung.
- Schultern nach vorne gebeugt mit Neigung zum Buckel.
- Ischiassymptome links.
- Steifheit, Quetschungsschmerz (Wahrnehmung), das Gefühl, Kreuz und Steißbein seien zusammengedrückt, besonders beim Bücken und Aufstehen vom Sitzen.
- Verschlimmerung durch langes Stehen oder Bücken.
- Wirbelerweichung, Gefühl, als wenn Wirbel gleiten; es kann auch sein, dass Wirbel tatsächlich nicht in ihrer Position bleiben.

Modalitäten: besser im Freien und durch Bewegung, Anziehen der Beine, Gehen, Liegen auf der rechten Seite; schlimmer durch Baden und Erhitzung, Bettwärme, aufrechte Haltung, Stehen, Bücken, Süßigkeiten.

IMMER WIEDER FRÜHJAHRSPUTZ

Sulfur gilt als der „Großreinemacher" der Homöopathie. Das Mittel entgiftet den Körper zum Beispiel nach Antibiotika-Therapie. Auf der seelischen Ebene hilft es Frauen, die sich von nichts trennen können und Gefahr laufen, ein Messie zu werden und in ihrer Unordnung zu versinken.

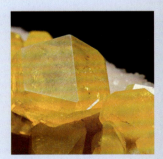

Gelber Schwefel

Blasen- und Nierenleiden

FRAUEN SIND ANDERS: Aufgrund ihrer kurzen Harnröhre sind sie im Bereich der Blase und in der Folge auch an den Nieren erheblich anfälliger als Männer. Keime, besonders aus dem Darm, geraten leichter in die empfindlichen Schleimhäute und steigen unter Umständen bis zu den Nieren auf. Deshalb sollten Sie eine Entzündung in diesem Bereich nicht auf die leichte Schulter nehmen. Doch der unterschiedliche Bauplan allein reicht als Erklärung nicht aus, um diese hohe Sensibilität zu erklären. Bei Frauen rührt sie auch aus der Kombination von körperlichen Gegebenheiten und seelischer Befindlichkeit.

Die Schulmedizin versuchte lange Zeit, unliebsame Keime mit Antibiotika zu beherrschen. Inzwischen ist sie zunehmend zu Probiotika übergegangen – nicht gegen das Leben (anti) der ungebetenen und bösen Bakterien, sondern für (pro) das Leben der guten. Milchsäurebakterien zum Beispiel aus Joghurt oder auch Tabletten können helfen, die Schleimhautflora zu stabilisieren.

DAS GANZE BETRACHTEN

In der Homöopathie ist die Behandlung einer Blasenentzündung ohne die Berücksichtigung der Auslöser und Umstände, unter denen sie auftrat, nicht denkbar – das gilt schon ab dem Kindesalter. Die sanften Globuli wirken außerordentlich schnell und kräftig, wenn Symptome und Mittelcharakteristika sich so ähnlich wie möglich sind.

CANTHARIS – WENN DIE BLASE BRENNT

Es brennt! Unter den homöopathischen Arzneien gegen die äußerst schmerzhafte Blasenentzündung ist Cantharis – spanische Fliege – die wichtigste Feuerwehr. Die Schmerzen können schrecklich sein. Cantharis ist angezeigt, wenn die Symptome akut und heftig erscheinen. Der Harndrang bei einer Infektion ist ebenso andauernd wie unerträglich. Das Interessante in der seelischen Disposition ist, dass Sie nicht nur sehr emotional sind, sondern auch aktiv gegen Ihre eigenen Interessen handeln. Ihr Grundgefühl ist Wut und Reizbarkeit. Sie sind im wahrsten Sinne des Wortes stocksauer – wie auch der brennende Urin.

Bewährt: bei Nieren- und Blasenentzündungen, Ekzemen, Herpes zoster, Kolitis, Endometriose (versprengte Schleimhaut im Urogenitalbereich und im Bauchraum), sexuellen Störungen, Verbrennungen mit schneller Blasenbildung.

Symptome und Anwendungsgebiete:

- Blasenentzündung mit starkem Brennschmerz, besonders während und nach dem Wasserlassen.
- Der Urin fühlt sich an wie kochendes Wasser.
- Bei furchtbaren Krämpfen mit Unvermögen zum Wasserlassen.
- Bei Blasenentzündung mit blutigem Urin.
- Die Schmerzen sind beißend, brennend, schießend, roh und wund.
- Der Harnabgang geschieht unwillkürlich.
- Bei Brennen und Jucken der Schamlippen beim Urinieren.
- Das sexuelle Verlangen ist gesteigert.
- Großes Unbehagen bei Annäherung, durch Ansprache und Berührung.
- Sie empfinden brennenden Durst, aber Trinken verschlechtert die Symptome.
- Bei Verbrennungen mit schneller Blasenbildung.
- Nierenbeckenentzündung bei blutigem Urin.

Modalitäten: besser durch Ruhe, Reiben und Wärme; schlimmer beim Wasserlassen, Trinken, bei Geräusch von Wasser, Kaffee, Hitze, Annäherung, Berührung, nachts, beim Anblick von glänzenden Gegenständen.

SANFTE VORBEUGUNG

Drei hilfreiche Dinge:

- Essen Sie jeden Tag einen zuckerfreien Joghurt, um die Bakterienflora der Schleimhäute zu stärken.
- Machen Sie eine Kur mit Cranberrysaft oder -kapseln für vier bis sechs Wochen; das wirkt gegen krank machende Bakterien. Nehmen Sie Saft oder Tabletten nach den Packungsangaben.
- Leeren Sie die Blase und duschen oder waschen Sie den Intimbereich nach dem Sex mit warmem Wasser und pH-neutraler Seife.

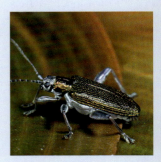

Spanische Fliege

SARSAPARILLA – BEI KOLIKEN UND STEINEN

Ein Gefühl, als ob Salz in eine Wunde gerieben wird: Das sind die Schmerzen, an denen eine Frau leidet, der die homöopathische Arznei Sarsaparilla – die Stechwinde – helfen kann. Sie hat sich bewährt bei Nieren- und Harnwegssymptomen. Ihr Leid erscheint Ihnen, als gebe es dafür keine Lösung.

Bewährt: bei Blasenkoliken, Harnwegsinfektionen, Herpes, Nierenentzündung, Nierensteinen, Ekzemen.

Symptome und Anwendungsgebiete:

- Leicht beleidigt, wortkarg und verstimmt ohne ersichtlichen Grund.
- Der Schmerz schießt in verschiedene Richtungen und ist von Angst und Niedergeschlagenheit begleitet.
- Die Schmerzen können sowohl nach oben in die Bauchdecke als auch nach unten in die Beine strahlen.
- Bei Blasenentzündung mit Schmerzen am Ende der Entleerung.
- Sie können nur im Stehen Wasser lassen.
- Bei häufigem Drang zum Wasserlassen.
- Der Urin hat oft ein Sediment von roter oder weißer Farbe.
- Bei Eiter im Urin.
- Schmerzhaftes, brennendes Wasserlassen, so stark, dass Schmerzensschreie nicht zurückgehalten werden können.
- Im Sitzen geht der Urin nur tröpfchenweise ab.
- Luftabgang aus der Blase während des Wasserlassens.
- Sie empfinden einen Mangel an Lebenswärme; Sie sind sehr kälteempfindlich.
- Bei Drang zu häufigem Wasserlassen und nächtlichem Bettnässen.
- Bei Herpes genitale.
- Bei Nierensteinen oder Blasensteinen mit Blut im Urin und brennenden Schmerzen, bei Nierenkolik.

Modalitäten: besser beim Stehen; schlimmer am Ende des Urinierens, bei feuchtem Wetter, nachts, während der Regelblutung, bei Bewegung.

NOCH EIN MITTEL

Apis, die wichtigste homöopathische Arznei bei Insektenstichen mit wässriger Schwellung, ist auch ein großer Helfer bei Blasenentzündung, wenn folgende Symptome vorliegen:

- Stechender Schmerz beim Wasserlassen.
- Die letzten Tropfen brennen und beißen.
- Nierenentzündung mit Schwellung am Körper.
- Generelle Neigung zu Ödemen.
- Zusammenschnürungsgefühle.

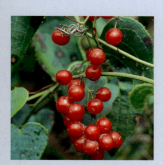

Stechwinde

Blasen- und Nierenleiden

BERBERIS VULGARIS – FREUNDIN DER NIEREN

Die Berberitze ist einer der Klassiker in der Behandlung von Blasen- und Nierenproblemen sowie Steinerkrankungen. Beschwerden durch Nierensteine, aber auch durch Gallensteine können mit ihrer Hilfe gelindert werden. Eine weitere wichtige Anwendung ist die Gicht, bei der sich Harnsäurekristalle in den Gelenken ablagern und dort schreckliche Schmerzen auslösen. Von einem einzigen Punkt kommend, können die Schmerzen in den ganzen Körper ausstrahlen. Sie wandern umher und die Symptome wechseln, zum Beispiel von Durst zu Durstlosigkeit oder von Hunger zu Appetitlosigkeit, ähnlich wie bei Pulsatilla (Seite 75). Außerdem verändert sich auch der Charakter der Beschwerden, etwa von Brennen zu Stechen. Die Schmerzen kommen plötzlich.

Bewährt: bei Steinbildung, Blasenentzündung, Nierenentzündung, Koliken, Kreuzschmerzen, Neuralgien, Ischiasbeschwerden, Arthritis.

Symptome und Anwendungsgebiete:

- Bei brennendem oder schneidendem Schmerz vor, während und nach dem Wasserlassen in der Harnröhre.
- Die Blase fühlt sich nach der Entleerung nicht vollständig leer an.
- Schmerzhaftes Brennen in der Harnröhre, obwohl kein Urin fließt.
- Der Urin ist trübe, sandig, gelblich, schleimig.
- Bei Nieren- und Blasensteinen.
- Nierenkolik ist schlimmer auf der linken Seite.
- Bei Schmerzen entlang des Rückens, zur Blase verlaufend.
- Gefühl von Brodeln, wie kochendes Wasser in der Nierengegend.
- Bei Schmerzen von der Nierengegend zu den Oberschenkeln ausstrahlend; Schmerzen, die zu Magen, Leber, Milz strahlen und den Atem beeinflussen.
- Bei Gefühllosigkeit im Nierenbereich; fühlt sich an wie taub.
- Bei Nierenschmerzen zu Beginn der Regelblutung.

Modalitäten: besser nach dem Wasserlassen; schlimmer bei Bewegung, Erschütterung, Dämmerung, beim Aufstehen vom Sitzen, Wasserlassen.

DIE ZERBROCHENE SEELE

Frauen, die dieses Mittel brauchen, wirken, als sei ihr Wille oder sogar ihr Rückgrat gebrochen. Sie fürchten sich vor Auseinandersetzungen, vor allem vor Problemen in der Partnerschaft. Nicht selten lassen sie sich als Aushängeschild für eine angebliche Super-Beziehung benutzen.

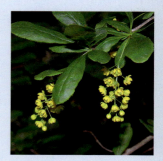

Berberitze

Störungen des Verdauungssystems

WAS BLEIBT, WAS KANN GEHEN? Auf der körperlichen Ebene muss der Organismus täglich Millionen von Entscheidungen treffen: über das, was wir an Nahrung in unserem Organismus behalten und verwerten wollen, und das, was wir nicht länger benötigen und wieder loswerden müssen. Der unmittelbarste körperliche Ausdruck dieser systemischen Prozesse ist die Verdauung.

Auch Sie kennen vermutlich das Phänomen: Die Verdauung liegt tagelang lahm, wenn das gewohnte Bad nicht zur Verfügung steht. Oder sie überschlägt sich im Gegenteil nach dem Genuss fremdartiger Speisen. Der Darm ist sehr wählerisch hinsichtlich dessen, was er akzeptiert. Als heimlicher Herrscher über das Immunsystem, das zu 70 Prozent in der Darmschleimhaut angesiedelt ist, will er sich keine Fehler leisten.

DAS IMMUNSYSTEM HARMONISIEREN

Weit über zehn Prozent der Frauen nehmen regelmäßig Abführmittel, um einen kontinuierlichen Verdauungsrhythmus zu erzwingen – oder auch, um sich vermeintlich eine gute Figur zu erhalten. Aus homöopathischer Sicht ist diese Vorgehensweise nicht hilfreich. Homöopathie kann die Verdauung typgerecht harmonisieren. Sie hilft dem Körper, Unbrauchbares zu entsorgen; sie achtet darauf, dass keine Staus entstehen. Und selbst bei einer Chemotherapie, die alle Schleimhäute extrem angreift, ist sie der richtige Begleiter.

Störungen des Verdauungssystems

OKOUBAKA – DAS ENTGIFTUNGSWUNDER

Okoubaka ist das Entgiftungsmittel der Homöopathie schlechthin und eines der wenigen Mittel, die man vorbeugend, zum Beispiel vor einer Tropenreise, einnehmen kann. Die Arznei wird aus der Rinde des westafrikanischen Okoubaka-Baumes gewonnen. Stammeshäuptlinge nahmen das Rindenpulver vorsorglich, wenn sie von einem Nachbarstamm zum Essen gebeten wurden, um möglicher Vergiftung entgegenzuwirken. Die Ursubstanz wird von eingeweihten Schamanen in heiligen Zeremonien angewendet, um böse Geister fernzuhalten. Die große Homöopathin Dr. Veronica Carstens (Seite 20–25) hat dieser wunderbaren Arznei zu ihrem berechtigt großen Ansehen verholfen.

Bewährt: bei Nahrungsmittelvergiftung, Magen-Darm-Katarrh in tropischen Ländern, Nahrungsmittelallergien wie Gluten- und Weißmehlallergie, bei Medikamentenallergien, bei Chemotherapie.

Symptome und Anwendungsgebiete:

- Nach Antibiotika-Einnahme.
- Bei Nahrungsmittelvergiftungen und Lebensmittelallergien.
- Parallel zur Entgiftung bei und nach Chemotherapie.
- Bei Tabakvergiftung und Alkoholvergiftung.
- Nach Grippe, wenn die Zeit der Rekonvaleszenz lange andauert und die Patientin sich scheinbar nicht erholt.
- Bei Vergiftung durch Chemikalien, zum Beispiel Pestizide.
- Leber-, Galle- und Bauchspeicheldrüsenerkrankung.
- Bei Neigung zu Durchfall und nervöser Verdauung.
- Bei Morbus Crohn.
- Bei Magenschmerz, Übelkeit und Erbrechen.
- Bei Heuschnupfen.

Hinweis: Nehmen Sie Okoubaka in einer D2-Potenz. Vor einer Reise beginnen Sie mit der Einnahme der Arznei eine Woche vor Antritt. Nehmen Sie dreimal täglich fünf Globuli ein. Globuli enthalten keine Weizenstärke oder Lactose, die eventuell eine Unverträglichkeit oder Allergie auslösen könnten.

NOCH EIN MITTEL

Arsenicum album (mehr dazu ab Seite 78) ist ein gutes Mittel bei Lebensmittelvergiftung. Was es von Okoubaka unterscheidet, ist die große Angst, die dieser Frauentyp spürt, wenn sie krank ist. Die Arznei ist hilfreich auf Reisen: bei Reisekrankheit, nach verdorbener Nahrung, bei als tödlich empfundener Übelkeit, Erbrechen, Schwäche, Durchfall, Ruhelosigkeit und Eiseskälte.

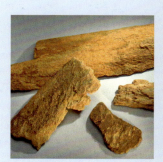

Okoubakarinde

COLOCYNTHIS – KOLIKEN AUS EMPÖRUNG

Die charakteristische Symptomatik der Koloquinte oder Bittergurke ist auf wunderbare Weise in der Figur des Meister Böck aus Max und Moritz beschrieben: Der Schneider wird von den beiden Jungen derartig gedemütigt und geärgert, dass er schließlich ins kalte Wasser fällt. Als er zu Hause ankommt, ist er zutiefst empört. Er krümmt sich vor Schmerzen, die er nun vor lauter Verzweiflung mit einem Bügeleisen zu lindern versucht – also im übertragenen Sinne mit Druck und Hitze behandelt. Die Hauptauslöser für den Colocynthis-Zustand sind Enttäuschung, Ärger, Demütigung, Widerspruch und Zorn. Es ist ein wichtiges Akutmittel gegen kolikartige Schmerzen in den Organen.

Bewährt: bei Bauchschmerzen, Durchfall und Kolik, Magen-Darm-Entzündungen, Gallenblasensteinen, Nierensteinen, Blasensteinen.

Symptome und Anwendungsgebiete:

- Beschwerden werden hervorgerufen durch Empörung, Zorn oder Enttäuschung.
- Sie sind ungeduldig und schnell wütend.
- Bei Bauchschmerzen mit Übelkeit, Erbrechen.
- Plötzliche, starke, in Wellen auftretende, brennende, krampfartige und schneidende Schmerzen.
- Krämpfe und Zusammenschnürungen in der Nabelgegend.
- Empfindung wie von einem Eisenband umschlossen.
- Krämpfe, die zum Schambein ausstrahlen, die man durch Druck mit einem harten Gegenstand lindern möchte.
- Betroffene krümmen sich vor Schmerz.
- Bei Blähungskolik.
- Sie empfinden heftigen Durst.
- Bei chronisch wässrigem Durchfall.

Modalitäten: besser durch harten Druck, Hitze, Ruhe, sanfte Bewegung, Zusammenkrümmen, nach Stuhlgang oder Gasabgang, durch Genuss von Kaffee und Tabak; schlimmer durch Zorn, Verdruss, nachts, Zugluft, Bewegung, aufrechtes Gehen.

WAS IHNEN JETZT GUTTUT

Weil Colocynthis-Symptome so gut auf Wärme reagieren, hilft

- eine heiße Wärmflasche auf dem Bauch – oder auch heatpacks, falls Ihnen eine Wärmflasche zu schwer ist;
- ein heißer Tee aus Fenchel-, Anis- und Kümmelsamen.

Colocynthis ist auch hilfreich bei einem Hexenschuss, wenn Sie vorher etwas Empörendes erlebt haben.

Auf keinen Fall sollten Sie gleichzeitig Kamillentee trinken, weil er die Wirkung der Arznei(en) außer Kraft setzt.

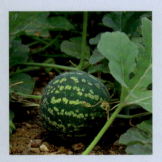

Bittergurke

Störungen des Verdauungssystems

BRYONIA – SORGEN SCHLAGEN AUF DEN MAGEN

Existenzsorgen sind das, was eine Frau im Bryonia-Zustand (weiße Zaunrübe) im wahrsten Sinne des Wortes nicht verdauen kann. Ihre Gedanken kreisen unaufhörlich um die Finanzen. Sie fühlen sich extrem reizbar, wollen und können sich vor Schmerzen nicht bewegen. Dennoch schleppen Sie sich trotz Krankheit zur Arbeit. Denn es wäre noch schlimmer, die Kontrolle über Ihr materielles Wohlergehen abzugeben. Frauen mit Bryonia-Symptomen sind nüchtern, ordnungsliebend, sparsam und zuverlässig.

Bewährt: bei Blinddarmreizung, Blinddarmentzündung, Erkrankung der Schleimhäute, Hepatitis, Verstopfung, Leberbeschwerden, stechenden Schmerzen.

Symptome und Anwendungsgebiete:

- Sie können nicht aufhören, über Geschäftliches nachzudenken.
- Sie machen sich Sorgen um Ihre Finanzen.
- Jegliche Form von Bewegung verschlechtert Ihren Zustand.
- Sie wollen nicht angesprochen werden.
- Nach dem Aufstehen ist Ihnen übel.
- Mund, Zunge und Hals sind trocken, mit extremem Durst.
- Sie leiden an brennenden Schmerzen und Stichen in der Lebergegend.
- Bei Verstopfung, wie verbrannt.
- Bei unwillkürlichem Stuhlgang nachts.
- Großer Durst, aber Ekel vor Speisen.
- Bei Übelkeit und bitterem Erbrechen gleich nach dem Essen.
- Häufiges Verlangen nach kalten Getränken, obwohl warme Getränke Erleichterung bringen.
- Der Magen ist sehr berührungsempfindlich.
- Magendruck nach dem Essen wie von einem Stein.

Modalitäten: besser durch Druck, Ruhe, Liegen auf der schmerzhaften Seite, kalte Luft, Beine anziehen; schlimmer durch geringste Bewegung, Aufstehen, Bücken, Anstrengung, Husten, tiefes Einatmen, Erschütterung, sich Erhitzen, Essen, Ärger, Berührung.

DER KLEINE UNTERSCHIED

Zu Colocynthis-Symptomen gehören kolikartige Schmerzen und zusammengekrümmtes Liegen. Im Bryonia-Zustand dagegen zieht eine Frau die Beine an den Körper und hat stechende Schmerzen. Bei beiden bessern sich die Symptome, wenn Sie auf der betroffenen Seite liegen. Im Bryonia-Zustand bessert Kälte, bei Colocynthis dagegen Wärme.

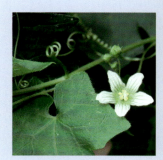

Weiße Zaunrübe

Beschwerden im Unterleib

DER WEIBLICHE ZYKLUS – trotz aller Aufklärung bleibt er die große Tabuzone. Vielleicht ist das gut so. Denn in diesem geheimsten Bereich herrschen eigene Gesetze, die selbst die beschwingteste Tamponwerbung nicht einfach außer Kraft setzen kann.

Gynäkologinnen sind sich darüber einig, dass sich der gesamte Zustand einer Frau an ihrem Zyklus ablesen lässt. Ein emotionales Stresserlebnis: Und schon setzt bei manchen Frauen – dem Pulsatilla-Typ (ab Seite 70), dem Natrium-Typ (ab Seite 46) – die Regel aus. Eine traumatische Erfahrung und extrem schmerzhafte Blutungen können die Folge sein. Wenn Frauen zusammenleben, stellt sich ihr Zyklus aufeinander ein; wenn sie schwanger werden und eine kann nicht stillen, könnte die andere einspringen. Die Gesetze der Natur entfalten sich immer und überall.

HOMÖOPATHIE STATT HORMONE

Der Schreck über die Konsequenzen künstlich zugeführter Hormone während der Wechseljahre – etwa Herzerkrankungen, Brustkrebs – scheuchte Frauen derartig auf, dass nicht zuletzt dadurch das Bewusstsein über die Möglichkeiten der Homöopathie eine neue Dimension erreichte. Statt mit Hormonen zu experimentieren, greifen Frauen heute bei Regelstörungen, Schleimhautproblemen und hormoneller Achterbahn auf Homöopathie zurück. Und siehe da: Der Effekt ist genauso gut, in den meisten Fällen sogar besser.

NUX MOSCHATA – BEI UNTERDRÜCKTER BLUTUNG

Diese homöopathische Arznei ist ein wichtiger Helfer, wenn der weibliche Zyklus aus dem Takt gerät. Die homöopathisch potenzierte Muskatnuss wird eingesetzt, wenn Ihr Körper die Blutung unterdrückt und dazu hartnäckige Ohnmachtsanfälle und große Schläfrigkeit auftreten. Die Menstruation ist unregelmäßig hinsichtlich ihrer Dauer und in der Menge des Blutes. Die Schleimhäute sind extrem trocken, unter den Augen zeigen sich blaue Ringe.

Bewährt: bei PMS, Trockenheit von Haut und Schleimhäuten, Ausbleiben der Regelblutung, Schläfrigkeit, Kopfschmerzen, Schwindel, Verstopfung, Allergien, Alzheimer Krankheit.

Symptome und Anwendungsgebiete:

- Die Stimmung ist wechselhaft, Sie lachen und weinen abwechselnd.
- Ihre Empfindungen sind verwirrt wie in einem Traum.
- Ihr Herz zittert und flattert und fühlt sich an wie umklammert.
- Überwältigende Schläfrigkeit bei allen Symptomen.
- Neigung zu Ohnmacht schon bei leichten Schmerzen.
- Die Regelblutung kann unregelmäßig sein.
- Bei Regelkrämpfen oder PMS.
- Bei Ausbleiben der Regelblutung.
- Bei Abortneigung.
- Bei der Regelblutung empfinden Sie starken Druck im Rücken, so als würde die Gebärmutter abwärts gedrängt (ähnlich Sepia, Seite 98).
- Bei verlängerter, dunkler Blutung, die lange anhält.
- Sie leiden an starker Trockenheit der Schleimhäute.
- Bei Hysterie während der Menstruation.
- Körperliche und geistige Beschwerden während der Schwangerschaft.
- Gutes Mittel bei schwachen Wehen.

Modalitäten: besser durch Wärme, trockenes Wetter; schlimmer bei Wetterwechsel, vor und während der Regelblutung, bei Erschütterung, Bewegung, Schwangerschaft, kalter Luft, Nebel, geistiger Anstrengung, Gemütserregung.

DER OHNMACHT SEHR NAH

Ähnlich wie der Ignatia-Typ (ab Seite 62) hat auch eine Frau, die Nux moschata braucht, mit äußerst wechselhaften Stimmungen bis hin zu hysterischen Anfällen zu kämpfen. Lachen und Weinen wechseln sich ab. Doch bei Nux moschata fallen die starke Neigung zu Ohnmacht und die Benommenheit auf. Rescue-Tropfen auf den Pulsadern, die nach Dr. Edward Bach aus verschiedenen Blütenessenzen zusammengesetzt sind, stabilisieren Sie zusätzlich.

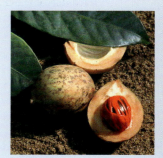

Muskatnuss

CIMICIFUGA – BEI HORMONELLER ACHTERBAHN

Seit Hunderten von Jahren gilt Cimicifuga als *die Pflanze* der Frauen. Sie ist absolut unersetzlich während der gesamten Wechseljahre, weil sie eine östrogene Wirkung hat – ohne die Nebenwirkungen künstlich hergestellter Hormone. Frauen, die das homöopathische Wanzenkraut brauchen, sind ausgesprochen schmerzempfindlich. Die Kombination von Erregung und Schmerz ergibt eine Mischung, die sich wie Schockwellen an verschiedenen Körperstellen anfühlt.

Bewährt: bei PMS und starken Blutungen, Schwangerschaftserbrechen und -beschwerden, Wochenbett- und Wechseljahrpsychose, Störungen der Regel in den Wechseljahren, Nackenproblemen, Migräne, Rheuma.

Symptome und Anwendungsgebiete:

- Gefühl, von einer Wolke umwickelt zu sein.
- Sie träumen von bevorstehendem Unheil.
- Sie haben Angst, verrückt zu werden.
- Während der Regel treten Angst, Verwirrung und Reizbarkeit auf.
- Kopfschmerz und/oder Schwindel während der Regel.
- Die Menstruation ist umso schmerzhafter, je mehr Blut fließt.
- Krämpfe vor der Regel, die sich quer über das Becken von einem Eierstock zum anderen Eierstock bewegen oder in die Oberschenkel ausstrahlen.
- Ausbleiben der Regel durch Stress.
- Schmerzen wie Stromstöße.
- Rheumatische Beschwerden während der Regel.
- Gutes Mittel, wenn die Geburt nicht vorangeht (als D1-Potenz).
- Wenn sich die Plazenta nach der Geburt nicht ablöst.
- Nackenkrämpfe und Steifheit mit starken Schmerzen.

Modalitäten: besser durch warmes Einpacken, im Freien, Druck, sanfte Bewegung, Ruhe und Essen; schlimmer während oder bei unterdrückter Regel, bei Zugluft, bei Gemütsbewegung, in der Schwangerschaft, in den Wechseljahren, während der Regel, durch Alkohol, bei Berührung, morgens, im Sitzen.

WECHSELJAHRE – BESSER ALS IHR RUF

Die Statistik ist auf der Seite der Frauen. Ein Drittel von ihnen haben in der Zeit der Wechseljahre überhaupt keine Beschwerden. Ein Drittel hat leichte Beschwerden, die sich mit sanften Methoden wie Wärme, beruhigende Tees, Yoga, Homöopathie und gesunder Ernährung ohne Weiteres bewältigen lassen. Bei stärkeren Beschwerden fragen Sie bitte Ihren Arzt.

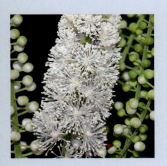

Wanzenkraut

KREOSOTUM – BEI SCHLEIMHAUTENTZÜNDUNGEN

Besonders empfindsam sind die Schleimhäute des weiblichen Genitalbereiches. Sie können eine unerbittliche Sprache sprechen: Wurde die Seele einer Frau verletzt – ist sie zum Beispiel betrogen worden oder hat Missbrauch erlebt –, so wird in diesem Bereich zu irgendeinem Zeitpunkt eine heftige Abwehrreaktion auftreten. Buchenholzteer lindert die entzündlichen Symptome.

Bewährt: bei Wundheit und Entzündungen im Bereich der Scheide, der Gebärmutter und des Muttermunds, menstruellen und hormonellen Störungen, Magenschleimhaut- und anderen Schleimhautentzündungen, PMS, starken Blutungen, vaginalen Pilzerkrankungen, Neigung zu anomalen Blutungen von Wunden.

Symptome und Anwendungsgebiete:

- Sie weinen, wenn Sie Musik hören, und bekommen Herzklopfen.
- Sie fühlen sich launisch und reizbar.
- Sie vergessen Gedankenzusammenhänge.
- PMS mit Kopfschmerzen, Übelkeit und Erbrechen.
- Die entzündete Schleimhaut brennt wie Feuer.
- Reichlich scharf riechende Absonderungen, die Ihre Wäsche gelb färben (auch nach dem Waschen).
- Rötung des Genitalbereiches mit extremem Juckreiz.
- Kratzen verschlimmert und führt zu Entzündungen.
- Blutung nach Sex.
- Schwerhörigkeit vor und während der Regel mit Geräuschen im Ohr.
- Regel ist im Liegen stärker und hört im Sitzen und Gehen fast auf.
- Übelkeit und Erbrechen während der Schwangerschaft.
- Verfall der Zähne, Karies, entzündetes Zahnfleisch.
- Herpes.
- Bösartige Veränderungen an Scheide, Muttermund und Gebärmutter.

Modalitäten: besser bei Wärme, Bewegung, beim Sitzen, bei Druck; schlimmer während Schwangerschaft und Regel, bei Ruhe, Kälte, Berührung, beim Sex, beim Liegen.

WAS IHNEN JETZT GUTTUT

Um die Seele zu entspannen, stehen Ihnen viele hilfreiche und sanfte Methoden zur Verfügung. Die drei wichtigsten bei Unterleibsbeschwerden:

- Yoga, das regulierend auf das Hormonsystem einwirkt und hilft, die Unterleibsorgane gut zu durchbluten.
- Ayurvedische Massagen, welche die Entgiftungsfunktionen unterstützen.
- Atemübungen, die Ihnen helfen, sich auch unter Stress zu entspannen.

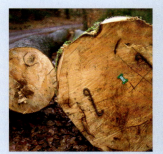

Buchenholzteer

Stimmungsschwankungen

LAUNEN SIND KEINE KRANKHEIT. Aber sie sind nervig, wenn die Laune uns hat statt wir die Laune. Das ist zum Beispiel dann der Fall, wenn Sie ein oder zwei Tage vor der Regel von unerklärlichen Heulattacken überfallen werden. Oder wenn Sie zu manchen Zeiten sicher sind, dass Ihre Welt, so wie Sie sich vorgestellt haben, morgen untergeht. Oder auch wenn Sie eine seltsame Melancholie überfällt, weil die Kinder aus dem Haus sind und Sie finden, dass Sie nun eigentlich sterben könnten. Als Frauen haben wir diese oder ähnlich seltsame Anwandlungen, und es ist in Ordnung, es auch zuzugeben. Unser Trost ist, dass wir glücklicherweise nicht wissen, mit welch trüben Gedanken sich Männer zu bestimmten Zeiten herumschlagen müssen.

Um die Last ein wenig zu erleichtern, gibt es die Homöopathie. Samuel Hahnemann wusste, warum er Gemütssymptome immer an die erste Stelle seiner Anamnese stellte: Wenn die Seele wieder den Durchblick hat, verschwinden körperliche Beschwerden von ganz allein.

WARNUNG DES KÖRPERS

Die körperlichen Beschwerden sind meist Warnblinklichter, damit wir bemerken, dass uns etwas fehlt. Seelische Symptome „allein" reichen uns oft als Beweis nicht aus. Drei homöopathische Arzneien, die in diesem Zusammenhang wichtig sind, stellen wir hier vor. Sie helfen Ihnen zuverlässig durch die Krisen, in die jede Frau bisweilen gerät.

Stimmungsschwankungen

FERRUM METALLICUM – BEI ÜBEREMPFINDLICHKEIT

Die Symptome einer Frau, die das homöopathisch verdünnte Eisen braucht, sind geprägt von Wechselhaftigkeit. So wie die Durchblutung im Körper nicht stetig und gleichmäßig stattfindet, wechseln oder stocken auch Ihre seelisch-körperlichen Symptome. Sie leiden unter großen Gemütsschwankungen, etwa von Lachen zu Weinen. Ferrum brauchen Sie vor allem dann, wenn gleichzeitig Nasenbluten auftritt.

Bewährt: bei Herzrhythmusstörungen, chronischem Erschöpfungssyndrom, langen Blutungen wie etwa Nasenbluten, Uterus- und Magenschleimhautblutung, Wunden; Bluthochdruck, Schilddrüsenüberfunktion, bei Anämie, Migräne und Schwindel.

Symptome und Anwendungsgebiete:

- Sie können sehr streitsüchtig, ungenießbar, überempfindlich und leicht erregbar vor der Regel sein.
- Sie mögen keine Gesellschaft, selbst beste Freunde und Ihr Partner dürfen Ihnen nicht zu nahe kommen.
- Große Empfindlichkeit gegen Geräusche, sogar Rascheln der Zeitung.
- Sie haben große Furcht vor Unglück und Kritik.
- Bei hämmernden Kopfschmerzen vor der Regelblutung.
- Die Energie staut sich im Kopf.
- Typisch ist die Empfindung, als sei ein eisernes Band um den Bauch gespannt.
- Bei extrem starken Blutungen mit Hitzewallungen.
- Nasenbluten statt Regelblutung.
- Die sonst rosige Gesichtsfarbe wechselt nun zwischen blass und rot.
- Leichtes Erröten und Hitzewallungen, die zum Gesicht aufsteigen.
- Die Vagina kann sehr trocken sein, der Schmerz ist wie roh.

Modalitäten: besser bei sanften Bewegungen, Alleinsein, leichten Blutungen, Druck auf den Bauch, Beschäftigung; schlimmer bei Gemütsbewegung, Anstrengung, Überhitzung, körperlicher Anstrengung, Stillsitzen, nachts, nach Blutung, bei Hitze oder Kälte.

ROTE FRÜCHTE

Viele Frauen leiden an Eisenmangel. Lassen Sie deshalb den Serumspiegel des Blutes einmal jährlich kontrollieren. Wertvolle Eisenlieferanten sind rote Früchte wie Erdbeeren, Blaubeeren, Himbeeren und Brombeeren (auch tiefgekühlt), dunkles Fleisch (Rind, Lamm) sowie Algen, rote Beete und Preiselbeersaft.

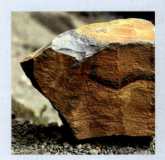

Eisen

CHAMOMILLA – BEI ZORNESAUSBRÜCHEN

Ihr System ist chronisch überreizt, die Nerven liegen blank? Wenn Sie an sehr starken akuten Schmerzen leiden und dadurch in großen Zorn und Feindseligkeit geraten, kann Chamomilla – Kamille – Ihre Streitsucht und Ruhelosigkeit besänftigen. Sie hilft, wenn man Ihnen nichts recht machen kann und wenn Sie das, wonach Sie gerade noch gefragt haben, unzufrieden ablehnen.
Ihre Beschwerden erscheinen Ihnen unerträglich und Sie können es überhaupt nicht ausstehen, wenn man Sie in diesem Zustand anspricht – geschweige denn, dass man Sie beim Reden unterbricht.

Bewährt: grundsätzlich bei unerträglichen Schmerzen, Hitzewallungen in den Wechseljahren, Neuralgien, Koliken, Kopfschmerzen und Zahnschmerzen.

Symptome und Anwendungsgebiete:

- Sie wollen nicht angesprochen oder berührt werden.
- Sie weinen oder schreien im Schlaf.
- Sie leiden an extrem hoher Reizbarkeit und Wutanfällen.
- Schlechteste Laune vor der Regel.
- Sie empfinden Ärger, Ablehnung und Verdruss im Bauch.
- Die körperlichen Schmerzen sind so stark, dass Linderung durch Zusammenkauern und Schaukelbewegung gesucht wird.
- Rasende, unerträgliche Regelschmerzen, die wie Wehen auftreten und mit Erbrechen und Durchfall bis zur Ohnmacht reichen können.
- Bei Gebärmutterblutung außerhalb der Menstruation oder Gebärmutterentzündung nach Zorn.
- Bei Krämpfen in der Gebärmutter und entlang des Rückens.
- Grünlicher Durchfall während der Regelblutung.
- Bei unerträglichen Geburtsschmerzen.

Modalitäten: besser durch sanftes Wiegen, Schaukelbewegung, Kälteanwendungen, allein gelassen werden, lokale Wärmeanwendung, mildes Wetter; schlimmer durch Zorn, Ärger, nachts, durch Reizstoffe wie Kaffee, Alkohol und Narkotika; durch Berührung, angeschaut und angesprochen werden; Wind, Bettwärme, Kratzen, Anstrengung.

NICHT NUR BABYS ZAHNEN

Chamomilla ist auch eine ausgezeichnete Hilfe für junge erwachsene Frauen, wenn die Weisheitszähne gerade unter großen Schmerzen durchkommen. Und genau wie bei Babys hilft auch jungen Erwachsenen in dieser Zeit eine Kette aus Bernstein, um den Durchbruch zu erleichtern. Um die energetische Wirkung zu optimieren, sollten keine Metallteile zwischen den Steinen eingefügt sein.

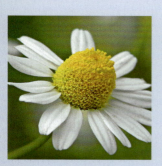

Kamille

VALERIANA – FÜR NERVENBÜNDEL

Sie leiden unter Hysterie und nervöser Unruhe, die Stimmungen wechseln schnell. Im Gespräch winden Sie sich und kommen nicht zur Sache. Sie empfinden das eigene Innenleben als Chaos und klammern sich deshalb an die Oberfläche. Das bestimmende Gefühl ist Angst, besonders vor dem Alleinsein. Weinattacken können mit und ohne Grund auftreten. Ihre Nerven sind überempfindlich und Sie tendieren zu Extremen. Der potenzierte Baldrian ist ein Beruhigungsmittel und sehr bekannt als Helfer gegen Schlaflosigkeit.

Bewährt: bei nervöser Reizbarkeit, Angst, Schlaflosigkeit, Kopfschmerzen, Hysterie, Ischiasbeschwerden und Neuralgien.

Symptome und Anwendungsgebiete:

- Schmerzen in den Fersen beim Sitzen.
- Eingebildete Geruchs-, Gehör- und andere Sinnestäuschungen.
- Heftige Stimmungswechsel.
- Bei plötzlich auftretenden, nicht erklärlichen, extremen Gefühlsausbrüchen von Wut, Weinen und Depression.
- Plötzliche Schweißausbrüche, vor allem im Gesicht.
- Ischias oder andere Rückenprobleme bessern sich durch Stehen auf einem Bein.
- Nervosität in den Wechseljahren.
- Schwindelgefühle, Atemnot und Krämpfe mit Herzklopfen.
- Verwirrtheit (antwortet unvollständig, spricht zusammenhanglos).
- Bei Folgen von falschem Lebenswandel (zu viel von etwas).
- Bei Sinnestäuschungen (sehen, hören, riechen, schmecken).
- Bei Neuralgien mit unerträglichen Schmerzen.
- Symptomatisch sind widersprüchliche Gemütssymptome (ähnlich zu Ignatia), etwa Lachen bei einer Beerdigung, Weinen bei einem Witz.
- Sie fühlen sich leicht, als würden Sie schweben.

Modalitäten: besser durch Reiben, Bewegung, im Freien und nach Schwitzen; schlimmer in Ruhe, beim Sitzen, Gemütsbewegungen, Gefühlsregungen, beim Stehen, beim Einschlafen.

EXTRATIPP: GELSEMIUM BEI LAMPENFIEBER

Wenn Sie vor Prüfungen, öffentlichen Auftritten, Vorstellungsgesprächen oder einem Rendezvous so nervös sind, dass Sie Kopfschmerzen bekommen, die vom Nacken aufsteigen; wenn Ihnen die Sinne schwinden oder Sie einen regelrechten Blackout haben, dann ist Gelsemium das wichtigste Fläschchen in Ihrer Handtasche. Der gelbe Jasmin ist die Arznei gegen den sogenannten „Totstellreflex" und hilft auch nach einem Schock oder einer schlechten Nachricht.

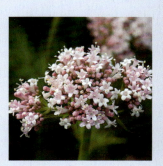

Baldrian

Schwangerschaft und Geburt

HOMÖOPATHIE, Schwangerschaft und Geburt – man könnte sehr viel darüber schreiben. Wir beschränken uns jedoch auf Aspekte, die für Frauen in dieser Zeit besonders heikel sind. Im Anhang ab Seite 186 finden Sie aber noch Buchtipps zu diesem Thema.

KLIPPEN AUF DEM WEG ZUM BABY

Es gibt wohl kaum etwas Schöneres als ein Baby, das sich – geplant und erwünscht – ankündigt. Man ist so ziemlich auf alles gefasst. Nur nicht darauf, dass es vielleicht Komplikationen geben könnte. Die erste Klippe ist die morgendliche Übelkeit, unter der viele Frauen leiden. Natürlich wollen sie in dieser Zeit keine Medikamente nehmen, die dem Baby schaden können. Homöopathie ist hier ein effizienter Helfer. Die zweite Hürde ist nicht so sehr die Geburt, als vielmehr die Geburt, die nicht vorwärtsgeht. Statt sich auf Wehentropf und Kaiserschnitt zu verlassen, zaubern Hebammen heute erheblich sanftere Alternativen aus ihrem Köfferchen, und Homöopathie ist eine der wichtigsten. Die Globuli helfen auf vielerlei Weise: Sie nehmen die Angst, lindern Schmerzen, unterstützen die Öffnung des Muttermundes und nicht zuletzt die Austreibungsphase. Die dritte Klippe ist der Baby-Blues: ein Stimmungstief nach der Geburt, das sich unbeachtet zu einer Depression auswachsen kann. Auch dieser Stress für Mutter und Kind lässt sich auf homöopathisch sanfte Weise vermeiden beziehungsweise behandeln.

SCHWANGERSCHAFTSERBRECHEN

Die morgendliche Übelkeit tritt häufig in der frühen Schwangerschaft, also innerhalb der ersten drei Monate, auf. Leichtes Unwohlsein oder Erbrechen am Morgen ist normal und muss nicht behandelt werden. Der Magen beruhigt sich von selbst wieder. Länger anhaltende Beschwerden über den ganzen Tag können sehr gut homöopathisch gelindert werden.

Tabacum (Tabak)

- Bei Morgenübelkeit.
- Bei Druck im Magen.
- Bei häufigem Aufstoßen.
- Bei üblem Mundgeschmack.
- Bei Erbrechen und fortgesetztem Würgen im Anschluss.
- Nach dem Erbrechen sind Sie hungrig; aufgenommene Nahrung kann jedoch sofort wieder erbrochen werden.
- Tödliche Übelkeit, Blässe und Kälte, kalter Schweiß in milder oder großer Heftigkeit.
- Das Gefühl ist wie seekrank.
- Kreislaufprobleme bis zur Ohnmacht.
- Bei ständiger Übelkeit während des ganzen Tages.
- Erbrechen bei geringster Bewegung.
- Bei Erschöpfung.
- Viel Speichel, der Speichel wird ausgespuckt.

Modalitäten: besser durch frische Luft, Weinen, Erbrechen, den Bauch entblößen; schlimmer durch Bewegung, Liegen, extreme Hitze oder Kälte.

Andere gut gewählte Mittel bei Schwangerschaftserbrechen:

Aconitum D12 bei plötzlicher Übelkeit bis Erbrechen mit Durst.
Arsenicum album D12 bei Übelkeit und Erbrechen, Schwäche, Ängstlichkeit, Ruhelosigkeit (siehe auch ab Seite 78).
Sepia D12 bei Übelkeit und Erbrechen, Empfindung wie von einem Gewicht oder Klumpen im Magen.

GUTER RAT

Wenn Sie schwanger werden, ist dies ein guter Zeitpunkt um darüber nachzudenken, ob Sie vielleicht in den ersten vier Wochen nach der Geburt eine Freundin an Ihrer Seite haben könnten, die Sie bei allen Dingen, die den Haushalt betreffen, unterstützt. Früher hat eine der Frauen in den Großfamilien diese Aufgabe übernommen und diese Tradition hat ihren Sinn, damit Mutter, Vater und Baby sich in den ersten Wochen ungestört und sorglos kennenlernen können.

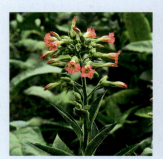

Tabak

PRAXIS FRAUENHOMÖOPATHIE – WAS, WANN, WIE OFT, WOFÜR?

GEBURTSHELFER AKUPUNKTUR

Neben der Homöopathie ist auch Akupunktur eine bewährte Methode. Sie hilft ganz besonders dann,

- wenn sich der Muttermund nur schwer öffnet,
- wenn die Schmerzen zu stark werden,
- wenn in der Endphase der Geburt die Kräfte der Mutter nachlassen.

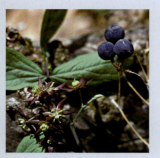

Frauenwurzel

WEHENSCHWÄCHE

Unter der Geburt ist es entscheidend, dass Sie sich vollkommen auf den Rat Ihrer Hebamme verlassen. Sie sollte eine Person Ihres absoluten Vertrauens sein und sich idealerweise sehr gut mit Homöopathie auskennen. Globuli können Ihnen auf sanfte Weise durch jede Phase der Geburt helfen.
Handeln Sie nicht auf eigene Faust, damit Sie Ihr Baby in keinem Augenblick gefährden.

Caulophyllum (Frauenwurzel)

- Quälende, falsche Wehen, die nicht nach unten wirken und den Muttermund nicht öffnen.
- Krampfhafte Wehen in verschiedenen Teilen des Bauchraums.
- Schmerzempfindung wie Nadelstiche im Muttermund.
- Sie fühlen sich zittrig, geschwächt und reizbar.
- Sie fühlen sich ausgeliefert.
- Der Wehenschmerz ist schlimmer als bei normalen Wehen, weil die Kontraktionen kreisend im Körper bleiben.
- Sie sind erschöpft mit kaltem Schweiß.
- Gutes Mittel auch bei vorzeitigen Wehen.
- Sie empfinden große Ängste und Sorgen um das Kind, weil die Geburt sich lange hinzieht.

Modalitäten: besser durch Wärme; schlechter im Freien, Kaffee.

Andere gut gewählte Mittel bei Wehenschwäche:

Pulsatilla D6: Ihre Wehen kommen unregelmäßig und sind nicht effektiv. Sie werden erst stärker, dann wieder schwächer. Ihre Stimmung schwankt und Sie müssen viel weinen (siehe auch ab Seite 70).
Gelsemium D6: Sie fühlen ihre schwachen Wehen besonders im Rücken und in der Nierengegend. Der Muttermund ist straff und will sich nicht öffnen. Sie fühlen sich zittrig (!) und matt.
Cimicifuga D1: Sie sind verzweifelt, weil die Geburt einfach nicht weitergehen will. Die Wehen kommen unregelmäßig und schwach und sie strahlen in die Hüften aus. Ihr Muttermund ist komplett verkrampft.

WOCHENBETTDEPRESSION

Von jungen Müttern wird oft erwartet, dass sie nun, da ihr Baby geboren ist, nichts als reine Freude empfinden. Das ist eine schier unmenschliche Erwartungshaltung. Körper und Seele sind während der Geburt an ihre Grenzen gestoßen. Und in Kombination mit einschießender Milch und möglichen Beschwerden bei einem Dammschnitt fahren die Hormone nun Achterbahn. Homöopathie bringt hier Klarheit und Ruhe in Ihre Seele.

Vier wichtige Mittel beim sogenannten Baby-Blues:

- **Natrium chloratum:** Wenn Sie innerlich tief traurig sind, ohne eigentlich zu wissen, warum, ist potenziertes Kochsalz Ihr Helfer. Sie können nicht vor anderen Menschen weinen. Sie fühlen sich schuldig, weil Sie nicht glücklich sind (mehr zu Natrium ab Seite 46).

- **China:** Während der Entbindung haben Sie eine große Menge Blut verloren und sind so tief erschöpft, dass Sie auf alles, auch auf Ihr Baby, mit nervöser Reizbarkeit reagieren. Sie fühlen sich apathisch, gleichgültig und niedergeschlagen. Sie fangen plötzlich an zu weinen und werfen sich umher.

- **Sepia:** Nach der Geburt sind Sie sehr erschöpft. Auf einmal erscheint Ihnen die Situation zu schwierig, um sie regeln zu können. Sie wissen nicht, wie Sie Kind und Beruf miteinander vereinbaren sollen. Ihre Stimmung wird von Tag zu Tag schlechter. Sie empfinden zunehmend Gleichgültigkeit gegenüber den Menschen, die Sie am meisten lieben (mehr zu Sepia ab Seite 94).

- **Pulsatilla:** Nach der Geburt ihres Kindes, bei der Sie sich total verausgabt haben, brauchen sie nun erst einmal selbst Trost und Zuwendung, bevor Sie sich um das Baby kümmern können. Immer wieder brechen Sie in Tränen aus. Dauernd tut es an irgendeiner anderen Stelle weh (mehr zu Pulsatilla ab Seite 70).

GUTER RAT

Wenn die depressive Verstimmung nach einer Woche nicht verschwunden ist, sollten Sie nicht zögern, einen erfahrenen Homöopathen aufzusuchen. Schwere Depressionen mit Selbstmordgedanken gehören unbedingt in die Hand eines Facharztes (Psychiater, psychologischer Psychotherapeut). Es passiert gar nicht so selten (bei mindestens zehn Prozent der Frauen), dass durch die Geburt eines Kindes und die überwältigenden Gefühle, die damit verbunden sind, Seelenschmerz aus der Vergangenheit wieder aufbricht, der nun geheilt werden will und kann.

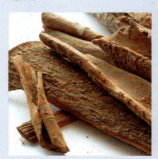

Chinarinde

BÜCHER UND ADRESSEN

BÜCHER, DIE WEITERHELFEN

› Coulter, Catherine R. : **Portraits homöopathischer Arzneimittel Bd. I, II, III.**
Haug Verlag.

› Bailey, Philip M.: **Psychologische Homöopathie.** Knaur Verlag

› Gerhard, Ingrid: **Das Frauen-Gesundheitsbuch.** Haug Verlag.
www.netzwerk-frauengesundheit.com

› Handley, Rima: **Eine homöopathische Liebesgeschichte.** C.H. Beck Verlag.

› Kerckhoff, Anette & Wiesenauer, Markus: **Homöopathie für die Seele.**
Gräfe und Unzer Verlag.

› Reichelt, Katrin & Sommer, Sven: **Die magische 11 der Homöopathie.**
Gräfe und Unzer Verlag.

› Reichelt, Katrin & Sommer, Sven: **Die magische 11 der Homöopathie für Kinder.**
Gräfe und Unzer Verlag.

› Sankaran, Rajan: **Das andere Lied.**
Narayana Verlag.

› Sommer, Sven: **GU Kompass Homöopathie.**
Gräfe und Unzer Verlag.

› Sommer, Sven: **GU Kompass Homöopathie in der Schwangerschaft.**
Gräfe und Unzer Verlag.

› Sommer, Sven: **Homöopathie ab 50.**
Gräfe und Unzer Verlag.

ADRESSEN, DIE WEITERHELFEN:

› **Deutsche Gesellschaft für Klassische Homöopathie e. V. (DGKH)**
Saubsdorferstr. 9, D-86807 Buchloe
www.dgkh-homoeopathie.de
Neue Erkenntnisse zur Homöopathie

› **Bund Klassischer Homöopathen Deutschlands e. V. (BKHD)**
Schäftlarnstr. 162, D-81371 München
www.bkhd.de
Zentrales Therapeutenregister qualifizierter HomöopathInnen

› **Natur und Medizin e. V.**
Am Deimelsberg 36, D-45276 Essen,
www.naturundmedizin.de (Internetseite der Karl und Veronica Carstens-Stiftung)
Die größte Bürgerinitiative für Naturheilkunde, Homöopathie und andere komplementäre Heilverfahren in Europa mit aktuellen Veröffentlichungen zu jeweiligen Gesundheitsthemen

› **Deutsche Homöopathie-Union (DHU)**
Ottostr. 24, D-76227 Karlsruhe
www.dhu.de
Informationen rund um homöopathische Einzel- und Komplexmittel sowie Schüßler-Salze, aktuelle Veröffentlichungen und Buchtipps

› **Deutsches Netzwerk für Homöopathie**
Kanalstr. 38, D-22085 Hamburg
www.homoeoapthie-heute.de
Fragenbaum zum passenden homöopathischen Mittel, Adressen von Fachärzten und -apotheken in Ihrer Nähe, Infoveranstaltungen

› **Österreichische Gesellschaft für homöopathische Medizin (öghm)**
Mariahilferstr. 110, A-1070 Wien
www.homoeopathie.at
Arztsuche, homöopathische Ambulanzen, Expertenforum

› **Schweizerische Ärztegesellschaft für Homöopathie (SAHP)**
Butzibachstr. 31b, CH-6023 Rothenburg
www.sahp.ch; www.gesund.ch
Informiert über die umfangreichen Dienstleistungen und Aktivitäten der Alternativmedizin.

REGISTER

A
Ablehnung 77, 104, 180
Abort, Neigung zu 175
Absonderungen, klebrige 109
Abszess 165
Abtreibung 101
Abwehrkräfte 79
Aggression 100
- unterdrückte 57
Alkohol 112
- entzug 159
- -ismus 159
Allergie 161, 163, 175
- gegen Medikamente 171
- gegen Nahrungsmittel 171
- Heuschnupfen 53, 171
Alzheimer 175
Anämie 85, 179
Angina tonsillaris 93 (siehe auch Mandelentzündung)
Angst 80, 82, 83, 84, 85, 104, 108, 151, 160, 168, 184
- verlassen zu werden 109
- verrückt zu werden 176
- vor Alleinsein 72, 181
- vor Krankheit 79
- vor Nadeln 93
- vor Strafe 82
Anorexie 64 (siehe auch Magersucht)
Anstrengung, geistige 93
Antibabypille 77
Antibiotika-Einnahme 165, 171
Antriebslosigkeit 88, 90
Appetitlosigkeit 64, 161
Ärger 55, 69, 172, 180
- unterdrückter 61
Arroganz 103, 104
Arthritis 57, 155, 160, 164, 169
Asthma 163
Atemnot 153, 181
Aufstoßen 160, 183
- brennend 161
- mit Speisen 161
Augen
- -entzündung 151
- -flimmern 109
- -leiden 156
- - ringe 99
- Bindehautentzündung 77
- Netzhautablösung 160

B
Baby-Blues 185
Bänder 163
Bauch 158-161 (siehe auch Verdauung)
- Grummeln, Rumoren im 159, 161
- -schmerzen 172
- -krämpfe 61
Bauchspeicheldrüsenerkrankung 171
Beine, Ruhelosigkeit der 164
Berührungsempfindlichkeit 80, 93, 117, 157, 167, 173, 180
Bettnässen 168
Bewusstlosigkeit 65 (siehe auch Ohnmacht)
Bindegewebe 93
Bindehautentzündung 77
Blähungen 161, 172
Blase 56, 166-169 (siehe auch Urin und Wasserlassen)
- Brennen in der Harnröhre 169
- Brennschmerz 167
- Drang zum Wasserlassen 168
- Harnwegsinfektion 77, 168
- Kolik 168
- Luftabgang aus der 168
- Reizblase 56
- -nschmerzen 167
- Sediment im Urin 168
- -nsteine 168, 169, 172
- -nentzündung 85, 159, 167
- -nentzündung nach Sex 56, 61
- -nlähmung 156
Blinddarmreizung 173
Bluthochdruck 153, 157, 159, 160, 179
Blut im Urin 167, 168
Blutung nach Sex 177
Blutverlust bei Geburt 185
Brechreiz ohne Erbrechen 159
Bronchitis 85, 93
Brust 61, 154-157
- Absonderung aus der 155, 156
- -drüsenabszess 155
- -drüsenschwellung 156
- -entzündung 89, 93, 155, 157
- -krebs 155, 156
- -schmerz, klopfender 157
- Schwellung der 156
- Stillen 155, 156
- Verhärtung der 156
- Zyste 155
- warzen, empfindliche 155

C
Chemotherapie 171
Cholera 152

D
Darm 158-161
- Dünndarmgeschwür 159, 161
- -entzündung 159, 161
- stressempfindlicher 158-161
- -störungen 151
Demenz 153, 156
Demütigung 47, 55, 56, 57, 61, 104, 172
Depression 43, 51, 52, 101, 109, 116, 151, 181
Diabetes 160
Drogenentzug 159
Drüsen, geschwollene 89
Durchfall 77, 79, 152, 165, 171, 172, 180
- bei Monatsblutung 180
Durchhaltevermögen, mangelndes 88, 93
Durst 77, 85, 167, 172, 173

E
Eierstockbeschwerden links 117
Eierstockzyste 157
Eifersucht 44, 110, 112, 113, 117
Eiterungen 93
Ekel vor Speisen 173
Ekzem 64, 93, 99, 161, 164, 165, 168
Empfindlichkeit 109
Empörung 172
Endometriose 77
Energie, in Fluss bringen 100
Energiemangel 91
Entrüstung 56
Entscheidungsunfähigkeit 88, 91
Entschlossenheit, mangelnde 93
Enttäuschung 55, 104, 106, 109, 172
Entzündung, akute 157
Erbrechen 151, 152, 171, 172, 177
- bei Monatsblutung 180
- in der Schwangerschaft 182, 183
- nach Operation 160
- plötzlich 160
Erkältung 53, 93
Erregung, nervöse 93
Erschöpfung 53, 88, 183
Erschöpfungssyndrom 179
Essstörungen 64, 75, 85
- Fressattacken 112

REGISTER

- Heißhunger nachts 160
- Heißhungerattacken 108
- Magersucht 64, 66

F
Fantasien, sexuelle 57, 61
Fehlgeburt 101
Fersenschmerzen 181
Fibrome 89
Fieber 157
Fissuren 93
Fistel im Analbereich 165
Fremdkörper 93
Frigidität 99
Frühgeborene 93
Furunkel 93, 157
Füße, kalte 101

G
Gallenerkrankung 171
- Gallenblasenentzündung 161
- Gallenblasensteine 172
Gebärmutter
- -blutung 179, 180
- -entzündung 180
- -fehlstellung, -senkung der 98
- -krämpfe 180
- -schleimhaut 77
Geburt(s) 97, 182-185
- -probleme 176
- -schmerzen 180
Gelenke 163
Genitalbereich
- Juckreiz 177
- Schleimhaut 177
- wunder 177
Geräuschempfindlichkeit 157, 179, 69, 85, 93, 100
Gereiztheit 101, 159 (siehe auch Reizbarkeit)
- am Morgen 161
Gerstenkorn 77, 89
Geruchsempfindlichkeit 69, 85, 93, 100, 157
Geschlechtsorgane 107
Geschmack im Mund 159, 160, 183
Gesichtslähmung 109
Gewichtsschwankungen 75
Gleichgültigkeit 101
- nach Geburt 185
Gliederzucken 65
Gliedmaßen 163
Grippe 157, 171
Gürtelrose 152

H
Hals
- Kloß im 64, 69, 117
- Steifheit 165
- zusammengeschnürter 65
- -schmerz 117
Hämorrhoiden 117, 161, 165
- blutende 159
Hände, kalte 101
Harmoniesucht 55
Harmonieverlust 76
Harnwegsinfektion 77, 168
Hartnäckigkeit 89, 90
Hass 52
Haut
- Akne 99
- -farbe verändert 99
- -male 99
Heimweh 64
Heißhunger 108, 160
Hepatitis 173
Herpes 53, 168, 177
- genitale 168
Herz
- -flattern 175
- -klopfen 65, 79, 153, 181
- -rhythmusstörungen 151, 179
Heuschnupfen 53, 171
Hitzewallungen 100, 101, 117, 153, 157, 179, 180
Hormone 174
Hunger 108, 159, 160
Husten 163
Hysterie 65, 107, 175, 181

I
Impffolgen/-schäden 93, 165
Inkontinenz 53, 77
Iritis 155
Ischias 57, 163, 164, 169, 181, 165

K
Kaffee siehe Stimulanzien
Kälte 85, 93, 151, 160
Karbunkeln 89
Katarrh 76, 77
Knochen 93
Knoten 89, 93, 155
Kolik 159, 172, 180
Konkurrenzdenken 44
Kontrollverlust 78, 84, 107
Kopf 150-153
- Blutandrang im 153
- Druck im 152
- -schmerz 53, 69, 91, 109, 116, 117, 150-153, 163, 164, 165, 175, 177, 180, 181 (siehe auch Migräne)
-- bei Monatsblutung 176
-- beidseitig abwechselnd 152
-- bohrend 152
-- halbseitig 151
-- hämmernd 152
-- klopfend 153
-- linksseitig 101, 112
-- periodisch 152
-- pulsierend 153
-- rechtsseitig 152
-- stechend 152
-- vor der Monatsblutung 179
-- ziehend 152
-- Wochenendkopfschmerz 152
Krampf 65, 69, 181
- in der Gebärmutter 180
- in der Nabelgegend 172
- in der Speiseröhre 160
- vor der Monatsblutung 176
- Verkrampfung 107
Krampfadern 91
Kränkbarkeit 100
Kränkung 61, 69, 117
Krebs 85, 155, 156, 161
Kreislaufkollaps 66
Kreislaufprobleme 183
Kritiksucht 100, 101
Kummer 47, 52, 69, 85
- akut 44, 63, 64, 67
- Liebeskummer 67

L
Lebensmittelvergiftung 79
Leber 173
- -entzündung 161
- -erkrankung 159, 171
- -zirrhose 161
Lendenwirbelsäule 163
Lichtempfindlichkeit 85, 100, 157
Lungenentzündung 160
Lymphdrüsenschwellung 93
Lymphknoten 61
- geschwollene 155
- -befall bei Brustkrebs 156

M
Magen 91, 183
- -druck 173
- Gefühl von Stein im 159
- -geschwür 152, 159, 163
--blutend 160
-- brennend 160

Register

- Kältegefühl im 160
- -krebs 161
- Leeregefühl im 160
- Reizmagen 159
- -schleimhautblutung 179
- -schleimhautentzündung 159, 160, 161, 177
- -schmerzen 159, 171
- Schwächegefühl im 160
- stressempfindlicher 158-161
- -verstimmung 160

Magen-Darm-Entzündung 172
Magen-Darm-Katarrh 171
Magersucht 64, 66
Mandelentzündung 93, 155, 157
Masern 76, 77
Menstruation siehe Monatsblutung
Migräne 53, 150-153, 161, 163, 165, 176, 179
Missachtung 104
Missbrauch, sexueller 96, 56, 61
Misshandlung, körperliche 59
Mittelohrentzündung 77, 157
Monatsblutung 64, 98, 109, 156, 163, 177
- ausbleibende 175
- Kopfschmerzen vor der 179
- Krämpfe vor der 176
- mit Kopfschmerz 176
- mit Nierenschmerzen 169
- mit Rückenschmerz 175
- Schmerzen bei der 157, 180
- starke 177, 179
- unregelmäßige 175
- unterbrochene 153
- verlängerte 175
- verzögerte 153

Morbus Crohn 161, 171
Müdigkeit 53
Multiple Sklerose 151, 156
Mumps 155
Mund, Geschmack im 159, 160, 183
Mundtrockenheit 173
Muskeln 156
Muttermund, nicht öffnen des 184
Myom 163

N

Nacken
- schmerzen 176
- steifheit 164, 176
Nägel

- brüchige 93
- Fingernägel 88
- Fußnägel 88
- Nagelbettentzündung 93

Nasenbluten 179
Nerven 156
Nervosität in den Wechseljahren 181
Nesselsucht 64
Netzhautablösung 160
Neuralgie 152, 161, 169, 180, 181
Niedergeschlagenheit 168
Nieren 166-169
- ausstrahlende Schmerzen 169
- -entzündung 167, 168, 169
- -kolik 169
- -schmerzen zu Beginn der Monatsblutung 169
- -steine 168, 169, 172
Nikotin siehe Stimulanzien
Nymphomanie 109

O

Ohnmacht 107, 183
- Neigung zu 151, 175
- bei Monatsblutung 180
Ohren
- -geräusch bei Monatsblutung177
- Mittelohrentzündung 77, 157
- Ohrspeicheldrüsenentzündung 155
- -sausen 151, 152
- Tinnitus 160
Ordnungswahn 85

P

Panikattacken 85
Parasiten 57, 61
Pilzerkrankung der Vagina 177
Plazenta-Ablösung 176
Prämenstruelles Syndrom (PMS) 53, 77, 116, 176, 177
Psoriasis 155, 163, 165
Putzwut 101
Putzzwang 85

R

Regel siehe Monatsblutung
Regenbogenhautentzündung 155
Reizbarkeit 176, 177, 179, 180, 181, 185 (siehe auch Gereiztheit)
Reizblase 56
Reizdarm 53

Rheuma 176
Rücken 116, 162-165, 181
- Ischiasbeschwerden 57, 163, 164, 169, 181, 165
- Kreuzschmerzen 157, 169
- -leiden nach Entbindung oder Fehlgeburt 163
- -schmerzen 159
-- bei Monatsblutung 163, 175
-- durchbohrend 163
-- durch Muskelzerrung 164
-- durch Überheben 164
-- durch Unfall 164
-- erstrecken sich in den Magen 165
-- reißend 164
-- scharf 163
-- stechend 163, 164, 165
-- wie wund 164
- Steifheit 165
- Wirbelverschiebung 165
Rückgratverkrümmung 163, 165
Ruhelosigkeit 85

S

Sauberkeitswahn 85
Scham 55
Schamlippen, brennende u. juckende 167
Schilddrüsenüberfunktion 53, 179
Schlaflosigkeit 53, 109, 163, 181
Schläfrigkeit 175
Schleimhaut 53, 173
- -entzündungen 177
- im Genitalbereich 177
- trockene 50, 53
- der Vagina 50, 107, 175
Schmerz 69, 75, 109, 108 (siehe auch einzelne Körperteile)
- beim Sex 50, 53, 98
- brennender 85
- im Schulterblatt links164
- in den Fersen 181
- Liebesschmerz 64
- linksseitig 117
- Nervenschmerzen 64
- seelischer 92
- stechender 173
- wandernde 75, 117
- zwischen Schulterblättern 165
Schmerzempfindlichkeit 117
Schnittwunden 61
Schock 59, 64, 65, 69, 106
Schreck 85

189

REGISTER

Schuldgefühle 55, 57, 58
Schulterblatt 164, 165
Schuppenflechte 155, 163, 165
Schwäche 85, 93
Schwangerschaft 77, 97, 98, 101, 175, 182-185
- -serbrechen 97, 176, 177, 182
Schweiß
- -ausbrüche 100, 117
- Fußschweiß 93
- kalter 65, 79, 183, 184
- übel riechender 93
Schwerhörigkeit bei Monatsblutung 177
Schwielen 89
Schwindel 65, 77, 151, 152, 156, 157, 175, 176, 179, 181
Sehnenentzündung 155
Sehstörungen 152
Sex 93, 104, 107, 109, 116
- Abneigung gegen 50
- Ausschweifungen 101
- gesteigertes Verlangen nach 167
- schmerzhaft 50, 53, 98, 179
- unterdrückt 61, 117
Sinnestäuschungen 181
Sodbrennen 159
Sonnenstich 153
Sorgen 61, 69, 109
Speichel 183
Speiseröhre, Krämpfe in der 160
Starrheit 69
Stillen siehe Brust
Stimmungsschwankungen 75, 175, 178-181
Stimulanzien
- Gewürze 159
- Kaffee 66, 159
- Nikotin 159
- Tee 66
Stolz 103
Stress 176
- Auswirkung auf Verdauung 158-161
Stuhldrang 159
Stuhlgang, unwillkürlicher 173
Sucht 66

T

Tadel 61
Taubheitsgefühl im Gesicht 106
Tee siehe Stimulanzien
Thrombose 117
Tic 65
Tinnitus 160

Tod 69, 77, 83, 85
Trauer 54
Traurigkeit 185
Trost 50, 52, 67, 77, 185

U/V

Übelkeit 65, 79 159, 171, 172, 173, 177, 182, 183
Überarbeitung 101
Unentschlossenheit 44
Unfruchtbarkeit 77, 130-135
Unterernährung 93
Unterleibsbeschwerden 98, 100, 174-177
Urin
- blutig 167, 168
- gelblich 169
- mit Sediment 168
- sandig 169
- schleimig 169
- trübe 169
Vagina (siehe auch Genitalbereich)
- Pilzerkrankung 177
- trockene 179
Verbrennung, Blasenbildung bei 167
Verdauung 158-161 (siehe auch Bauch)
- nervöse 171
- -sschwäche 161
Vergiftung 85
- durch Alkohol 171
- durch Nahrungsmittel 171
- durch Tabak 171
Verkrampfung emotionale 159
Verletzung 47, 52
- durch Schnitt 57, 61
- psychisch 69
Verlust 48, 52, 54, 77, 109
Verspannung, emotionale 159
Verstimmtheit 168
Verstopfung 99, 101, 109, 152, 159, 161, 173, 175
Verwirrtheit 176, 181

W

Wahrnehmung, verzerrte 106, 109
Waschzwang 85
Wassereinlagerung 75, 116
Wasserlassen
- Drang zu 168
- nicht möglich 167
- Schmerzen am Ende 168

- Schmerzen beim 167, 168, 169
- Schmerzen nach dem 169
- Schmerzen vor dem 169
- unwillkürliches 53, 77
Wechseljahre 100, 101, 116, 117, 153, 156, 176, 180, 181
Wehen 175
- unregelmäßige 184
- vorzeitige 184
- -schmerz, starker 184
- -schwäche 184
Weinen 48, 50, 52, 65, 75, 77, 101, 107, 109, 116, 140, 141, 177, 181, 184, 185
- im Schlaf 180
Wertlosigkeit 104
Widerspruch 172
Widersprüchlichkeit 64
Wirbelerweichung 165
Wirbelsäule(n) 162-165
- -verkrümmung 163, 165
Wirbelverschiebung 165
Wochenbett 98
- -depression 185
- -psychose 176
Wucherungen 89
Wunden 179
- lang blutende 117
Wut 44, 60, 109, 116, 180, 181

Z

Zähne 57, 61, 177
- Karies 57, 61
- Zahnschmerzen 180
Zerrung 155
Zittern 61, 65, 69, 151
Zorn 56, 172, 180
Zuckungen 69
Zugluft 93
Zurückweisung 47, 52
Zwanghaftigkeit 152
Zysten 89, 93, 155

Homöopathie

Für jede Lebenslage das richtige Buch

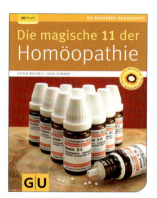

ISBN 978-3-8338-0501-1
128 Seiten | € 12,99 [D]

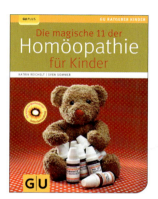

ISBN 978-3-8338-1988-9
128 Seiten | € 12,99 [D]

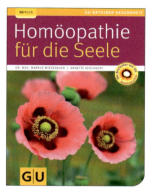

ISBN 978-3-8338-0214-0
128 Seiten | € 12,99 [D]

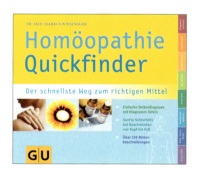

ISBN 978-3-7742-7199-9
152 Seiten | € 14,99 [D]

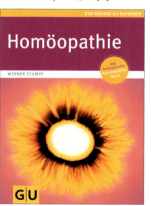

ISBN 978-3-8338-1144-9
320 Seiten | € 22,99 [D]

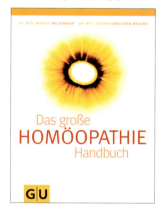

ISBN 978-3-8338-0034-4
496 Seiten | € 34,99 [D]

Änderungen und Irrtum vorbehalten.

Das zeichnet unsere Bücher aus:

Fundiert – von anerkannten Experten geschrieben

Praxisorientiert – für jeden Laien gut umsetzbar

Modern gestaltet – auch beim Durchblättern ein Genuss

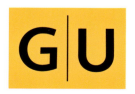

Willkommen im Leben.

IMPRESSUM

IMPRESSUM

© 2010 GRÄFE UND UNZER VERLAG GmbH, München

Alle Rechte vorbehalten. Nachdruck, auch auszugsweise, sowie Verbreitung durch Bild, Funk, Fernsehen und Internet, durch fotomechanische Wiedergabe, Tonträger und Datenverarbeitungssysteme jeder Art nur mit schriftlicher Genehmigung des Verlages.

Projektleitung: Ilona Daiker
Lektorat: Ulrike Auras
Bildredaktion: Daniela Jelinek
Layout: Independent Medien-Design, Horst Moser
Satz: Cordula Schaaf
Herstellung: Markus Plötz
Repro: Repro Ludwig
Druck + Bindung: Firmengruppe APPL
ISBN 978-3-8338-1976-6
1. Auflage 2010

Bildnachweis

Arco Digital: Seite 179; W. Arnold: Seite 161, 176; Blickwinkel: Seite 62, 168, 177, 183; Carstens Stiftung: Seite 20; Corbis: Umschlag hinten; DHU: Seite 8; Anna-Lena Ehlers: Seite 123; Suzanne Eichel: Seite 26, 124, 129; Beat Ernst: Seite 171, 172; Focus: Seite 163; Focus/SPL: Seite 151; Ingrid Gerhard: Seite 132; GU-Archiv: Seite 127; Lavendel Foto: Seite 185; Mauritius: Seite 153; Photolibrary: Umschlagklappe vorne rechts, Seite 40, 46, 54, 70, 78, 94, 152, 155, 157, 159, 164, 165, 169, 175, 181, 184; Picture-Alliance/Klett: Seite 86; Premium: Seite 102, 110, 156; Katrin Reichelt: Seite 14, 32, 120, 121, 126, 130; Sciencephoto: Seite 160; Franz Stempfle: Umschlagklappe vorne links u. Mitte; Kai Stiepel: Seite 2 oben, 3 oben u. unten, 4, 6, 118, 138; Wildlife: Cover vorne, Umschlagklappe hinten, Seite 2 unten, 38, 167, 173; Zoonar: Seite 180

Syndication:
www.jalag-syndication.de

Umwelthinweis

Dieses Buch wurde auf chlorfrei gebleichtem Papier gedruckt. Um Rohstoffe zu sparen, haben wir auf Folienverpackung verzichtet.

Wichtiger Hinweis

Die Methoden und Anregungen in diesem Buch stellen die Meinung beziehungsweise Erfahrung der Autoren dar. Sie wurden mit größtmöglicher Sorgfalt verfasst und geprüft. Keinesfalls können sie jedoch kompetenten medizinischen Rat ersetzen. Lassen Sie sich deshalb in allen Zweifelsfällen durch einen Arzt oder Therapeuten beraten, ob und inwieweit die Umsetzung der Ratschläge für Sie geeignet ist. Weder die Autoren noch der Verlag können für eventuelle Nachteile oder Schäden, die aus den im Buch gegebenen praktischen Hinweisen resultieren, eine Haftung übernehmen.

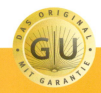

Unsere Garantie

Alle Informationen in diesem Ratgeber sind sorgfältig und gewissenhaft geprüft. Sollte dennoch einmal ein Fehler enthalten sein, schicken Sie uns das Buch mit dem entsprechenden Hinweis an unseren Leserservice zurück. Wir tauschen Ihnen den GU-Ratgeber gegen einen anderen zum gleichen oder ähnlichen Thema um.

Liebe Leserin und lieber Leser,

wir freuen uns, dass Sie sich für ein GU-Buch entschieden haben. Mit Ihrem Kauf setzen Sie auf die Qualität, Kompetenz und Aktualität unserer Ratgeber. Dafür sagen wir Danke! Wir wollen als führender Ratgeberverlag noch besser werden. Daher ist uns Ihre Meinung wichtig. Bitte senden Sie uns Ihre Anregungen, Ihre Kritik oder Ihr Lob zu unseren Büchern. Haben Sie Fragen oder benötigen Sie weiteren Rat zum Thema? Wir freuen uns auf Ihre Nachricht!

Wir sind für Sie da!
Montag–Donnerstag:
8.00–18.00 Uhr;
Freitag: 8.00–16.00 Uhr
Tel.: 0180-5 00 50 54*
Fax: 0180-5 01 20 54*
E-Mail:
leserservice@graefe-und-unzer.de

*(0,14 €/Min. aus dem dt. Festnetz/ Mobilfunkpreise maximal 0,42 €/Min.)

P.S.: Wollen Sie noch mehr Aktuelles von GU wissen, dann abonnieren Sie doch unseren kostenlosen GU-Online-Newsletter und/oder unsere kostenlosen Kundenmagazine.

GRÄFE UND UNZER VERLAG
Leserservice
Postfach 86 03 13
81630 München*